万友生医学丛书

寒温统一论

万友生　编著

中国中医药出版社
·北京·

图书在版编目（CIP）数据

寒温统一论 / 万友生编著 . —北京：中国中医药出版社，2016.9

（2023.8 重印）

（万友生医学丛书）

ISBN 978 – 7 – 5132 – 3584 – 6

Ⅰ . ①寒…　Ⅱ . ①万…　Ⅲ . ①伤寒（中国）– 辨证论治
②温病 – 辨证论治　Ⅳ . ① R254

中国版本图书馆 CIP 数据核字（2016）第 203038 号

中国中医药出版社出版

北京经济技术开发区科创十三街 31 号院二区 8 号楼
邮政编码　100176
传真　010–64405721
廊坊市佳艺印务有限公司印刷
各地新华书店经销

开本 880×1230　1/32　印张 13　字数 257 千字
2016 年 9 月第 1 版　2023 年 8 月第 4 次印刷
书号　ISBN 978 – 7 – 5132 –3584 –6

定价　43.00 元
网址　www.cptcm.com

如有印装质量问题请与本社出版部调换（010 64405510）
版权专有　侵权必究

服务热线　010–64405510
购书热线　010–89535836
微信服务号　zgzyycbs

微商城网址　https：//kdt. im/LIdUGr
官方微博　http：//e.weibo.com/cptcm
淘宝天猫网址　http：//zgzyycbs.tmall.com

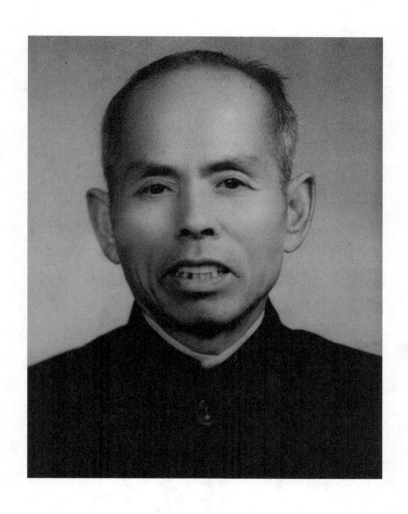

万友生先生

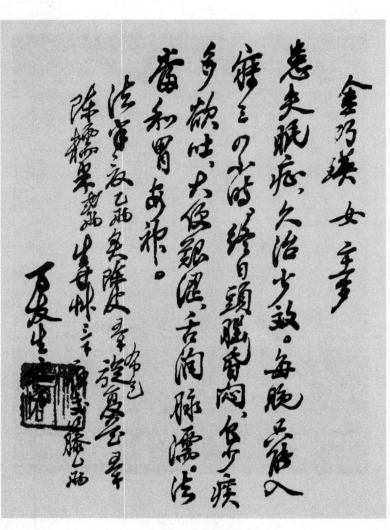

万友生先生手迹

邓　序

　　友生兄，儒而医者也，十年寒窗，琴棋书画，诗词歌赋，清品自高。年少从名师学医，弱冠悬壶济世，焚膏继晷，奋发图强，三十而医名噪。新中国成立，世治民安，中医事业得以发展。兄积极响应政府号召，从政、从教，悉殚精竭虑，务求美善。尝谓人必自度乃能度他。

　　在数十年教学生涯中，深入仲景堂奥，广探叶、薛、王、吴，求本于临床实际，证之于学术研究，得出"热病寒温内外统一"的科学结论，为中医重新进入急危重症阵地建立全面的理论指导。

　　我与友生兄，相知相交数十载，志同道合。其"学中医以国学根柢为要"的中医教育思想，亦同我心。

　　先生今值百岁诞辰，中国中医药出版社拟出版《万友生医学丛书》以纪念之，以传承之，侄女兰清求序于予，乐为之。

百〇一叟　邓铁涛

2016 春序于羊城

蒋 序

万友生先生，号松涛，江西省新建县西山乡人。生于1917年农历九月二十一日，卒于2003年6月2日，享年87岁。江西中医学院（现为江西中医药大学）教授、主任医师，享受国务院特殊津贴专家。曾任江西省政协常委，中国科协"三大"代表，中华全国中医学会第一、第二届常务理事，第三届顾问，江西省中医药研究所所长。

先生生有异禀，聪敏过人，童蒙之时虽已新学蔚然，而国学课业仍为基础，乃于勤勉学习现代科学之外，浸润乎四书五经之中，兼以吟诗作对，学书作画，可谓国故新知两皆精进。17岁考入江西中医专门学校，三年后日寇入侵，学校散馆，先生先后避难于樟树、峡江、吉安等地，即悬壶应诊，以医为业，造次颠沛十余年，反倒于江湖中练出了不凡身手，医名渐起。新中国成立后，先生以医从政，入掌江西省卫生厅中医科，受聘为中央卫生部全国卫生科学研究委员会中医专门委员会委员、中南军政委员会中医委员会副主任委员。1955年江西省中医进修学校（江西中医学院前身）成立，先生为教导处副主任，主管教学工作，兼授《伤寒论》《温病学》课程，倡立寒温统一之论。"文革"浩劫,先生以"反动学术权威"之身备受冲击,下放劳动,被迫改造。粉碎"四人帮"后,先生虽已年届花甲,却精神焕发地开启了一个个学术之春。撰写著作,发表论文,培养研究生,外出讲学,学术激情喷薄而发,科研成果不断涌现。1982年,先生以65岁之龄出任江西省中医药研究所首任所长,筚路蓝缕,开创之功令人钦敬。此后,又以古稀之年,领衔主持国家"七五"攻关课题,并获得政府科技奖励。

先生以医名世,然不失儒家本色。温文尔雅,谦虚诚悫,且琴棋书画,诗词歌赋,享誉医林,时与裘沛文、刘炳凡诸先生吟咏唱和,传为佳话。先生以其标格风范,堪为一代宗师,高山仰止,令人追慕!

万友生先生寝馈岐黄七十年,兢兢业业,矻矻不息,老而靡倦,为中医药事业的振兴发展做出了突出贡献,是中国一百年来知名的中医临床家、理论家和教育专家。万友生先生毕生献身于中医学术的研究,以其理论上独有建树、临床上颇有特色、科研上多有创获、教育上富有新见而享誉海内外。

在中医理论的建设方面,万友生先生标举寒温统一的旗帜,提出"八纲统一寒温证治,建立热病学科体系"的倡导,是近六十年来中医理论研究的一个亮点,不仅在学术界引起强烈反响,而且有可能成为中医理论创新的典范。先生崇尚张仲景,年方弱冠即著有《伤寒六经分证表》(读书笔记),终以研究《伤寒论》名家,但他能以敏锐的眼光和广阔的视野,突破伤寒的"藩篱",博采众方,融合百家,尤其在全面考察中医热病学历史及现实的基础上,从寒温学说的源流、内容、临床应用及发展等多方面，对寒温统一的学术观点进行了充分论证、深刻阐述。他所发表的有关寒温统一的一百多篇论文，以及精心撰写的《伤寒知要》《寒温统一论》《万氏热病学》，不仅是先生理论研究的结晶，也是中医学术的宝贵财富，中医热病学的建设必将从中获得借鉴依据和启迪提示。

在中医临床上，万友生先生少年悬壶，即蜚声海内，在七十年的摸爬滚打中，不仅积累了丰富的经验，而且形成了自己独有的特色和风格。先生主张经方与时方同用、补脾与补肾并重，一辈子"寝馈长沙堂室，言行悉遵仲景"。"为了进一步印证经方疗效，提高教学质量，才在临床上偏重药味少而用量大的经方。"为此，先生还经常向学生介绍自己所推崇的药味少而精的经方。但先生在灵活应用经方的同时，也不轻视、废弃时方，对李东垣、张景岳等医家的大方更是推崇有加，不仅重视大方，晚年的先生还有意愿深入摸索轻剂量时方治病的经验。在关于补脾与补肾的问题上，先生认为："脾为后天之本，肾为先天之本，本来都是人体的根本所在，应该是同等重要的。"因而临床上，或主补脾，或主补肾，相互照应，相映成趣。先生以自己长期临床实践的体会，认为脾胃病最为常见，因而调治脾胃的方法也就用得最多。先生还十分重视肾与命门的调理，在补脾的同时，充分考虑肾脏的关系，而不忘照顾"真火""真水"的问题。总体来说，万友生先生一生善用经方，善补脾胃，有其独到的经验和体会，值得我们进一步发掘、整理。

在科学研究上，万友生先生向来以思维敏捷、思考深刻、见解独到而著称于世，不仅年轻时思维活跃而广阔，对中医的许多理论问题有过较深入的钻研探索，即使晚年也没有停止在理论方面的思考。20世纪80年代，万友生先生年已古稀，但仍精神振奋地领衔主持国家"七五"攻关课题——"应用寒温统一理论治疗急症的临床研究"，并获得国家中医药管理局科技进步三等奖和江西省科技进步二等奖。他留下的数百篇科研论文和《万友生医论选》《万友生医案选》等十多部著作，不仅是先生长期科学研究的结晶，也是先生辛勤耕耘的见证。

万友生先生从医执教七十年，为我国的中医事业培养了大批的优秀人才。先生多年从事教学工作，并长期担任中医内科学、伤寒、温病教研室主任，在人才的教育培养上提出了许多富有新意的见解。先生的教育理念是"国学根底，少年养成"，要学好中医，必须要有坚实的传统文化基础，对文、史、哲各学科，儒、道、释各流派，都应有充分的了解，并且要从小培养国学兴趣，形成读古籍的习惯。先生主张要熟谙经典，掌握中医的主轴，基本理论、核心学说一定要了如指掌，烂记于胸。先生认为学好中医的关键还在于多临床，没有在临床一线的几十年摸爬滚打，要想成为一个名中医、好中医是不大可能的。当然，学好中医要有广阔的视野、开拓的胸怀，不断学习现代科学技术知识、汲取多学科多方面的知识营养，也是十分必要的。先生的这些观点，对于现代中医的人才培养，仍然具有重要的指导价值。

近一百年来，中国经历了天翻地覆的变化。新中国成立后，中国才真正走上了独立发展的道路。如今，中华民族正在朝着伟大复兴的目标奋勇前进。百年中医亦随着国家的命运，在历经无数坎坷曲折后，迎来了前所未有的发展机遇。

万友生先生诞辰百年，几乎与国家的历史脉动同步，他以八十七年的人生旅行，不仅见证了中医绝处逢生、枯杨生稊的沧桑之变，更以其好学深思、躬身实践、励精图强的大家风范，为中医的传承、发展做出了卓越的贡献。今天，我们纪念万友生先生的百年诞辰，编纂出版《万友生医学丛书》，总结他的学术思想和临床经验，颂扬他的道德风格和人文情怀，根本的目的就是为了更好地学习万友生先生热爱中医、献身中医、敬业创新的科学探索精神和高尚的思想情操，探讨分析名老中医的成才规律，继承名老中医的优良传统，创新中医思想理论，发展中医诊疗技术，提高中医健康服务能力和服务水平，促进中医药事业的繁荣发展。

江西中医药大学教授 蒋力生

2016 年 8 月

编写说明

今年是万友生先生诞辰百年，为了弘扬名老中医的道德精神，传承名老中医的学术经验，我们编纂了这部《万友生医学丛书》，以缅怀、纪念万友生先生的卓越贡献。

《万友生医学丛书》收入万友生先生编撰的中医学著作 11 种，其中 6 种已公开刊行，5 种是未刊本。按照内容，可以分为以下几类：

一是研究《伤寒论》的著作，共 4 种。20 世纪 30 年代撰就的未刊稿《太阳病提要》，是先生青年时期学习《伤寒论》的心得之作；60 年代编写的教材《伤寒论讲义》（《万讲伤寒论》）和《伤寒论方证医案选》，虽为函授学生所设，然已基本体现先生研究《伤寒论》的思路和体系；80 年代先生出版《伤寒知要》，表明先生伤寒之学已经由博返约，达到了新的境界。此次关于《伤寒论》四书结集出版，时间跨度近半个世纪，一方面反映出万友生先生持之以恒、锲而不舍的治学精神，一方面也展示了先生由浅入深、登堂探奥以及推陈出新的治学成果。尤其是发皇古义、揭橥新知，所在皆是，足可让人发聩，为人指迷。

二是研究热病之作，凡2种，即《万氏热病学》和《寒温统一论》。万友生先生虽以研究《伤寒论》享誉盛名，然对温病的研究，其功力绝不在伤寒研究之下。他溯流探源，全面系统地考察伤寒、温病的内在联系，勘破其中的奥秘真谛，从而倡导寒温统一的热病学体系。这两本著作不仅集中记录了万友生先生寒温统一论提出的学术研究历程，也为现代条件下中医理论创新提供了标格典范。

三是临床经验之作，共3种，即《诸病证治提要表》《万友生医案选》《万友生医论选》。前一种是未刊稿，反映了万友生先生青年时代的证治分类思想。后两种是万友生先生七十年临证经验的总结和理论认识，对现代中医有着重要的指导价值。

四是临床用药分类之作，凡2种，即《药选》和《药物分类提要》。这也是未刊著作，系万友生先生年轻时应诊的肘后用药手册，对于掌握临床常用中药有执简驭繁的作用。

以上11种著作，无论是已刊本，还是未刊稿，悉遵原书，保存原貌，只对个别明显的错误做了订正。有些著作因内容较少，不足以成册，则两书合并成册或附于另书之后。

本丛书在编写过程中，得到了广州中医药大学教授、国医大师邓铁涛先生的大力支持，得到了江西中医药大学蒋力生教授的无私帮助，并作序褒赞；刘建、吴枢、李玮、叶楠、赵钢、张慧芳、秦宗全、韩山华、王惠玲、方柔几、吴敏、蓝丽莉、愿莲生、孙秀侠、夏凤、刘晓玉、胡途、黄圣毅、冯楚君、高丽花、杨小凤等同志在书稿扫描、录入和校对等方面做了诸多工作；特别是深圳万众国医馆万友生学术流派传承基地的同仁给予了大力支持。在此一并谢忱！

《万友生医学丛书》编委会

2016 年 8 月

前　言

　　伤寒学派和温病学派的论争，由来甚久，至今未息。其实，从伤寒和温病学说的历史发展过程来看，它们本来就是由合而分，又由分而合的。

　　从春秋战国到东汉时期的《内经》《难经》和《伤寒论》都是寒温合论的。如《内经》指出热病皆伤寒之类，凡病伤寒而成温者，夏至日前为温病，夏至日后为暑病；《难经》所谓五种伤寒中就包括温病、热病、湿温；《伤寒论》不仅论及伤寒，而且论及温病、风温、风湿和痉湿暍病等，都足以证明。但应看到的是，这一时期的寒温合论，在《内》《难》两经中是有论无方的。继之而起的《伤寒论》才把它充实起来，形成理法方药俱备的六经辨证论治体系。只是由于《伤寒论》详寒略温，尚未能满足外感病辨证论治的需要而已。还应看到的是，这一寒温合论的局面，由东汉延伸到晋、隋、唐、宋时期，大都是谨守仲景成规的。

　　金元四大家出，诸子争鸣于医坛，活跃了学术气氛，尤其是刘河间倡言火热，主用寒凉，突破了仲景成规，开拓了医家心境。后人因有"伤寒宗仲景，热病主河间"之说。但他对于热病，只能说是在病机理论上有所发展，还未能说是在治法方药上臻于完善。到了明代，温病学说逐渐兴起，并从伤寒学说中分化出来，独立发展。吴又可首先著成《温疫论》，开创了寒温分论的新局面，但这只是一个良好的开端，内容还不够完备。迨发展到清代，叶天士、薛生白、王孟英、吴鞠通等人，著成《温热论》《湿热条辨》《温热经纬》《温病条辨》等书，才形成了理法方药俱备的三焦和卫气营血辨证论治体系。由于这一体系是在张仲景《伤寒论》六经辨证论治体系的基础上发展而成，因而它们是一脉相承，相得益彰的。

正由于伤寒学说是温病学说的基础，温病学说是伤寒学说的发展，所以寒温两说发展到清代后期，又在寒温分论的局面中逐渐走上了寒温合论的道路，如杨玉衡著《寒温条辨》等。20世纪以来，主张寒温合论者渐多。新中国建立以来，寒温统一的趋势，已日渐成为中医学界的主要动向之一。不少中医学者认为，伤寒六经体系和温病三焦、卫气营血体系虽然各自有其特点，但都属于外感病辨证论治的范畴，应该冶于一炉，融为一体。何况伤寒学说比较详于表里虚实的寒证治法而重在救阳，温病学说比较详于表里虚实的热证治法而重在救阴，分之各有缺陷，合之便成完璧。今天中医临床诊治外感病，大都根据具体病情，灵活运用伤寒六经和温病三焦、卫气营血的理法方药，多无成见。因此，寒温是应该重新合论，使之归于一统的。当然，今天的寒温合论并非历史的重复，而是对过去寒温合论以及寒温分论的继承发展，是在新的基础上达到新的统一。

　　近时中医学界在寒温如何统一这个问题上主张不一，有的主张用伤寒六经来统温病三焦和卫气营血；有的主张用温病卫气营血和三焦来统伤寒六经；有的主张用西医对急性热病的分期方法来统一中医的寒温两说等。我之所以主张用八纲来统伤寒六经和温病三焦、卫气营血，是因八纲乃中医对疾病，尤其是外感病辨证论治的总纲。而王叔和所编次的张仲景《伤寒论》，虽然名为三阳三阴辨证论治，实则其阴阳是落实在表里寒热虚实上的。因而也就是八纲辨证论治。继之而起的温病学家，如叶天士的《温热论》和吴鞠通的《温病条辨》等，虽然是按卫气营血和三焦辨证论治，但都是对张仲景《伤寒论》的继承发展，仍然是以八纲为依归，并在表里虚实的热证治法方面大大地弥补了《伤寒论》的不足。因此，用八纲来统一寒温两说，或许不只是惬我心意的吧？

　　这就是我写这部《寒温统一论》的思想基础，也就是本书之所由来。但学问无穷，人识有限，见仁见智，各有其是，本书之作，聊当抛砖引玉而已。

万友生
壬戌重阳序于洪都之松庐

目 录

上篇　总论

下篇 各论

上篇　总论

　　本篇分为伤寒和温病的病因病机、伤寒六经辨证论治的基本内容、温病三焦和卫气营血辨证论治的基本内容、八纲是伤寒和温病辨证论治的总纲 4 章加以论述。

第一章 伤寒和温病的病因病机

第一节 伤寒温病的外因和内因

伤寒和温病的病因，从狭义说，虽有一寒一温的不同，但从广义言，则都包括六淫在内。六淫且有外内之分，既具有病因意义，也具有病机意义，结合起来看，能全面深刻地理解它。

六气（淫）之名，始于《内经》。如《素问·天元纪大论》所谓"寒暑燥湿风火，天之阴阳也，三阴三阳上奉之……厥阴之上，风气主之；少阴之上，热气主之；太阴之上，湿气主之；少阳之上，相火主之，阳明之上，燥气主之；太阳之上，寒气主之"和《素问·至真要大论》所谓"百病……皆生于风寒暑湿燥火"及其"六气分治"的"风淫""热淫""火淫""燥淫""湿淫""寒淫"之法等，即其例证。但从全部《内经》天地人外内相应的整个理论体系的主流来看，六气（淫）是应该归纳为五气（淫）的。如《灵枢·通天》篇说："天地之间，六合之内，不离于五，人亦应之"和《素问·阴阳应象大论》所谓在天为风、热、湿、燥、寒；在地为木、火、土、金、水；在人为肝、心、脾、肺、肾，筋、脉、肉、皮、骨，目、舌、口、鼻、耳，怒、喜、思、忧、恐等。尤其是从广泛地散见于《内经》各篇的"五气"明文来看，都足以证明。

外五气（淫）

《素问·阴阳应象大论》和《素问·天元纪大论》所谓"天有四时五行，以生长收藏，以生寒暑燥湿风"和"天有五行御五位，以生寒暑燥湿风"。王冰为之注解说："春生夏长，秋收冬藏，谓四时之生长收藏。冬水寒，夏火暑，秋金燥，春木风，长夏土湿，谓五行之寒暑燥湿风也。"这就是指外五气（淫）而言。又从《素问·六节藏象论》中的"春胜长夏，长夏胜冬，冬胜夏，夏胜秋，秋胜春，所谓得五行之胜，各以气命其藏"所注"以气命藏者，春之木内合肝，长夏土内合脾，冬之水内合肾，夏之火内合心，秋之金内合肺，故曰各以气命其藏也"可见，外之春木风，夏火暑，长夏土湿，秋金燥，冬水寒，是与内之肝木风，心火热，脾土湿，肺金燥，肾水寒相合的。

内五气（淫）

《素问·阴阳应象大论》和《素问·天元纪大论》所谓"人有五脏化五气，以生喜怒忧思恐"。张志聪为之注解说："五脏，五行之所生也。五气，五行之气，风热湿燥寒也。喜怒忧思恐，五脏之神志也。夫在天为气，在地成形，形气相感，而万物化生。人本乎地之五行而成此形，以有形之五脏，化五气，生五志，而复通乎天气。"由此可见，"人有五脏化五气"应该是指肝脏化风气，心脏化热气，脾脏化湿气，肺脏化燥气，肾脏化寒气而言。而人之内五气（淫）的肝木风，心火热，脾土湿，肺金燥，肾水寒，则是与天之外五气（淫）的春木风，夏火暑，长夏土湿，秋金燥，冬水寒相通的。

必须指出的是，风、热、湿、燥、寒五气（淫）是各自有其从名到实都互不相同的特性。而温、热、火、暑则名异实同。因为它们只有程度上（温为热之渐，热为温之甚，热为火之气，火为热之体）和时间上（暑为夏令主气）的不同，并无本质上的差异。事实上，临床辨证论治外感病，当确定其为热邪所致的热证而治宜清法时，只是要求区别表、里、虚、实和汗、下、攻、补，并不要求划分温、热、火、暑。例如，气分里热实证用白虎汤所清之热，就包含着温、火、暑在内。这就是说，白虎汤既能清热，也就能清温、清火、清暑。决不能说白虎汤只能清热，而不能清温、清火、清暑。这更足以表明六气（淫）是应该归纳为五气（淫）的。

一、伤寒温病的外因

1. 外五淫毒

从《素问·阴阳应象大论》和《素问·天元纪大论》所谓"天有四时五行，以生长收藏，以生寒暑燥湿风"和"天有五行御五位，以生寒暑燥湿风"结合到《内经》中的所谓"大风苛毒""热毒""湿毒""燥毒""寒毒"来看，可见外五淫邪是有毒的。也就是说其毒邪是具有五气特性的。而其特性则是可以从其致病后的临床表现上反映出来的。举例来说：

（1）外风：如伤于外感风邪的发热、汗出、恶风、脉缓和头痛昏晕抽掣，反映出风性疏泄、动摇的特点；风痹的痛无定处和风疱的忽隐忽现，反映出风性善行数变的特点。

（2）外热：如热蒸阳明的蒸蒸发热、大汗自出、脉洪和热结阳明的日晡潮热、腹胀满痛、不大便或热迫肠间的身热暴注下利，反映出热性发泄而主丰隆的特点。

（3）外燥：如燥病的身热、干咳、口鼻咽喉干燥，反映出燥性主干的特点。

（4）外湿：如湿病的身热不扬、头身沉重、关节痹着而痛、口腻苔腻、脉濡，反映出湿性缓而重浊的特点。

（5）外寒：如伤于风寒的发热恶寒无汗、头项背腰强痛、脉紧，反映出寒性凝敛收引的特点。

但由于外五淫毒常相兼而致病，故又多见如麻黄加术汤所主治的风寒湿证；麻杏苡甘汤所主治的风湿热证；白虎汤所主治的燥热证；八正散所主治的湿热证；胃苓汤所主治的寒湿证等。这就是一般所谓"辨证求因，审因论治"之所由来。

2. 外五疫毒

从《素问·刺法论》所谓"五疫之至，皆相染易，无问大小，病状相似……避其毒气，即不邪干"来看，可见外五疫（疠）邪是有毒的。又从其木、火、土、金、水五疫（疠）结合到木合风气（淫）、火合热气（淫）、土合湿气（淫）、金合燥气（淫）、水合寒气（淫）来看，又可见外五疫（疠）毒也应是具有五气特性的。而其特性也就和上述外五淫毒一样，可以从其致病后的临床表现上反映出来，只不过是有传染与否之别而已。因此，《素问·刺法论》所谓五疫（疠）毒气，应有风木疫（疠）毒、热火疫（疠）毒、湿土疫（疠）毒、燥金疫（疠）毒、寒水疫（疠）毒之辨。并且，它们常相兼为病，如风寒（湿）疫毒病证、风热（湿）疫毒病证、湿热疫毒病证、燥热疫毒病证、寒湿疫毒病证等。也正因此，必须针对不同的疫毒，采取不同的解毒治法，才能提高疗效。如风寒疫毒用人参败毒散；风温疫毒用普济消毒饮；湿热疫毒用甘露消毒丹；暑燥疫毒用清瘟败毒饮等。

　　如上所述，外五淫毒和外五疫毒都具有五气特性，都从临床上反映出来，只是外五淫毒致病无传染性，外五疫毒致病有传染性。喻嘉言说："湿温包疫证在内，湿温至盛，长幼相似则疫矣。"周禹载也说："一人受之则谓之温，一方受之则谓之疫。"柯韵伯也说："温热利害只在一身，温疫利害祸延乡里。"也正因此，才有人把伤寒、温病、瘟疫三者鼎立起来，认为伤寒和温病是对立的，瘟疫又和寒温是对立的。因为伤寒和温病都不传染，而瘟疫则是传染的。但又应该看到，前人在论述六淫为病时常常包括疫疠在内，如张仲景在《伤寒论》自序中指出："余宗族素多，向余二百，建安纪年以来，犹未十稔，其死亡者三分有二，伤寒十居其七。"如果不是疫疠为病，其死亡率是不可能这样高的。故《伤寒例》中说道："一岁之中，长幼之病多相似者，此则时行之气也。""天有暴寒者，皆为时行寒疫也。"又如吴鞠通在《温病条辨》上焦篇首先提出的九种温病中就包括温疫在内，足以证明。今天我们虽然应该明确认识，无论外五淫毒或外五疫毒所致的病，都属于伤寒温病的范畴，而其中属于外五淫毒所致的病是非传染性的，属于外五疫毒所致的病则是传染性的。但是，它们在临床上按五气特性辨证论治，则是彼此相通而具有其共同性的，因而是可分又不必分的（因此，下面凡是提到寒邪或温邪、伤寒或温病的，都包括外五淫毒和外五疫毒的风、热、燥阳邪或寒、湿阴邪所致的病在内，不再重复）。

二、伤寒温病的内因

1. 内五淫邪

内五淫邪即人体内脏腑阴阳不和所产生的风、热、湿、燥、寒邪。上述《素问》所谓"人有五藏化五气"的肝木风、心火热、脾土湿、肺金燥、肾水寒，在正常情况下则为生理的五气，在异常情况下则为病理的五淫。

（1）内风：生理的肝木风，主要体现在肝主疏泄的功能和调上。即肝脏在其正常的疏泄状态下，则肝气舒而肝血畅，肝木为之柔和，故不病风。

病理的肝木风，主要体现在肝主疏泄的功能失调上。如肝脏阳盛或阴虚，以致肝气疏泄太过，则肝木横强而风动。《素问·至真要大论》所谓"诸风掉眩，皆属于肝"和"诸暴强直，皆属于风"，即其例证。

（2）内热：生理的心火热，主要体现在心藏神、主血脉的功能和调上。即心脏在其正常的心火温煦下，则心神清明以主宰十二官，心血流畅以滋养诸脏腑。由于心火温和，故不病热。

病理的心火热，主要体现在心藏神、主血脉的功能失调上。

如心脏阳盛或阴虚，则心火亢旺而热炽。《素问·至真要大论》所谓"诸热瞀瘛，皆属于火"和"诸痛痒疮，皆属于心"，即其例证。

（3）内燥：生理的肺金燥，主要是指肺司清肃而言。即肺主气，既能宣其清阳于上，又能降其浊阴于下，以保持其清肃的正常状态。有如秋高气爽，万里无云。故虽主燥，而不病燥。

病理的肺金燥，主要是因肺脏阳盛或阴虚，失其清肃之职。有如秋阳酷烈，万木黄落。《素问·至真要大论》所谓"诸气膹郁，皆属于肺"和"诸痿喘呕，皆属于上"。刘完素《病机论》根据《素问》"燥胜则干"认为"诸气膹郁病痿，皆属于肺金"，并补出"诸涩枯涸，干劲皴揭，皆属于燥"一条以充实之。

（4）内湿：生理的脾土湿，主要是指水谷之精微化生于脾土而言。即水谷由胃纳入，经过脾的运化而成精微，再由脾气散精于他脏。在正常生理状态下，脾气充足，运化有权，则其精微输布以化生气血，营养周身，故不病湿。

病理的脾土湿，主要是因脾脏运化无权，水谷既难以化成精微，精微也难以输布而化生气血，于是湿从内生。《素问·至真要大论》所谓"诸湿肿满，皆属于脾"，即其例证。

（5）内寒：生理的肾水寒，主要是指肾藏精而主五液而言。由于肾脏水中有火，阴中有阳，肾之阴精能够潜阳济火，则其肾水温运流畅，而不病寒。

病理的肾水寒，主要是因肾脏阴盛或阳虚，坎中龙火无光，故而寒从内生。《素问·至真要大论》所谓"诸寒收引，皆属于肾"和"诸病水液，澄澈清冷，皆属于寒"，即其例证。

以上所述内五淫邪，多因情志、饮食、劳逸等失调以致脏腑阴阳不和而产生，但也有由外感病内伤脏腑而遗留的。它们所致之病，既可各自单一出现，如肝风证、心热证、肺燥证、脾湿证、肾寒证等；也可彼此复合出现，如心肝风火证、肺胃燥热证、脾肾寒湿证等；还可相互交错出现，如肝、心、肺不病风、热、燥证而病寒、湿证，脾、肾不病湿、寒证而病燥、热证，甚至是脏腑之间的寒热错杂证、燥湿相兼证等。

2. 内五体质

体质即人体素禀之质，形成于先天，其特有表现是属于生理范围的。体质除阴阳平和之人外，约可分为阳脏热体和阴脏寒体。而阳脏热体多见于心火热质、肝木风质和肺金燥质之人；阴脏寒体多见于脾土湿质和肾水寒质之人。

（1）心火热质：多表现为形体瘦，面色赤，性情开朗，多言，易笑，好动等。

（2）肝木风质：多表现为形体瘦，面色苍，性情急躁，易怒，胆壮，行动敏捷等。

（3）肺金燥质：多表现为形体瘦，面色白，好清静，多忧虑，性急等。

（4）脾土湿质：多表现为形体肥，面色黄，性情温和，行动迟缓，寡言，多思虑，好静等。

（5）肾水寒质：多表现为形体肥，面色黑，性情沉静，少言，易恐等。

前人以饮酒为例，生动地说明了体质的易感性和倾向性问题。如陈修园说："人之形有厚薄，气有盛衰，脏有寒热，所受之邪，每从其人之脏气而为寒化热化。今试譬之以酒……阳脏之人过饮之，不觉其寒，但觉其热，热性迅发，则吐血面疮诸热证作矣。阴脏之人过饮之，不觉其热，但觉其寒，寒性凝滞，则停饮腹胀泄泻诸寒证作矣。"又如吴又可在《温疫论》中指出："邪之着人，如饮酒然。凡人醉酒，脉必洪而数，气高身热，面目俱赤，乃其常也。及言其变，各有不同，有醉后妄言妄动，醒后全然不知者；有虽沉醉而神思终不乱者；有醉后应面赤而反刮白者；应痿弱而反刚强者；应壮热而反恶寒战栗者；有易醉易醒者；有难醉而难醒者；有发呼欠喷嚏者；有头眩眼花及头痛者。因其气血虚实之不同，脏腑禀赋之各异，更兼过饮少饮之别，考其情状，各不相同，至于醉酒则一也，及醒时诸态如失。"从上述醉酒时一过性的反应来看，显而易见的是：

醉酒时，脉洪而数，气高身热，面目俱赤，妄言妄动者，是属于阳脏心火热的体质；

醉酒时，刚强，头眩眼花及头痛者，是属于阳脏肝木风的体质；

醉酒时，发呼欠喷嚏，吐血者，是属于阳脏肺金燥的体质；

醉酒时，痿弱，腹胀泄泻者，是属于阴脏脾土湿的体质；

醉酒时，恶寒战栗者，是属于阴脏肾水寒的体质。

以上只是就其主要的体质类型而言。其实，它们既可各自单一出现，也可彼此复合存在，甚至交错发生，还须灵活看，未可拘执。

尤其是吴又可《温疫论》在以饮酒为例后紧接着指出："凡
受疫邪，始则昼夜发热，日晡益甚，头疼身痛，舌上白苔，渐
加烦渴，乃众人之常也。及言其变，各自不同，或呕或吐，或
咽喉干燥，或痰涎涌甚，或纯纯发热，或发热而兼凛凛，或先
凛凛而后发热，或先恶寒而后发热，以后渐渐寒少而热多，以
至纯热者，或昼夜发热者，或但潮热余时稍缓者；有从外解者，
或战汗，或狂汗、自汗、盗汗，或发斑；有渐消者，有从内传者，
或胸膈痞闷，或心腹胀满，或心痛腹痛，或胸胁痛，或大便不通，
或前后癃闭，或协热下利，或热结旁流；有黄苔黑苔者，有口
燥舌裂者，有舌生芒刺、舌色紫赤者，有鼻孔如烟煤之黑者，
有发黄及蓄血、吐血、衄血、大小便血、汗血、嗽血、齿衄血，
有发颐、疙瘩疮者；有首尾能食者，有绝谷一两月者，有无故
善反复者，有愈后渐加饮食如旧者，有愈后饮食胜常二三倍者，
有愈后退爪脱发者。至论恶证，口禁不能张，昏迷不识人，足
屈不能伸，唇口不住牵动，手足不住振战，直视圆睁，目瞑上视，
口张，声哑，舌强，遗尿遗粪，项强发痉，手足俱痉，筋惕肉
眴，循衣摸床，撮空理线等症，种种不同。因其气血虚实之不同，
脏腑禀赋之各异，更兼感重感轻之别，考其证候，各自不同，
至论受邪则一也。及邪尽诸症如失。"他所说的人之所以感受
疫邪相同而现症不同，虽然是因禀赋（先天体质）各异、气血
虚实（内五淫邪）以及感邪（外五疫毒）轻重有别，但素禀体
质的易感性和倾向性在疫病发生发展过程中，显然是占重要地
位的。

此外，还须提出讨论的是热病的伏邪问题：

伏邪又称伏气。其说孕育于《内经》，而明确于《伤寒论》。如《素问·热论》说："今夫热病者，皆伤寒之类也……凡病伤寒而成温者，先夏至日者为病温，后夏至日者为病暑。"《素问·阴阳应象大论》说："冬伤于寒，春必病温。"《伤寒例》说："中而即病者，名曰伤寒。不即病者，寒毒藏于肌肤，至春变为温病，至夏变为暑病。""从立春节后，其中无暴大寒，又不冰雪，而有人壮热为病者，此属春时阳气，发于冬时伏寒，变为温病等"，即其例证。后世伏邪学说实源于此，而这也就是后世在温病中多谈伏邪的原因所在。其实，伏邪不仅存在于外感温病中，也存在于外感伤寒中，还存在于内伤杂病中。必须指出的是，伏邪大都形成于后天，其异常表现是属于病理范围的。它和形成于先天，其特有表现属于生理范围的体质，是有所不同的。但因体质可在后天条件下改变，伏邪也间有来源于先天的，因而二者又常互相影响而密切相关。所以伏邪有内外因之分。

外因伏邪是指外五淫毒和外五疫毒潜伏于人体内尚未达到发病程度者而言。如刘吉人《伏邪新书》说："感六淫而即发病者，轻者谓之伤，重者谓之中。感六淫而不即病，过后方发者，总谓之曰伏邪……夫伏邪有伏燥、有伏风、有伏温、有伏暑、有伏热。"这就是指外五淫毒内伏者而言。又如吴又可《温疫论》所谓"温疫之邪，伏于膜原，如鸟栖巢，如兽藏穴……至其发也，邪毒渐张，内侵于腑，外淫于经，荣卫受伤，诸症渐显，然后可得而治之"，则是指外五疫毒内伏者而言。

内因伏邪是指内五淫邪潜伏于人体内尚未达到发病程度者而言。这种形成于后天的内五淫邪，常和形成于先天的体质因素互相影响而密切相关。如其人体内阳盛或阴虚所生之伏热（风、燥），就常见于阳脏热体之人，而容易发生或发展成为或实或虚的热证；如其人阴盛或阳虚所生之伏寒（湿），就常见于阴脏寒体之人，而容易发生或发展成为或实或虚的寒证；如其人此一脏腑阳盛或阴虚生有伏热（风、燥），而彼一脏腑阴盛或阳虚生有伏寒（湿），则常见于阴阳错杂体质之人，而容易发生或发展成为或实或虚的寒热错杂证。因此，内因伏邪又成为外因伏邪发病及其演变的重要条件。

还应看到的是，由于同气相求之故，外因伏邪（外五淫毒和外五疫毒）常和内因伏邪（内五淫邪）相应地结合在一起，过着隐居的生活。

大凡有诸内者，必形诸外。人体既有邪伏于内，必有象露于外，只是比较隐微，不够显著而已。这是可以通过精细的望、闻、问、切四诊搜索得到的。尤其是内五淫伏邪比较容易发现。例如：伏风之筋惕肉𥆧、手指发麻、皮肤有蚁行感、舌瘦质红、脉弦；伏热之心烦失眠、手心热、小便赤、喜冷恶热、舌瘦尖红、脉洪；伏燥之鼻喉干燥、口干渴饮、大便燥结、时或干咳、舌瘦干红、脉浮；伏湿之大便软烂不易成形、痰多、喜燥恶湿、舌胖有齿痕、脉缓；伏寒之小便清白、喜热恶冷，性欲不振、舌胖质淡、脉沉。至于外因伏邪，在病未发生的潜伏期内虽然比较难发现，但在病刚发生的前驱期内则是比较容易发现的。例如《伤寒论》所谓"伤寒一日，太阳受之，脉若静者，为不传；颇欲吐，若躁烦，脉数急者，为传也"。其所以脉静为不传，就是因为表病里和而内无伏邪之故。其所以躁烦、欲吐、脉数急为传，就是因为表病而里之伏邪为新感所引动之故。如其病刚发生而立即呈现外感病里证，毫无表证的，则显然属于外因伏邪发病（但也可属于外邪直中入里而立即发病）。

第二节　伤寒温病的发生和发展

一、伤寒温病的发生

伤寒温病的发生多先见表证，但也有先见里证的，还有先见表里相兼证或半表半里证的。

1. 表证

伤寒温病的发生多先见表证。如《伤寒论》所谓"伤寒一日，太阳受之""太阳之为病，脉浮，头项强痛而恶寒""太阳病，或已发热，或未发热，必恶寒，体痛呕逆，脉阴阳俱紧者，名为伤寒"和《温热论》所谓"温邪上受，首先犯肺"，以及《温病条辨》所谓"凡病温者，始于上焦，在手太阴""太阴之为病，脉不缓不紧而动数，或两寸独大，尺肤热，头痛，微恶风寒，身热自汗，口渴，或不渴而咳，午后热甚者，名曰温病"。就是因为太阳主皮肤、统卫气，太阴肺合皮毛、开窍于鼻、主气属卫，故都主表。而寒温外邪入侵人体，首当其冲就是它们的缘故。但寒温表证之所以发生，并非完全决定于寒温外邪的入侵，而是由外因寒温邪气和内因营卫正气相互作用而形成的。必须指出，营卫正气充足，抵抗外邪力强，外邪就无隙可乘，即使入侵也难以发病（当然，如侵入的外邪太盛超过了人体抵抗力的限度时，也能发病）。故《内经》有"正气存内，邪不可干"之说。如其营卫正气不足，抵抗外邪力弱，外邪就容易入侵而发病。故《内经》有"邪之所凑，其气必虚"之说。但因营卫正气有新虚和久虚之别，新虚是指暂时性的虚，即偶然给了外邪以可乘之隙，邪虽乘虚而入，正气仍有力抗邪，故多现表实证；久虚是指一贯性的虚，即经常容易感受外邪发病，由于正气无力抗邪，故多现表虚证。

2. 里证

伤寒温病的发生也有不先见表证，而先见里证的。如吴鞠通所谓："手厥阴暑温，身热，不恶寒，精神不了了，时时谵语者，安宫牛黄丸主之，紫雪丹亦主之。""小儿暑温，身热，卒然痉厥，名曰暑痫，清营汤主之，亦可少与紫雪丹。""大人暑痫，亦同上法。热初入营，肝风内动，手足瘛疭，可于清营汤中加钩藤、丹皮、羚羊角。"王孟英所谓："伏气温病自里出表，乃先从血分而后达于气分，故热病之初，往往舌润而无苔垢，察其脉软而或弦或微数，口未渴而心烦恶热，即宜投以清解营阴之药。"《伤寒论》所谓太阴病，吐利腹满时痛，脉沉迟弱的理中汤证；少阴病，身寒肢厥，蜷卧欲寐，脉沉微细的四逆汤证；厥阴病，手足厥逆，头痛干呕，吐涎沫，脉沉弦细的当归四逆汤证或吴茱萸汤证等。就是因为温邪直中入里，或伏温自发于里，或寒邪直中三阴所致。这里必须指出的是，外邪可以直中入里和外邪可以潜伏于里，并非互相排斥，而是相得益彰。

因为外邪既可直中入里而立即发病（如中寒、中暑等），也可在直中入里后经过暂时的伏藏（如伏寒、伏温等）而发病的缘故。

3. 表里相兼证

伤寒温病的发生，还有因新邪在表引动里之伏邪，或外邪两感于表里之经络脏腑而先见表里相兼证的。如薛生白《湿热条辨》所谓"太阴内伤，湿饮停聚，客邪再至，内外相引，故病湿热。此皆先有内伤，再感客邪，非由腑及脏之谓。"临床常见的湿温病起，既现有发热恶寒、头身重痛等卫分表证；又伴有胸痞腹胀、便溏不爽、呕恶口腻、舌苔白黄厚腻等气分里证，就是一个明显的例子。又如《伤寒论》所谓"太阳中风，脉浮紧，发热恶寒，身疼痛，不汗出而烦躁者，大青龙汤主之"和"伤寒，心下有水气，咳而微喘，发热不渴……小青龙汤主之"，就是因为新寒在表，引动里之伏热和伏湿（痰饮）所致。又其所谓"少阴病，始得之，反发热，脉沉者，麻黄细辛附子汤主之。"就是因为寒邪两感于少阴和太阳所致。至其所谓太阳阳明合病、太阳少阳合病、三阳合病等，则是因为新邪在表，引动在里或半表半里之伏邪，或外邪两感于表里和半表半里之经络脏腑所致。

4. 半表半里证

伤寒温病的发生还有先见半表半里证的。如《伤寒论》所谓"血弱气尽，腠理开，邪气因入，与正气相搏，结于胁下，正邪分争，往来寒热"。就是因为外邪直接侵入少阳半表半里所致。

二、伤寒温病的发展

伤寒温病的发展不外由表入里或由里出表，由寒变热或由热变寒，由实转虚或由虚转实。由表入里，由寒变热，由实转虚，是伤寒温病的一般发展规律。如《伤寒论》先出太阳表寒虚实的桂枝、麻黄证，而后出少阳半表半里寒热虚实的柴胡证，或阳明里热实的白虎、承气证，以至太阴、少阴、厥阴里寒虚的理中、四逆、吴萸证。又如《温病条辨》上焦篇先出卫分表热实的银翘散证，而后出气、营、血分里热实的白虎汤证、清营汤证、犀角地黄汤证；中焦篇先出里热实的白虎、承气证，而后出里热虚的益胃、增液证；下焦篇先出里热虚的复脉证，而后出里热虚的定风证等，即其例证。而这也就包括一般所谓传经的循经传以及并病在内。

由里出表，由热变寒，由虚转实，是伤寒温病的特殊发展规律。如外感热病由表入里是言其常，叶天士所谓"卫之后，方言气，营之后，方言血"的前后缓急之法是其例；若由里出表则是言其变，王孟英所谓"伏气温病自里出表，乃先从血分而后达于气分……不比外感温邪，由卫及气，由营而血也"是其例。外感病由寒变热是言其常，《素问》所谓"人之伤于寒也，则为病热"和《伤寒论》所论由太阳病表寒证传变为阳明病里热证是其例；若由热变寒则是言其变，《伤寒论》所论由太阳病表热证传变为少阴病里寒证是其例。外感病由实转虚是言其常，《伤寒论》所论由三阳病的实证传变为三阴病的虚证是其例；若由虚转实则是言其变，《伤寒论》所论由三阴病的虚证传变为三阳病的实证是其例。

至其所以出入传变的主要条件，有以下几方面：

1. 邪正力量的对比

一般来说，邪盛正衰则病进，正盛邪衰则病退。所谓病进，即由浅入深，由轻加重之意。所谓病退，即由深出浅，由重减轻之意。如《伤寒论》所谓"伤寒厥四日，热反三日，复厥五日，其病为进，寒多热少，阳气退，故为进也"和"伤寒发热四日，厥反三日，复热四日，厥少热多者，其病当愈"，即其例证。但应指出的是，邪盛正衰则病进，虽然多见邪盛正虚的虚证，如上述厥阴病阴进阳退的厥多热少证等；正盛邪衰则病退，虽然多见邪衰正复的向愈证，如上述厥阴病阳进阴退的热多厥少证等；但也有因阴证回阳而传变为实热证的。如《伤寒论》所谓太阴病，"至七八日大便硬者，为阳明病也"和"少阴病，八九日，一身手足尽热者，以热在膀胱必便血也"以及厥阴病"其热不罢者，此为热气有余，必发痈脓也"等便是。

2. 经络脏腑的表里相通

由于太阳与少阴相表里，阳明与太阴相表里，少阳与厥阴相表里，因而它们之间的关系是极为密切的。故其病可互传，如《伤寒论》太阳病发汗后而见悸眩瞤振的少阴证和少阴病八九日而见尿血的太阳（膀胱）证；阳明病攻之过早而见胀满不能食的太阴证和太阴病至七八日而见大便硬的阳明证；少阳病吐下后而见惊悸的厥阴证和厥阴病而见呕而发热的少阳证等，即其例证。这就是一般所谓传经中的表里传。

3. 伏邪和体质的影响

伏邪和体质因素对外感病的发生和发展是有很大影响的。如《伤寒论》所谓"伤寒一日，太阳受之……颇欲吐，若躁烦，脉数急者，为传也"，就与外因伏邪有关。又其在太阳病篇所提示的"喘家""酒客""咽喉干燥者""衄家""淋家""疮家""汗家""亡血家"的宜忌，就与内因伏邪有关。又如《温热论》所谓"面色白者，须要顾其阳气……面色苍者，须要顾其津液"，就与体质有关。因此，在外感病发生发展过程中，必须充分考虑到体质和伏邪的影响问题，从而更好地认识它，处理它。这里须要进一步指出的是，先天禀赋阴阳气血的多少决定着体质的强弱，而体质的强弱决定着抵抗邪气的正气的盛衰。如阴阳平和之人，气血充足和调，体质强壮，则"正气存内，邪不可干"。阳脏（或合风、热、燥内因伏邪）之人，正阳偏盛，抵抗阴邪之力强，故阴邪难以侵入，即使偶尔入侵也难为患，但对阳邪反有亲和力，故易感受阳邪致病。阴脏（或合寒、湿内因伏邪）之人，正阴偏盛，抵抗阳邪之力强，故阳邪难以侵入，即使偶尔入侵也难为患，但对阴邪反有亲和力，故易感受阴邪致病。至于素禀正阳不足之人，抵抗阴部之力弱，则易感受阴邪致病；素禀正阴不足之人，抵抗阳邪之力弱，则易感受阳邪致病；素禀阴阳俱虚之人，则无论寒邪或阳邪俱易感受而致病。这就是体质（包含内因伏邪）在外感病中的易感性。而其易感性中又包含着倾向性在内。如正阳偏盛之人容易感受阳邪致病，其阳邪随着正阳偏盛的所在而侵入其处，或现卫分的表热实证，或现气、营、血分的里热实证；正阴偏盛之人，容易感受阴邪致病，其阴邪随着正阴偏盛的所在而侵入其处，或现太阳的表寒实证，或现上、中、下焦的里寒实证；正阳不足之人，容易感受阴邪致病，其阴邪随着正阳不足的所在而侵入其处，或现太阳的表寒虚证，或现太阴、少阴、厥阴的里寒虚证；正阴不足之人，容易感受阳邪致病，其阳邪随着正阴不足的所在而侵入其处，或现卫分的表热虚证，或现气、营、血分的里热虚证等，即其例证。

4. 治疗的及时得当与否

治疗的及时得当与否和疾病的进退是有密切关系的。一般来说，治疗及时而且得当，则重病减轻，轻病易愈（轻病甚至有不药而自愈的）；若治疗不及时而且不得当，则轻病加重，重病转危甚至死亡。如《伤寒论》大青龙汤证条所指出的"若脉微弱，汗出恶风者，不可服之，服之则厥逆筋惕肉瞤，此为逆也"和太阳温病条所指出的"一逆尚引日，再逆促命期"等，即其例证。但又应指出的是，有些轻病可以不药而自愈；有些重病虽经治疗，并非药误，而是按照其自身规律向前发展。如《伤寒论》所谓"伤寒一日，太阳受之，脉若静者，为不传"，即"人病脉不病"的轻证，这就多可不药而自愈。又如《伤寒论》所谓"太阳病，若发汗，若下，若利小便，此亡津液，胃中干燥，因转属阳明"和"阳明病外证云何？……身热汗自出，不恶寒反恶热也"以及"病有得之一日，不发热而恶寒者，何也？……阳明居中主土也，万物所归，无所复传，始虽恶寒，二日自止，此为阳明病也。"从临床上常见一日太阳病恶寒无汗而二日即传变为阳明病汗出恶热的事实，可见上述太阳病传阳明，乃是按照自身规律向前发展的必然结果。其汗下利小便等治疗，并不能说是药误，只能说是起到一些促进作用而已。

第二章 伤寒六经辨证论治的基本内容

六经辨证论治起源于《内经》，而发展于《伤寒论》。《伤寒论》对太阳、阳明、少阳、太阴、少阴、厥阴伤寒初起本证和兼证治法，以及伤寒日久化寒或误治化寒、日久化热或误治化热等变证治法，都有所论述，尤以对寒证治法论述为详。

第一节 太阳病证治

《伤寒论》太阳病篇主要论述太阳病表寒虚实证治。它以恶寒发热、头项背腰强痛、脉浮为主症，如其无汗脉紧的，属太阳病表寒实证，宜用麻黄汤辛温解表以峻汗逐邪；如其汗出脉缓虚弱的，属太阳病表寒虚证，宜用桂枝汤辛温解表以缓汗养正。若太阳病由经入腑，致膀胱气化被阻，水蓄不行，小腹胀满，小便不利等症的，宜用五苓散通阳化气利水；若太阳病随经瘀热在内，血蓄不行，而见少腹硬满小便自利等症的，宜用桃核承气汤或抵当汤攻下瘀血。在太阳病表寒虚实证中，不仅有头项背腰强痛等太阳经脉（从头下项挟脊抵腰）的局部反映，还有恶寒发热无汗或汗出不多不透等风寒邪气束表，卫阳郁而不伸的整体反应。并多伴有咳喘等肺气宣降不利之症，如麻黄汤所主治的表寒实证的咳喘；桂枝加朴杏汤所主治的表寒虚证的咳喘；小青龙汤所主治的表寒里饮的咳喘；麻杏石甘汤所主治的表寒里热的咳喘等。这是因为太阳主皮肤而统卫气，肺主气属卫而外合皮毛，病在太阳，必牵连肺卫的缘故。

太阳病篇虽以论述太阳伤寒证治为主，但也提到"太阳病，发热而渴，不恶寒者，为温病"，只是未出方治而已。即此可见《伤寒论》是详寒略温的。

《伤寒论》以太阳病篇条文为最多，几乎占了全部条文的半数。其中以太阳风寒本证及其兼证的麻、桂两大法（包括麻黄汤法和桂枝汤法及其加减法）为主，并详述其由表入里而遍涉各经的变证治法。在其兼变证治的论述中，不仅备载了太阳病涉各经的理、法、方、药，而且显示了太阳病实则多传阳明和虚则多传少阴的传变规律。

第二节　阳明病证治

《伤寒论》阳明病篇主要论述阳明病里热虚实证治。如其里热外蒸，而现大热、大汗、大烦、大渴、脉大等症。其脉大而充实有力（洪）的，宜用白虎汤清热救津；其脉大而空虚无力（芤）的，宜用白虎加人参汤清热生津益气。由于阳明经脉起于鼻之交颏中，上抵额颅，络目挟鼻而布于面，故多伴有头额眉心连目眶胀痛、面赤、鼻干等症。如其里热内结，而现潮热、腹胀满痛拒按、不大便、脉实等症的，宜用大承气汤急下存阴。若因阳明热扰，以致阳盛格阴，而现肢体厥冷、脉滑或伏等热厥证的，仍应随宜采用白虎汤或承气汤清下其实热。若因阳明里热下迫而现热利不止的，则宜用葛根黄芩黄连汤清解。若因阳明腑热日久，灼伤太阴脾液，而成为脾约证的，则宜用麻子仁丸润下。

阳明病篇虽以论述伤寒化热入里的里热证治为主，但也有里寒证治，如其篇中所谓"食谷欲呕，属阳明也，吴茱萸汤主之"是其例。

阳明病篇虽以论述燥热证治为主，但又有湿热证治，如其篇中所载茵陈蒿汤证、栀子柏皮汤证和麻黄连翘赤小豆汤证。

第三节 少阳病证治

《伤寒论》少阳病篇主要论述少阳病半表半里寒热虚实证治。它以往来寒热、胸胁满痛、喜呕、口苦、咽干、目眩、耳聋、头角掣痛、脉浮弦为主症，是因邪入少阳半表半里，三焦之气不利，胆腑之气不舒所致，宜用小柴胡汤以和解之。若因少阳胆腑里热炽盛，而现胁痛、口苦、咽干、目眩、脉弦细数等症的，则宜用黄芩汤以清解之。

少阳病在半表半里，治法本禁汗下，但如少阳病兼太阳表寒或阳明里热的，又可用柴胡桂枝汤的和兼汗法或大柴胡汤的和兼下法。又少阳病并厥阴，以致厥阴不宁，而现烦惊谵语等症的，则宜用柴胡加龙骨牡蛎汤在和解少阳中镇定厥阴。

第四节　太阴病证治

　　《伤寒论》太阴病篇主要论述太阴（脾）里寒虚证治。它以但寒不热、吐利不渴、食不下、腹满时痛、脉沉迟缓弱为主症，宜用理中汤温补脾脏阳气以祛寒。由于脾为湿土，脾虚则生内湿，故太阴脾脏虚寒证，必有内湿为患，而其主方理中汤既能温中祛寒，也能健脾燥湿。若因太阴病兼太阳而见表里俱寒虚证，如其病偏于表的，宜用桂枝汤解表兼补中；如其病偏于里的，宜用桂枝人参汤温中兼解表。

　　太阴病虽以脾虚证治为主，但又有脾虚胃实证治。如桂枝加大黄汤所主治的腹大实痛是其例。又太阴病虽以里寒虚证治为主，但也有里寒实证治，如白散所主治的寒实结胸是其例。

第五节　少阴病证治

　　《伤寒论》少阴病篇主要论述少阴（心、肾）里寒虚证治。它以但寒不热、蜷卧欲寐、小便清白、脉沉微细为主症，宜用四逆汤温补心肾阳气以祛寒。若因少阴里虚寒极，以致阴盛格阳，而现身大热反欲得衣、面色赤而手足冷、脉微欲绝或浮大而按之虚空等症的，宜用通脉四逆汤峻温回阳。若因肾阳衰微，火不制水，以致水气泛滥于上下内外，而现通身面目浮肿、小便不利、悸眩瞤振等症的，宜用真武汤温阳化气利水。若少阴病始得之，反发热、脉沉的，则属太阳与少阴两感伤寒的表实里虚证，宜用麻黄细辛附子汤发表温里（若太阳病发热，头身疼痛而脉反沉的，又当急用四逆汤以救其里）。

伤寒邪入少阴，损伤心肾阳气，多见亡阳虚寒脱证。由于心火乃命火之焰，肾阳为人身阳气之根本，故少阴阳虚，以肾为主，前人所谓"少阴病是生死关"，就是因为少阴伤寒动摇了人身阳气的根本，生命极其危殆的缘故。

少阴病篇虽以论述寒化证治为主，但也有热化证治。如心火亢旺于上，肾水亏损于下，而现心中烦、不得卧等症的，宜用黄连阿胶汤泻火补水。心移热于小肠，肾移热于膀胱，而现烦渴不眠、小便不利甚至尿血等症的，宜用猪苓汤育阴清热利水。

第六节　厥阴病证治

《伤寒论》以厥阴篇内容最为复杂而难懂。因为厥阴篇55条中只有4条明文提到厥阴病，且未出方，所述脉证又很简略，令人难以研索。其余51条大都是泛论厥、热、呕、利等文，很难从中认清厥阴病的真面目。这就毋怪乎引起了《伤寒论今释》作者所谓"伤寒厥阴篇竟是千古疑案"的慨叹。但是《伤寒论》中的厥阴病是不容否认的，就外感病举例而言，如太阳篇说："太阳病，发热而渴，不恶寒者，为温病。若发汗已，身灼热者，名风温，风温为病，脉阴阳俱浮，自汗出，身重，多眠睡，鼻息必鼾，语言难出；若被下者，小便不利，直视失溲；若被火者，微发黄色，剧则如惊痫时瘈疭；若火熏之，一逆尚引日，再逆促命期。"本条太阳温病由表入里，主要是传入厥阴，由于热闭手厥阴心包,故神昏、鼾睡、语言难出;由于热动足厥阴肝风,故直视、瘛疭,显属外感厥阴热病的主症。只是由于张仲景当时对此缺乏经验,尚未能提出方治,徒见其"一逆尚引日,再逆促命期"而已。但后世温病学家对此创立了开窍和息风等方治,弥补了这个缺陷。

叶天士在《温热论》中指出:"温邪上受,首先犯肺,逆传心包",并说到"其热传营,舌色必绛……纯绛鲜泽者,包络受病也,宜犀角、鲜生地、连翘、郁金、石菖蒲等。延之数日,或平素心虚有痰,外热一陷,里络就闭,非菖蒲、郁金所能开,须用牛黄丸、至宝丹之类以开其闭,恐其昏厥为痉也。"又在《三时伏气外感篇》指出:"风温者……治在上焦,肺位最高,邪必先伤,此手太阴气分先病,失治则入手厥阴心包络,血分亦伤。盖足经顺传,如太阳传阳明,人皆知之;肺病失治,逆传心包络,人多不知者。""夏令受热,昏迷若惊,此为暑厥,即热气闭塞孔窍所致,其邪入络,与中络同法,牛黄丸、至宝丹芳香利窍可效。神苏以后,用清凉血分,如连翘心、竹叶心、玄参、细生地、鲜生地、二冬之属。"

陈平伯在《外感温病篇》指出:"风温证,身热痰咳,口渴神迷,手足瘛疭,状若惊痫,脉弦数者,此热劫津液、金囚木旺。当用羚羊角、川贝、青蒿、知母、麦冬、连翘、钩藤之属,以息风清热。""风温证,热渴烦闷,昏聩不知人,不语如尸厥,脉数者,此邪热内蕴,走窜心包络。当用犀角、连翘、焦远志、鲜石菖蒲、麦冬、川贝、牛黄、至宝之属,泄热通络。"

薛生白在《湿热条辨》指出:"湿热证,壮热口渴,舌黄或焦红，发痉，神昏谵语或笑，邪灼心包，营血已耗。宜犀角、羚羊角、连翘、生地、玄参、钩藤、银花露、鲜菖蒲、至宝丹等味。""湿热证，数日后，汗出热不除，或痉，忽头痛不止者，营液大亏，厥阴风火上升。宜羚羊角、蔓荆子、钩藤、生地、女贞子等味。"

吴鞠通在《温病条辨》上焦篇指出："太阴温病……神昏谵语者，清宫汤主之，牛黄丸、紫雪丹、局方至宝丹亦主之。""邪入心包，舌謇肢厥，牛黄丸主之，紫雪丹亦主之。"（本条吴氏自注："厥者，尽也。阴阳极造其偏，皆能致厥。伤寒之厥，足厥阴病也。温热之厥，手厥阴病也。舌卷囊缩，虽同系厥阴现证，要之舌属手、囊属足也。盖舌为心窍，包络代心用事。肾囊前后，皆肝经所过，断不可以阴阳二厥混而为一，若陶节庵所云冷过肘膝，便为阴寒，恣用大热。再热厥之中，亦有三等：有邪在络居多，而阳明证少者，则从芳香，本条所云是也。有邪搏阳明，阳明太实，上冲心包，神迷肢厥，甚至通体皆厥，当从下法，本论载入中焦篇；有日久邪杀阴亏而厥者，则从育阴潜阳法，本论载入下焦篇。"）"脉虚，夜寐不安，烦渴舌赤，时有谵语，目常开不闭，或喜闭不开，暑入手厥阴也。手厥阴暑温，清营汤主之。""手厥阴暑温，身热，不恶寒，精神不了了，时时谵语者，安宫牛黄丸主之，紫雪丹亦主之。""小儿暑温，身热，卒然痉厥，名曰暑痫，清营汤主之，亦可少与紫雪丹。""大人暑痫，亦同上法。热初入营，肝风内动，手足瘈疭，可于清营汤中加钩藤、丹皮、羚羊角。""湿温邪入心包，神迷肢逆，清宫汤去莲心、麦冬，加银花、赤小豆皮，煎送至宝丹，或紫雪丹亦可。（若湿温邪入心包而湿偏重者，当用苏合香丸以温开之，不得用上述凉开法）又在中焦篇指出："阳明温病，面目俱赤，肢厥，甚则通体皆厥，不瘛疭，但神昏，不大便七八日以外，小便赤，脉沉伏，或并脉亦厥，胸腹满坚，甚则拒按，喜凉饮者，大承气汤主之。""阳明温病，下利，谵语，阳明脉实，或滑疾者，小承气汤主之；脉不实者，牛黄丸主之，紫雪丹亦主之。""阳明温病，下之不通……邪闭心包，神昏舌短，内窍不通，饮不解渴者，牛黄承气汤主之。"又在下焦篇指出："下焦温病，热深厥甚，脉细促，心中憺憺大动，甚则心中痛者，三甲复脉汤主之。""既厥且哕，脉细而劲，小定风珠主之。""热邪久羁，吸烁真阴……神倦瘛疭，脉气虚弱，舌绛苔少，时时欲脱者，大定风珠主之。""痉厥神昏，舌短，烦躁，手少阴证未罢者，先与牛黄、紫雪辈，开窍搜邪；再与复脉汤存阴，三甲潜阳，临证细参，勿致倒乱。"

总之，厥阴温病证治约可分为：

手厥阴温病证治

病机：邪入营血，闭塞包络，扰乱神明。

证候：神昏谵语或笑，或不语，或舌謇语涩。（温热证则壮热，舌绛苔黄而干燥；湿温证则身热不扬，舌绛苔黄而润滑或白腻。）

治法：凉开（温热证）或温开（湿温证而湿偏重者）。

方药：牛黄丸、紫雪丹、至宝丹（凉开）或苏合香丸（温开）。

足厥阴温病证治

病机：邪入营血，热甚动风或阴虚动风。

证候：痉厥瘛疭（实风证则瘛疭有力，脉弦数；虚风证则瘛疭无力，脉虚弱）。

治法：凉肝息风（实风证）或柔肝息风（虚风证）。

方药：羚角钩藤汤（凉肝息风）或大定风珠（柔肝息风）。

由此可见，只有把伤寒中的厥阴病和温病中的厥阴病综合起来看，才能认清外感病中厥阴病的真面目。

在寒温合看中认清了厥阴病的真面目后，必须提出讨论的问题有以下几点：

首先，伤寒厥阴病与上焦温病问题。由于太阳主皮肤，统卫气，而上焦手太阴肺合皮毛，主气属卫，彼此密切相关，所以《伤寒论》太阳病篇中包含着上焦手太阴肺的病变在内，如麻黄汤证、麻杏甘石汤证、小青龙汤证等；《温病条辨》上焦篇且针对"太阳病，发热而渴，不恶寒者，为温病"有证无方的条文，提出"太阴风温……但热不恶寒而渴者，辛凉平剂银翘散主之"以补充之，可见它们是相得益彰的。由此不难看出，《温病条辨》上焦篇所提出的"太阴温病……神昏谵语者，清宫汤主之，牛黄丸、紫雪丹、局方至宝丹亦主之。""邪入心包，舌謇肢厥，牛黄丸主之，紫雪丹亦主之。""大人暑痫……热初入营，肝风内动，手足瘛疭，可于清营汤中加钩藤、丹皮、羚羊角。"也是针对《伤寒论》太阳温病逆传厥阴有证（热闭心包而神昏鼾睡、语言难出，热动肝风而瘛疭、直视）无方的条文以弥补其缺陷。至于叶天士所谓"温邪上受，首先犯肺，逆传心包"和"足经顺传，如太阳传阳明，人皆知之；肺病失治，逆传心包络，人多不知者"，也可以说是对《伤寒论》太阳温病逆传厥阴的进一步阐发。

　　这里还需进一步提出的是伤寒太阳与少阴和温病肺与心包的关系问题。从伤寒学说来看，太阳病逆传少阴，多见心肾里寒虚脱证，急宜四逆汤等以回阳救脱。从温病学说来看，上焦肺卫气分温病逆传心包营血分，多见心包里热实闭证，急宜牛黄丸、紫雪丹、至宝丹等以清宫开窍。由此可见，上述两者的关系是同中有异的。所谓同，是指太阳和上焦肺发病的部位是相通的；所谓异，是指逆传少阴和心包的途径是分歧的。而这种异同，也显然是相得益彰的。

　　其次，伤寒厥阴病与中焦温病问题。《灵枢·经别》所谓"足阳明之正，上至髀，入于腹里，属胃，散之脾，上通于心"来看，可见足阳明胃络是通心的，也是与心包络密切相关的。《伤寒论》阳明病之所以多谵语的理由，就是因为阳明胃家实热内炽，循胃络通心而上冲心包，扰乱神明的缘故。如《温病条辨》中焦篇所谓"阳明温病，面目俱赤，肢厥，甚则通体皆厥，不瘛疭，但神昏，不大便七八日以外，小便赤，脉沉伏，或并脉亦厥，胸腹满坚，甚则拒按，喜凉饮者，大承气汤主之"是其例。且因心包与肝同属厥阴，热扰手厥阴心包，势必引动足厥阴肝风。如《伤寒论》阳明病篇所谓"剧者，发则不识人，循衣摸床，惕而不安，微喘直视，脉弦者生，涩者死……大承气汤主之"是其例。这都显然是因阳明病并厥阴所致。又从《温病条辨》中焦篇所谓"阳明温病，汗多谵语，舌苔老黄而干者，宜小承气汤""阳明温病，无汗，小便不利，谵语者，先与牛黄丸；不大便，再与调胃承气汤""阳明温病，下利，谵语，阳明脉实，或滑疾者，小承气汤主之（可与《伤寒论》厥阴病篇"下利谵语者，有燥屎也，与小承气汤"合参）；脉不实者，牛黄丸主之，紫雪丹亦主之"和"阳明温病，下之不通……邪闭心包，神昏舌短，内窍不通，饮不解渴者，牛黄承气汤主之"以及"阳明温病……神昏谵语者，安宫牛黄丸主之"来看，可见阳明病并厥阴的治法，有专主大小承气攻下的；有专主牛黄、紫雪凉开；有先与牛黄凉开而后与调胃承气攻下；有牛黄凉开为主而兼与大黄攻下的。必须根据病情矛盾的主次方面不同而灵活地掌握，不可为《伤寒论》所局限。这里还有必要指出的是，疫痢热毒炽盛于阳明（气分），常因病并厥阴（营血分）而见昏谵痉厥等症，即厥（昏厥、肢厥）、热（身热）、利（下痢）三者同时并见，病情极其危重。后世根据《伤寒论》用大小承气汤治下利（痢）的经验，提出"治痢还须利"的主张，尤其对疫痢采用大承气汤，急攻其邪以护其正，常使疫毒猖獗的险症转危为安（当然，也可根据病情需要，适当配合牛黄丸、至宝丹、紫雪丹等以清宫开窍息风）。又《伤寒论》厥阴病篇所谓"热利下重"的白头翁汤证，应结合黄芩汤证（"自下利"）和四逆散证（"泄利下重"）来讨论。下利（痢）本属湿热邪踞肠间之候，治宜清解肠中湿热之邪。但湿热邪踞肠间，常因土困而导致木郁（下痢里急后重即木郁之象），而木愈郁则土愈困。因此，治痢必须注重调肝，才能提高疗效。白头翁汤和黄芩汤方中虽以黄连、黄芩、黄柏、秦皮清解肠中湿热为基础，但其中白头翁能疏肝清肝，白芍、甘草能柔肝缓肝，尤其四逆散方中既用柴胡、枳实一升一降以疏木和土，又用白芍、甘草以柔肝缓肝，所以它们都成为后世治痢的祖方，至今仍然在临床上发挥着良好的效用。但应指出的是，上述厥阴病篇的白头翁汤证，其病所实在阳明（大肠），只是病机与厥阴有关而已。

最后，伤寒厥阴病与下焦温病问题。由于少阴心、肾和厥阴心包络、肝的关系十分密切，故其为病常常互相影响而紧密相连。因此，它们在外感病传变过程中的先后次序上至今争论未定，有的说少阴应在三阳三阴之末，认为病至少阴就到了最后的生死关头（因有"少明病是生死关"之说）；有的说《伤寒论》三阳三阴而以厥阴殿其后并没有错，认为厥阴病确实是外感病发展过程的最后阶段。我是同意后一说法的。先从《温病条辨》下焦篇少阴和厥阴的热化证治来看，如在"热邪深入，或在少阴，或在厥阴，均宜复脉"条下自注："此言复脉为热邪劫阴之总司也。盖少阴藏精，厥阴必待少阴精足而后能生，二经均可主以复脉者，乙癸同源也。"这就明确地提出了下焦温病是少阴在前而厥阴在后的。所以在下焦篇首先揭示下焦少阴温病的加减复脉汤证是由"邪在阳明久羁"发展而成，显示了阳明胃土燥伤少阴肾水，由中焦传至下焦的病机。然后详述由于少阴阴虚阳亢，水不涵木，引动厥阴肝风，由少阴病的加减复脉汤证发展成为厥阴病的大定风珠证，显示了少阴水亏导致厥阴木旺的由肾及肝的病机。再从《伤寒论》少阴和厥阴的寒化证治来看，少阴伤寒，心肾阳衰已甚，先天之本动摇，确实是生死关头，故其篇中死证条文较多。粗看似属伤寒病程之末，但细玩厥阴病篇死证条文更多于少阴病篇，又可见厥阴病更危于少阴病，宜居少阴病之后。这也是因为少阴肾能生厥阴肝，母病及子，势所必然。应该看到，少阴病寒化危证发展到最后阶段，是常见有寒并厥阴的昏痉等症出现的。这在《伤寒论》中虽然不太明确，但可从厥阴病篇的"脏厥"危证中深入地体会而得出。因为它显然是由少阴病肢厥（"伤寒脉微而厥"）发展到体厥（"至七八日肤冷"），以至厥阴病昏厥（"其人躁无暂安时者，此名脏厥"）的。由此可见，厥阴病确实是外感病发展过程中的最后阶段,是应居于少阴病之后的。有人认为，上述看法，只适宜于下焦厥阴温病，而不适宜于上焦厥阴温病，因为温病的上、中、下焦，相当于病程的初、中、末三期的缘故。其实这并非绝对概念，就上焦温病而言，虽然温病多起于上焦太阴肺卫分，并常顺传至中焦阳明胃气分，但如由太阴肺逆传至厥阴心包营血分甚至引动肝风的，则又属于卫、气、营、血病程的最后阶段，不能简单地把温病的上焦完全等同于病程的初期。还应承认的是，外感病的厥阴危证，大都包含着少阴阳盛或阴虚、阴盛或阳虚的病理基础在内。这就是说，厥阴病热化危证（如热闭心包或水不涵木而肝之阳风内动的昏痉等症）是在少阴阳盛或阴虚的病理基础上发展而成的；厥阴病寒化危证（如寒闭心包而肝之阴风内动的昏痉等症）是在少阴阴盛或阳虚的病理基础上发展而成的。如主治下焦厥阴温病的大定风珠就是在少阴温病主方加减复脉汤的基础上，加三甲、鸡子黄和五味子而成。至于厥阴病寒危证如"脏厥"，仲景并未出方，注家多云不治，我认为不妨在少阴病寒化危证主方四逆汤的基础上合用吴茱萸汤以救治之。

还需就《伤寒论》厥阴病提出讨论的有以下两点：

寒热错杂证：一般认为，厥阴病篇首条"厥阴之为病，消渴，气上撞心，心中疼热，饥而不欲食，食则吐蛔，下之利不止。"其消渴，气上撞心，心中疼热而饥，是厥阴包络挟心火之热发动于上；其不欲食，食则吐蛔，下之利不止，又是厥阴肝气挟肾水之寒相应而起。是即上热下寒的厥阴病主证，也就是厥阴病提纲。其实，本条无论从外感伤寒或内伤杂病来看，都不能认为是厥阴病的主证，尤其从如上所述具有昏痉、瘈疭等临床特征的外感厥阴病来看，更是对不上号。显而易见，本条上下寒证是属于内伤杂病范畴，并应从胃热肠寒、木土不和去理解才较合实际，若从手厥阴心包有热与足厥阴肝有寒来理解未免牵强附会了。虽然厥阴病篇所谓心中疼热和吐蛔而厥的乌梅丸证，与西医所谓胆道蛔虫症近似，并常用乌梅丸获效，也只能认为是与厥阴病有关的内伤杂病之一而已。至于干姜黄芩黄连人参汤所主治的"本自寒下"而"食入口即吐"的上热下寒证，尤应从胃热肠寒去理解，更不得以厥阴病论。又麻黄升麻汤所主治的上热（咽喉不利，唾脓血）下寒（泄利不止，手足厥逆，寸脉沉而迟，下部脉不至）证，也显然不是厥阴病证。

厥热胜复证：厥阴为三阴之尽，乃阴尽阳生之处。伤寒病至厥阴这个阴尽之处，由于少阴阳虚已极，以致寒并厥阴，厥阴阴盛于内，或闭心包而神昏，或动肝风而痉厥，生阳行将竭绝。此时生死关键在于正气能否胜邪，阳气能否回复。如正能胜邪，阳能回复的则生；如正不胜邪，阳不回复则死。这可从其生死预后的"厥不还者死""脉不还者死"和"晬时脉还，手足温者生"等条文中很清楚地看得出来。一般认为，厥阴病厥热胜复的病机是，阴胜则厥，阳复则热。这种认识是尚有待于深化的。因为寒厥虽属阴盛阳虚，热厥却是阳盛格阴。而寒厥阴极阳复，多表现为脉还而肢体回温，并不发热。如果说是阳复太过则发热，也非指正阳回复太过，而是指正阳虽复，邪热未除，由于正气有力与邪抗争所致。又如阴盛格阳的发热，更显然不是阳复，而是虚阳浮越欲脱。至于把厥热胜复的病机落实到厥热往来的证候上，由于厥热往来之证极少见于临床。有人认为本证古或有之，而今则无，因而无从验证；又有人认为本证即今所谓"回归热"，其热型回归虽近似，但不厥冷则有异，因而也不无疑义。从《伤寒论》厥阴篇共16条厥热条文（即在每一条中都具有既厥且热者）来看，其中既有由阳盛阴虚而致阳盛格阴的真热假寒（热厥）证，又有由阴盛阳虚而致阴盛格阳的真寒假热（寒厥）证。前者治宜白虎汤或承气汤清泄里热，似应属之于阳明病；后者治宜四逆汤或通脉四逆汤急温回阳，似应属之于少阴病。其所以列入厥阴病篇，应作具体分析，如其是与昏痉等症同现，就应属之于厥阴病；如其没有昏痉等症伴随，就应属之于阳明病或少阴病。也就是说，判定其厥热是否属厥阴病，必须以有无昏痉等临床特征为断，不可但见厥热甚至一见有厥便断定其为厥阴病。

又《素问·厥论》篇中的"厥"，本来包含着神志昏迷和手足逆冷两症在内。但从《伤寒论》厥阴篇所谓"凡厥者，阴阳气不相顺接，便为厥。厥者，手足逆冷是也"来看，则显然是专指手足逆冷，并不包括神志昏迷。惟仲景撰用《素问》，岂能置其"厥论"于不顾，必有脱简。我认为研究厥阴病的厥证，应当包括肢厥（手足逆冷）、体厥（通身肤冷）、昏厥（神志昏迷）和痉厥（神昏发痉）在内，始称全面。

根据上述，必须承认，仅从《伤寒论》厥阴病篇来看，是认不清外感伤寒厥阴病的真面目的。如果要认清外感伤寒厥阴病的真面目，就必须把眼光从《伤寒论》厥阴病篇扩大到其他各篇尤其是后世温病学说中去，才有可能真正解决这一"千古疑案"。

第三章　温病三焦和卫气营血辨证论治的基本内容

　　自从《内经》《难经》和《伤寒论》都把温病包括在伤寒之内以后，伤寒和温病曾长期地处于合论阶段。继因多数医家在实践中逐渐地认识到《伤寒论》详寒略温，未能满足临床上治疗外感疾病的需要，才把温病从伤寒中分化出来，明确地划分了伤寒和温病的界限，并进一步认识到温病有新感和伏气之分。如王安道说："温病不得混称伤寒，因伏热在内，虽见表证，惟以里证为多，法当清里热为主，佐以清表之法，亦有里热清而表自解者。"汪石山说："伤寒至春而发，不感异气，名曰温病，此伏气之温病也；不因冬月伤寒而病温者，乃感春温之气，可名曰春温，此新感之温病也。"但温病成为一门独立学说，则是从吴又可著成《温疫论》开始的。当然，这只能说是一个良好的开端，其内容还不够完备。嗣经叶天士、薛生白、王孟英、吴鞠通等著成《温热论》《湿热条辨》《温热经纬》《温病条辨》等书，才形成了温病三焦和卫气营血的辨证论治体系。

第一节 三焦病证治

上、中、下三焦辨证论治，早在《伤寒论》"辨脉法"
中就启示了端倪。后来喻嘉言引申其义，明确地提出了温疫分
上、中、下三焦论治，曰："未病前，预饮芳香正气药，则
邪不能入，此为上也。邪既入，则以逐秽为第一义，上焦如
雾，升而逐之，兼以解毒；中焦如沤，疏而逐之，兼以解毒；
下焦如渎，决而逐之，兼以解毒。"但三焦成为一门理法方药
具备的温病学说，则是由吴鞠通著《温病条辨》来完成的。他
根据叶天士《温热论》"温邪上受，首先犯肺，逆传心包"之
说，提出"凡病温者，始于上焦，在手太阴"。上焦病不解
则传入中焦胃与脾，中焦病不解则传入下焦肾与肝。由此可
见，他所说的三焦，既是温病的辨证纲领，也是温病病机的
理论概括。这和《内经》所谓六腑之一的三焦概念是同中有
异的。

一、上焦病证治（主要病在肺、心与心包络）

风温邪犯上焦肺卫分，多见身热、咳嗽、口微渴、舌苔
薄白微黄、脉浮数等症，宜用桑菊饮宣清肺卫分之邪。若邪自
肺卫分迫及肺气分，上症咳而且喘（甚至鼻煽）、口渴较甚，
则宜用麻杏甘石汤清宣肺卫气分之热。前者以宣为主而以清
为佐，后者以清为主而以宣为佐。若温邪化热由肺卫分传入肺
气分，而卫分之邪已解，症见大热大汗、大烦大渴、喘息鼻

煽、舌苔黄燥、脉洪大，则宜用白虎汤大清肺气分的热邪，这就只能清而不能宣了。若因肺热日久，耗散津气，以致津气空虚，脉白洪大变为芤大，则宜用白虎加人参汤清热生津益气；甚至津气欲脱，而脉呈散大的，则宜用生脉散敛补津气以困脱。若因肺热伤及血络而见咳血的，则宜用犀角地黄汤凉血散血以止血。若因肺热逆传心包，内闭心神，而见神昏谵语或舌謇肢厥、舌绛、脉细数等症，则宜用安宫牛黄丸、紫雪丹、至宝丹以清宫开窍。若因手厥阴心包热盛引动足厥阴肝风，而现痉厥抽搐有力、脉弦数等症，则宜用羚角钩藤汤以凉肝息风。

湿温初起，邪遏上焦肺气分，而现身热不扬、汗出不透、胸闷咳嗽、口腻不渴、腹胀便溏不爽、小便不利、舌苔白多黄少而腻、脉濡等症，宜用三仁汤开肺气以化湿。若因湿温邪入心包，湿痰蒙蔽心神，而现神昏谵语、苔白、脉濡等症，则宜用苏合香丸温宫开窍。

二、中焦病证治（主要病在胃与脾）

上焦温病不解传入中焦，如其温邪不挟湿的，则必温盛成热，传入阳明胃肠而燥化成实。或为胃中燥实而现大热大汗、大烦大渴、舌苔黄燥、脉洪大等症，宜用白虎汤大清胃热以救津；或为肠中燥实而现腹胀满痛拒按、不大便、舌苔老黄甚至焦黑、脉体反小而实等症，宜用大承气汤急下肠热以存阴。这和《伤寒论》阳明病的白虎、承气证是完全相同的，只是一从伤寒化热而来，一从温病热变而来，来路略有不同而已。但应指出，《温病条辨》在白虎证治方面，脉浮洪（大而充实有力）的用白虎汤，脉浮芤（大而空虚无力）的用白虎加人参汤。前者属阳明里热实证，后者属阳明里热虚证，非常明确，而这在《伤寒论》中则是含糊不清的。在承气证治方面，不仅对三承气证有比《伤寒论》更为详明的论述，而且补充了宣白承气汤法、陷胸承气汤法、牛黄承气汤法、导赤承气汤法和增液汤法、增液承气汤法、护胃承气汤法、新加黄龙汤法等，使其下法臻于完善。

湿温邪入中焦，太阴脾与阳明胃同病，或太阴脾湿偏重，而现身热不扬、汗出不透、胸闷脘痞腹胀、口腻不渴不饥、大便溏而不爽、小便混浊短少、舌苔白多黄少而腻、脉濡而缓等症，宜用藿香正气散加减以祛湿为主，清热为佐；或阳明胃热偏重，而现身热午后加重、汗出热不减、胸闷脘痞腹胀、不饥不食、口苦而腻、渴不欲饮、大便溏而不爽、肛门灼热、小便黄赤短少、舌苔黄多白少而腻、脉濡而数等症，宜用连朴饮加减以清热为主，祛湿为佐。

三、下焦病证治（主要病在肾与肝）

温热久延不解，由上、中焦传至下焦，必致灼伤阴液，而现少阴以及厥阴的阴虚阳亢风动之症。但有邪多虚少和虚多邪少之辨，邪多虚少的，如少阴阴虚而壮火尚盛，呈现身热、心烦不得卧、舌绛苔黄、脉细数等症，宜用黄连阿胶汤泻火补水；厥阴阴虚而邪伏血分，呈现暮热早凉、热退无汗、舌绛苔黄、脉细数等症，宜用青蒿鳖甲汤养阴凉血透邪。虚多邪少的，如少阴阴虚阳亢，而现身有微热、手足心热甚、耳聋、心悸、齿黑、舌光绛、脉虚大或细数或促结代等症，宜用加减复脉汤滋阴潜阳；厥阴阴虚风动，而现微热、痉厥或神倦瘛疭、脉虚细数等症，宜用大定风珠柔肝息风。

又湿热邪滞下焦，或因膀胱气化被阻，而现小腹胀满、小便不通等症，宜用茯苓皮汤渗利湿热以通小便；或因大肠气机不利，而现小腹硬满、大便不通等症，宜用宣清导浊汤疏利湿热以通大便。

第二节　卫气营血病证治

卫、气、营、血辨证论治，是叶天士《温热论》首先提出来的。其言："大凡看法，卫之后，方言气，营之后，方言血。在卫汗之可也，到气才可清气，入营犹可透热转气……入血就恐耗血动血，直须凉血散血。"吴鞠通师承叶氏之说，在其所著《温病条辨》中进一步把卫、气、营、血辨证论治具体化。但这里所说的卫气营血也和上述三焦一样，既是温病的辨证纲领，也是温病病机的理论概括。它和《内经》《伤寒论》所说的营卫气血概念是同中有异的。

一、卫分病证治

风温邪犯卫分，由于肺主气属卫，故多现发热、微恶风寒、口渴、咳嗽、咽喉干痛、舌苔薄白微黄、脉浮数等肺卫不舒的表热证，宜用银翘散辛凉解表、泄卫宣肺。

　　银翘散证和上述桑菊饮证都属风温邪犯肺卫的表热实证，只是前者病情较重，后者病情较轻而已。卫分温病表热证也和太阳伤寒表寒证一样有虚实之分，表热实证已如上述；表热虚证多见于素体阴虚火旺而常感咽喉干燥、手足心热、咳吐衄便血之人。这种人如果外感风温邪气，就会出现表热虚证，宜用加减葳蕤汤或七味葱白汤在辛凉解表中滋阴养血。

　　湿温初起，邪遏卫分，而现身热不扬、恶寒、头身重痛、胸闷咳嗽不爽、舌苔白腻、脉浮濡缓等症，宜用藿朴夏苓汤在开肺气以化湿渗热中泄卫透邪。

二、气分病证治

　　卫分温病不解多传入气分，气分温病有挟湿与否之分，不挟湿者为温热，兼挟湿者为湿温。

　　气分温热，主要病在中焦阳明胃肠，以大热、大汗、大烦、大渴、脉大、苔黄为主症，是因阳明气热外蒸所致，宜用白虎汤清热救津。若更见腹胀满痛拒按、不大便、舌苔黄黑干燥、脉实等症，则为阳明气热内结所致，宜用大承气汤急下存阴。这和上述中焦阳明温病以及《伤寒论》阳明病证是完全相同的。

　　气分湿温，主要病在中焦太阴脾与阳明胃。但因湿热熏蒸，弥漫三焦，故又与上、下焦有关。如上述上焦湿温的三仁汤证；中焦湿温的藿香正气散证和连朴饮证；下焦湿温的茯苓皮汤证和宣清导浊汤证等。

三、营分病证治

温病邪在气分不解多传入营分。营分温热以身热夜、甚口干反不渴、时有谵语、斑疹隐隐、舌红绛、脉细数为主症，宜用清营汤以清营透热转气。若气分之邪未尽，而仍兼有大渴引饮、舌苔黄燥、脉洪大等气分证的，则宜在清营汤中加入清气之药。若温邪挟湿侵入营分，舌绛而润滑、脉濡而细数的，又当在清营汤中加入芳化和渗利之药。

四、血分病证治

温病邪在营分不解多传入血分。血分证和营分证虽然共同现有身热夜甚、口干反不渴、舌绛、脉细数之症。但同中有异的是，营分证时有谵语（半昏迷），斑疹隐隐，舌红绛；血分证时时谵语（全昏迷），斑疹显露，咳吐衄便血，舌深绛。温热邪深入血分，病情极为严重，常见昏迷、抽风、出血三大症。

昏迷

血分证神识昏迷，时时谵语，甚至舌謇肢厥，是因邪入心包，热痰蒙蔽心神所致，宜用安宫牛黄丸、紫雪丹、至宝丹以凉开之；若因湿痰蒙蔽心神，则宜用苏合香丸以温开之。这和上述上焦温病邪入心包证治是完全相同的。

抽搐

血分证痉厥瘛疭，是因肝风内动所致。但温病肝风内动有虚实之分，抽风实证是因热盛动风，其手足瘛疭必有力，并多伴有神情狂躁、脉弦数有力等症，宜用羚角钩藤汤凉肝息风；抽风虚证是因阴虚风动，其手足瘛疭必无力，并多伴有神情萎靡、脉虚细数等症，宜用大定风珠柔肝息风。这和上述上焦温病手厥阴热盛引动足厥阴肝风和下焦温病足厥阴阴虚风动证治是完全相同的。

出血

血分证斑疹、吐衄、便血，是因热伤血络所致。其血外溢于皮下的则发斑疹；其血上溢于口鼻等清窍的则咳吐衄血；其血下溢于二便浊窍的则大小便血。发斑疹的宜用清瘟败毒饮加减以清热解毒而透斑疹；咳吐衄便血的宜用犀角地黄汤凉血散血以止血（若因大失血以致气随血脱，而见面色苍白、汗出肢冷、脉微细等虚脱证的，则宜急用独参汤补气摄血以止血固脱）。

温病气、营、血分里热证也和卫分表热证一样有虚实之分。其里实热证，如上述白虎汤证、承气汤证、清营汤证、安宫牛黄丸或紫雪丹或至宝丹证、犀角地黄汤证、清瘟败毒饮证等；其里热虚证，如上述生脉散证、增液汤证、加减复脉汤证、大定风珠证等。

卫、气、营、血的辨证论治，一般认为是温病发生和发展全过程由浅到深、由轻而重的四个阶段。但这是就新感温病由表入里者而言，若就伏气温病来说则不然。因为伏气温病的病机是由里出表的，故其发病必先见里（气、营、血分）证，而应以清解里热为主，只是在新感引动伏邪时，才会同时出现表（卫分）里（气、营、血分）相兼之证，而宜采用表里同治之法，并仍应以清里为主，佐以解表。

　　从上述温病三焦和卫气营血辨证论治的基本内容来看，可见它们之间具有不可分割的内在联系。因而必须把它们密切地结合起来看，才能全面深刻地认识。尤应看到的是，温病三焦和卫气营血的理法方药大大地弥补了伤寒六经理法方药的不足，使外感病的辨证论治臻于完善。

第四章　八纲是伤寒和温病辨证论治的总纲

　　阴、阳、表、里、寒、热、虚、实八纲，是外感内伤疾病辨证论治的总纲。其中并以阴阳统领表里寒热虚实六变。如《医学心悟》在"寒热虚实表里阴阳辨"中指出："至于病之阴阳，统上六字而言，所包者广。热者为阳，实者为阳，在表者为阳，寒者为阴，虚者为阴，在里者为阴；寒邪客表，阳中之阴；热邪入里，阴中之阳；寒邪入里，阴中之阴；热邪达表，阳中之阳。"因此，八纲实为六变（如张景岳说："六变者，表里寒热虚实也。是医中之关键，明此六者，万病皆指诸掌矣"）。即从表里辨疾病之部位，从寒热虚实辨疾病之性质。而任何疾病的发生和发展，都可用表里寒热虚实进行概括，并可起到执简驭繁的主导作用。这就是说，疾病的发生，或为病发于表的寒热虚实证，或为病发于里的寒热虚实证，或为表里同时（或半表半里）发病的寒热虚实证；疾病的发展，由表入里或由里出表，由寒变热或由热变寒，由实转虚或由虚转实。表里寒热虚实的理论，主要就是以表里辨别邪正斗争的病位所在，即邪气在表而正邪斗争在表的为病在表，邪气在里而正邪斗争在里的为病在里；以寒热虚实辨别邪正斗争的病性所属，即邪正斗争而阴盛或阳虚的其病属寒，邪正斗争而阳盛或阴虚的其病属热，邪正斗争而正气抗邪力强的其病属实，邪正斗争而正气抗邪力弱的其病属虚。例如：发热恶寒而脉浮的，是因邪气在表而正气向外抗邪所致，为病在表；但热不寒或但寒不热而脉沉的，是因邪气在里而正气向内抗邪所致，为病在里；但热不寒、渴喜冷饮而脉数的，是因邪正斗争而阳盛或阴虚所致，其病属热，但寒不热、口不渴而脉迟的，是因邪正斗争而阴盛或阳虚所致，其病属寒。上述表里寒热等证而脉浮沉迟数有力（如紧、滑、洪、实等）的，是因邪正斗争而正气抗邪力强所致，其病属实；上述表里寒热等证而脉浮沉迟数无力（如虚、弱、微、细等）的，是因邪正斗争而正气抗邪力弱所致，其病属虚。

由此可见，表里寒热虚实的理论是以疾病邪正斗争的反应为依据的，而表里寒热虚实的反应则是由邪正双方相互作用来体现的。因此，辨别表里寒热虚实，必须同时看到邪和正两个方面，只有综合分析邪正斗争双方的具体情况，才能正确地作出表里寒热虚实的判断。但应指出的是，通过八纲辨证所得出来的一个完整的证，是对表里寒热虚实进行全面分析归纳而成的，即疾病在邪正斗争过程中一定阶段的综合表现。如表寒实证、表寒虚证、表热实证、表热虚证、里热实证、里热虚证、里寒实证、里寒虚证等，并非阴阳表里寒热虚实各自孤立的所谓阴证、阳证、表证、里证、寒证、热证、虚证、实证，因为任何一个完整的证都是包括病位的表里和病性的寒热虚实在内的。如果临床辨证，只是弄清了病位的表里而没有弄清病性的寒热虚实，或者只是弄清了病性的寒热虚实而没有弄清病位的表里，那么所得出来的证，就只是片面的，而不可能是完整的。所以，只有全面地弄清了病位的表里和病性的寒热虚实，才能得出一个完整的证。当然，通过八纲辨证所得出来的证，应该说还是比较笼统的，必须进一步落实到六经、三焦、卫气营血及脏腑上，才能更具体地指导临床实践。而以上所述外感病六经、三焦和卫气营血辨证论治纲领，则都是以八纲为总纲的。

第一节　八纲是伤寒六经辨证论治的总纲

《伤寒论》自始至终贯穿着阴阳表里寒热虚实八纲辨证，其中并以阴阳统领表里寒热虚实。一般来说，三阳病多见表、热、实证，但也有里、寒、虚证；三阴病多见里、寒、虚证，但也有表、热、实证。

太阳病以表寒实的麻黄汤证和表寒虚的桂枝汤证为主。但又有太阳温病的表热证和里寒蓄水的五苓散证，以及里热蓄血的桃核承气汤证、抵当汤证。

阳明病以里热实的白虎汤证、承气汤证和里热虚的白虎加人参汤证、麻子仁丸证为主。但又有阳明里寒虚的吴茱萸汤证。

少阳病以半表半里寒热虚实错杂的小柴胡汤证为主。但又有兼太阳表寒虚的柴胡桂枝汤证，或兼阳明里热实的大柴胡汤证。

太阴病以里寒虚的理中汤证为主。但又有里虚兼表的桂枝人参汤证，或里虚夹实的桂枝加大黄汤证，还有里寒实的三物白散证。

少阴病以里寒虚的四逆汤证为主。但又有里寒虚兼表寒实的麻黄细辛附子汤证和热化里实的三急下证，以及热化里虚的黄连阿胶汤证、猪苓汤证、猪肤汤证。

厥阴病以里寒虚的吴茱萸汤证为主。但又有经表寒虚的当归四逆汤证和经脏表里虚寒的当归四逆加吴茱萸生姜汤证，还有里虚上热下寒的乌梅丸证和热化里实的白头翁汤证。

由此可见，《伤寒论》三阳三阴辨证论治体系早就为后世所谓阴阳表里寒热虚实八纲奠定了坚实的基础，而现今所谓伤寒六经辨证论治也早就是以阴阳表里寒热虚实八纲为总纲的。

第二节　八纲是温病三焦和卫气营血辨证论治的总纲

温病也和伤寒一样有广狭二义之分，而广义的温病也和广义的伤寒一样是包括六淫疾病在内的。因此，伤寒学说既论寒也论温，温病学说既论温也论寒。只是伤寒学说详于表里虚实的寒证治法，而温病学说则详于表里虚实的热证治法而已。也正因此，八纲不仅是伤寒六经辨证论治的总纲，也是温病三焦和卫气营血辨证论治的总纲。

上焦温病以太阴肺卫分的表热证为主，如表热实的银翘散

证和表热虚的加减葳蕤汤证等。若病由太阴肺卫分顺传入里，
则现太阴肺气分的里热证，或为里热实的白虎汤证，或为里热
虚的白虎加人参汤证甚至生脉散证。若病由太阴肺卫分逆传入里，
则现热闭手厥阴心包，宜用牛黄丸、紫雪丹、至宝丹清宫开
窍；或热动足厥阴肝风，宜用羚角钩藤汤凉肝息风的营血分里
热证。

中焦温病以阳明气分的里热证为主，如里热实的白虎汤
证或承气汤证和里热虚的白虎加人参汤证或增液汤证等。若
病由阳明气分传入厥阴营血分，则多见安宫牛黄丸或牛黄承
气汤所主治的里热实证。这是就中焦温病的温热证治而言。
若就其湿温证治来说，由于湿热之邪，阴阳错杂（多属太
阴、阳明同病），故其为病，大都或偏阳明而见连朴饮证，
或偏太阴而见加减藿香正气散证，甚至由于湿邪太盛，损伤
脾阳，由湿温转变成为寒湿，而见理中汤所主治的太阴里寒
虚证。

下焦温病以少阴、厥阴血分的里热虚证为主，如少阴阴虚
阳亢的加减复脉汤证和厥阴阴虚风动的大定风珠证等。

从上所述温病三焦和卫气营血的阳明、太阴、少阴、厥阴
证治来看，也是具有表里寒热虚实六变的。再就温病中的太阳、
少阳证治来说，温病中的太阳证治包括在上焦手太阴肺卫分表
热实证治中。例如《温病条辨》上焦篇所谓"太阴风温……但
热不恶寒而渴者，辛凉平剂银翘散主之。"就是针对《伤寒论》
太阳病篇所谓"太阳病，发热而渴，不恶寒者，为温病"的有
证无方，以弥补其缺陷。温病也有少阳证治，如叶天士在《温

热论》中指出："再论气病有不传血分，而邪留三焦，犹之伤寒中少阳病也。彼则和解表里之半，此则分消上下之势。随症变法，如近时杏、朴、苓等类，或如温胆汤之走泄。"又如吴鞠通在《温病条辨》论疟时指出："脉左弦，暮热早凉，汗解渴饮，少阳疟偏于热重者，青蒿鳖甲汤主之。""少阳疟如伤寒者，小柴胡汤主之。渴甚者，去半夏，加瓜蒌根；脉弦迟者，小柴胡加干姜陈皮汤主之"是其例。

下篇　各论

　　伤寒和温病的辨证论治，虽然都是以八纲为总纲，但因八纲实为表里寒热虚实六变，故本篇分为表寒虚实证治、表热虚实证治、半表半里寒热虚实证治、里热虚实证治和里寒虚实证治5章加以论述。

第一章 表寒虚实证治

凡因风寒邪气犯表，正气向外抗邪，以致卫气不和，太阳经气不舒，而现恶寒发热、不渴、头项背腰强痛、苔白、脉浮等症的，就是表寒证。本证有虚实之分，治宜辛温解表法，但虚证多兼益气或助阳。

《伤寒论》太阳病篇对此论述甚详，这里须先讨论的是：

"太阳之为病，脉浮，头项强痛而恶寒。"（1）（《伤寒论》条文及其序号，悉遵全国中医学院试用教材重订本《伤寒论讲义》，下同。）

太阳伤寒为病，由于寒性收引凝敛，以致太阳经气被阻而不得畅通则头项强痛（轻则为牵强而痛的自觉症；重则为强直而痛的他觉症），卫外阳气被遏不得伸发则恶寒，邪气在表而正（卫）气向外抗邪则脉浮。本条"头项强痛"应与（14）（31）（35）条的"项背强几几""腰痛"合看，因为他们都是太阳经脉（从头下项挟脊抵腰）为寒邪所收引的病候。至于恶寒脉浮则属于整体性病候，和属于局部性病候的头项强痛不同。头项强痛可用太阳经脉理论来解释，恶寒脉浮则应从其气化理论来阐明。一般认为，太阳膀胱外应毫毛，故主皮肤；而卫气是

维护体表、防御外邪的, 故太阳既主皮肤, 又统卫气。这就是
一般所谓"太阳主一身之表"的来由, 也就是上述恶寒脉浮之
所以属于太阳病的理由所在。其中包括对伤寒六经所提出的部
位论和阶段论在内。从伤寒病变部位来说, 太阳病处于最外部
位; 从伤寒病程阶段来说, 太阳病处于最初阶段。其实这两种
论点, 是必须结合起来看, 而不应孤立起来看的。还须进一步
指出的是, 由于太阳与少阴相表里, 太阳卫气根于少阴阳气;
太阳卫气为标, 少阴阳气为本, 二者关系极为密切, 所以太阳
病和少阴病常常互相影响, 或由彼而及此, 或由此而及彼。因此,
在看太阳之表的同时, 必须注意到少阴之里, 始称全面。例如,
太阳病现恶寒发热、头项强痛而脉浮的, 是因寒伤在表, 卫阳
外拒所致 (如本条), 故其治法当发太阳之表; 若太阳病现恶
寒发热、头身疼痛而脉反沉的, 则是因为寒伤太阳之表而少阴
阳气内馁所致, 故其治法当温少阴之里 (如94条)。又如少阴
病现无热恶寒而脉沉 (微细) 的, 是因寒中入里, 少阴阳气内
馁所致, 故其治法当急温少阴之里 (如323条); 少阴病脉沉 (微
细), 本当无热恶寒, 而反发热、头身疼痛的, 则是因为寒中
少阴而又外伤太阳所致, 故其治法宜在温少阴之里的同时兼发
太阳之表 (如301条)。

　　本条为太阳病表寒证的脉症提纲, 其所以不提发热者是因
为太阳病初起有"或已发热, 或未发热"之故。但只要呈现出"脉
浮, 头项强痛而恶寒", 就可以断定其为太阳病表寒证。

　　"病有发热恶寒者, 发于阳也; 无热恶寒者, 发于阴也。发
于阳, 七日愈; 发于阴, 六日愈。以阳数七, 阴数六故也。"(7)

伤寒疾病的发生，之所以有或发于阳或发于阴的不同，是因人之体质有阴阳的差异。即其病发于阳盛之体的，则必发热恶寒；发于阴盛之体的，则必无热恶寒。但如具体地落实于三阳三阴，则其发热恶寒的发于阳主要是指太阳；无热恶寒的发于阴主要是指少阴。这是因为太阳与少阴互为表里，实则太阳，虚则少阴的缘故。

"病人身大热，反欲得近衣者，热在皮肤，寒在骨髓也；身大寒，反不欲近衣者，寒在皮肤，热在骨髓也。"（11）

有的注家认为，本条皮肤言表，骨髓言里，身热反欲得衣为热在表而寒在里，身寒反不欲近衣为寒在表而热在里。如程郊倩说："病人身大热，反欲得近衣者，沉阴内固而阳外浮，此曰表热里寒；身大寒，反不欲近衣者，阳邪内郁而阴外凝，此曰表寒里热。寒热之在皮肤者属标属假，寒热之在骨髓者属本属真。"他所说的"表热里寒"和"表寒里热"即指阴盛格阳的真寒假热证和阳盛格阴的真热假寒证。但有的注家则认为本条仍然是辨太阳病表证，如赵嗣真说："详仲景证上分皮肤骨髓而不曰表里者，盖以皮肉脉筋骨五者，《素问》以为五脏之合，主于外而充于身者也，惟曰脏曰腑方可言里……以仲景出此证在太阳篇首，其为表证明矣。是知虚弱素寒之人，感邪发热，热邪浮浅，不胜沉寒，故外怯而欲近衣，此所以为热在皮肤，寒在骨髓，药宜辛温。至于壮盛素热之人或酒客辈，感邪之初，寒未变热，阴邪闭其伏热，阴凝于外，热郁于内，故内烦而不欲近衣，此所以寒在皮肤，热在骨髓，药宜辛凉。"其实上述两说，都要全面参合脉症来判定，未可拘执。

"伤寒一日,太阳受之,脉若静者,为不传;颇欲吐,若躁烦,脉数急者,为传也。"(4)

"伤寒二三日,阳明少阳证不见者,为不传也。"(5)

"太阳病,头痛至七日以上自愈者,以行其经尽故也。若欲作再经者,针足阳明,使经不传则愈。"(8)

"太阳病,欲解时,从巳至未上。"(9)

"风家,表解而不了了者,十二日愈。"(10)

前人认为,传经有正传和邪传之分。正传是正气由里出表而有其次序和时间的。如《素问·热论》篇所谓一日太阳,二日阳明,三日少阳,四日太阴,五日少阴,六日厥阴;《伤寒论》太阳篇所谓"伤寒一日,太阳受之","伤寒二三日,阳明少阳证不见者","发于阳,七日愈,发于阴,六日愈","太阳病,头痛至七日以上自愈者,以行其经尽故也","风家,表解而不了了者,十二日愈";阳明篇所谓"始虽恶寒,二日自止";少阳篇所谓"伤寒三日,少阳脉小者","伤寒三日,三阳为尽,三阴当受邪";太阳病、阳明病、少阳病、太阴病、少阴病、厥阴病的"欲解时"等是其例。邪传则是邪气由表入里,既有依次计时而"循经传"的,如《素问·热论》篇所谓"伤寒一日,巨阳受之,故头项痛,腰脊强;二日阳明受之……故身热目疼而鼻干,不得卧也;三日少阳受之……故胸胁痛而耳聋;……四日太阴受之……故腹满而嗌干;五日少阴受之……故口燥舌干而渴;六日厥阴受之……故烦满而囊缩"等是其例;也有不依次计时而"越经传"(包括"表里传"和"首尾传")的,如《伤寒论》中的太阳病,就有不循经传入阳明,而越经传变为胁下硬满、往来寒热的少阳证，或腹满时痛的太阴证，或悸眩瞤振的少阴证，或直视瘈疭的厥阴证等是其例；还有只在一经不传的，如《伤寒论》所谓"伤寒一日，太阳受之，脉若静者，为不传"和"太阳病，脉浮紧，无汗，发热，身疼痛，八九日不解，表证仍在"等是其例。今就上述条文分别加以讨论：

（4）条是据脉症来观察太阳病传与不传。所谓"脉若静"，即脉象平和的意思。太阳病而脉象平和，为人病脉不病，可知其病只在太阳之表，而里无伏邪，正气尚安于内，所以说"不传"；所谓"颇欲吐，若躁烦，脉数急"是因寒伤于表而里有伏热所致，所以说"传"。如《医宗金鉴》说："伤寒一日，太阳受之，当脉浮紧……若脉静如常，为人病脉不病，为不传也……颇欲吐，若躁烦，脉数急者，此外邪不解，内热已成，病热欲传也。宜以大青龙汤发表解热，以杀其势。"但其所谓传经，究竟是循经传阳明（太阳与阳明相接壤），还是表里传少阴（太阳与少阴相表里），注家意见不一。如成无己说："胃经受邪则喜吐，寒邪传里则变热，如颇欲吐，若躁烦，脉数急者，为太阳寒邪变热而传阳明也。"张隐庵则说："此太阳受邪而即可传于少阴也。颇欲吐，即少阴之欲吐不吐也。若躁烦者，感少阴阴寒之气则躁，感少阴君火之气则烦……此太阳受邪而感少阴之气化者为传也。"但从"脉数急"来看，应属病传阳明，因为少阴病多"脉微细"的缘故。

（5）条紧承（4）条"伤寒一日，太阳受之"，谈到伤寒二、三日虽属正传阳明、少阳之时，但因邪仍在太阳而未传入阳明、少阳，所以二日不见阳明证，三日不见少阳证。故成无已说："伤寒二三日，无阳明少阳证，知邪不传，止在太阳经中也。"由此可见，邪传是有证候为凭据的，即邪传至某经，必有某经的证候出现，而医者则根据其客观唯物的证候来判定其病在某经。如果没有该经的证候出现，那就不得以正传代替邪传来妄作主观唯心的论断了。

（7）（8）（9）（10）条中的疾病愈期，陈修园为之注解说："太阳底面即是少阴，治太阳之病，即宜预顾少阴……病有发热恶寒者，发于太阳之标阳也，无热恶寒者，发于少阴之标阴也，发于阳者七日愈，发于阴者六日愈，以阳数七，阴数六故也……何以谓发于阳者七日愈？请言其所以愈之故，如太阳病头痛等症，至七日以上应奇数而自愈者，以太阳之病自行其本经已尽七日之数故也。若未愈欲作再经者，阳明受之，宜针足阳明足三里穴以泄其邪，使经不传则愈。推之发于阴者六日愈之故，亦可以比例而得其旨矣……又提出'行其经'三字，谓自行其本经，与传经不同，曲尽伤寒之变幻。六经皆有行有传，举太阳以为例，察阴阳之数既可推其病愈之日，而六经之病欲解，亦可于其所旺时推测而知之。太阳欲解之时，大抵从巳至未上者，以巳午二时日中而阳气隆，太阳之所主也，邪欲退，正欲复，得天之助，值旺时而解矣……以见天之六淫能伤人之正气，而天之十二时又能助人之正气也。邪解后未全畅快，曰病衰，曰少愈，皆可以'不了了'三字概之。风阳邪也，如太阳中风家，七日阳得奇数，邪气从表而解，然虽解而余邪不了了净尽者，侯过五日，五日为一候，五脏元气始充，合共十二日，精神慧爽而愈。推之寒为阴邪，如发于阴之病，六日阴得偶数而解，既解而不了了者，亦须复过一候，大抵十二日而愈矣。"陈氏所谓行经与传经，亦即正传与邪传之意。又如张令韶说："传经之法，一日太阳，二日阳明，三日少阳，四日太阴，五日少明，六日厥阴，六气以次相传，周而复始，一定不移，此气传而非病传也。本太阳病不解，或入于阳，或入于阴，不拘日数，无分次第，如传于阳明则现阳明证，传于少阳则现少阳证，传于三阴则现三阴证，论所谓'阳明少阳证不见者，为不传也'，'伤寒三日，三阳为尽，三阴当受邪，其人反能食而不呕者，此为三阴不受邪也'，此病邪之传也。须知正气之相传自有定期，病邪之相传随其证而治之，而不必拘于日数，此传经之关目也。不然，岂有一日太阳，则现头痛发热等症，至六日厥阴不已，七日来复于太阳，复又见头痛发热之症乎？此必无之理也。"或问张令韶："伤寒六气相传，正传而非邪传，固已。不知无病之人，正亦相传否？不然，正自正传，邪自邪传，两不相涉，正传可以不论，何以伤寒必计日数也？"答曰："无病之人，由阴而阳，由一而三，始于厥阴，终于太阳（即由厥阴之一阴，而少阴之二阴，而太阴之三阴，而少阳之一阳，而阳明之二阳，而太阳之三阳），周而复始，运行不息，莫知其然。病则由阳而阴，由三而一，始于太阳，终于厥阴（即由太阳之三阳，而阳明之二阳，而少阳之一阳，而太阴之三阴，而少阴之二阴，而厥阴之一阴），一逆则病，再逆则甚，三逆而死矣。所以伤寒不过三传而止，安能久逆也。其有过经十八日不愈者，虽病而经不传也，不传则势缓矣。"张氏所谓气传与病传，更明言就是正传与邪传。可见陈、张二氏之说是相得益彰的。至其六经病欲解时，则是根据天人相应的阴阳消长理论，在长期实践中摸索出来的。一般来说，天之阳气旺于昼，人之三阳应之，天之阴气旺于夜，人之三阴应之，而分主其十二时辰（按一天二十四小时分配，子为二十四至一时，丑为二至三时，寅为四至五时，卯为六至七时，辰为八至九时，巳为十至十一时，午为十二至十三时，未为十四至十五时，申为十六至十七时，酉为十八至十九时，戌为二十至二十一时，亥为二十二至二十三时）因此，六经病可以借助于所主时辰上的天之阳气或阴气的旺盛，使正胜邪退而病解。但从六经主时（太阳足经膀胱与手经小肠主巳、午、未时，阳明足经胃与手经大肠主申、酉、戌时，少阳足经胆与手经三焦主寅、卯、辰时，太阴足经脾与手经肺主亥、子、丑时，少阴足经肾与手经心主子、丑、寅时，厥阴足经肝与手经心包主丑、寅、卯时）和子午流注（寅时注肺经，卯时注大肠经，辰时注胃经，巳时注脾经，午时注心经，未时注小肠经，申时注膀胱经，酉时注肾经，戌时注心包经，亥时注三焦经，子时注胆经，丑时注肝经）所属脏腑的分配来看，大都不相符合，而子午流注和六经主时一样至今仍有一定的临床实践意义。因此，六经主时说和子午流注说，目前仍须并存，尚待深入研究。

这里还须提出讨论的是自愈证的问题：

《伤寒论》中的自愈证是人体"阴阳自和"的结果。而人体阴阳之所以能够自和，或为自身正气抗邪力强，正胜邪退，如（8）条"太阳病，头痛至七日以上自愈者，以行其经尽故也"

和（37）条"太阳病，十日以去，脉浮细而嗜卧者，外已解也"等是其例；或为用药助正祛邪，邪去正安，如（58）条"凡病，若发汗、若吐、若下……阴阳自和者，必自愈"等是其例。从太阳病篇自愈证来看，主要是：

自汗出而愈

如（49）条"津液自和，便自汗出愈"和（95）条"冒家汗出自愈"以及（120）条"欲自解者，必当先烦，烦乃有汗而解"等是其例。至于（96）条"太阳病未解，脉阴阳俱停，必先振栗，汗出而解"即指战汗而言。《伤寒论》"辨脉法"指出："问曰：病有战而汗出，因得解者，何也？答曰：脉浮而紧，按之反芤，此为本虚，故当战而汗出也，其人本虚，是以发战，以脉浮，故当汗出而解也。若脉浮而数，按之不芤，此人本不虚，若欲自解，但汗出耳，不发战也。""问曰：病有不战而汗出解者，何也？答曰：脉大而浮数，故知不战汗出而解也。""问曰：病有不战、不汗出而解者，何也？答曰：其脉自微，此以曾经发汗、若吐、若下、若亡血，以内无津液，此阴阳自和，必自愈，故不战、不汗出而解也。"成无己更具体地说："伤寒战栗，何以明之？战栗者，形相类而实非一也，合而言之，战栗非二也，析而分之，战者身为之战摇者是也，栗者心战是也……战之与振，振轻而战重也，战之与栗，战外而栗内也。战栗者，皆阴阳之争也，伤寒欲解，将汗之时，正气内实，邪不能与正争，则便汗出而不发战也。邪气欲出，其人本虚，邪与正争，微者为振，甚者为战，邪退正胜而解矣。经曰：病有战而汗出，因得解者，何也？其人本虚，是以发战者是也。邪气外与正气争则为战，战其愈者也。邪气内与正气争则为栗，栗为甚者也。经曰：阴中于邪，必内栗也，表气微虚，里气不守，故使邪中于阴也，方其里气不守，而为邪中于正气，正气怯弱，故成栗也。战者正气胜，栗者邪气胜也。"至其所调"脉阴阳俱停"，《医宗金鉴》为之注解说："太阳病未解，当见未解之脉，今不见未解之脉，而阴阳脉俱停，三部沉伏不见，既三部沉伏不见，则当见可死之证，而又不见可死之证，是欲作解之兆也。作解之兆，必先见振栗汗出而始解者，乃邪正交争作汗故也。但作解之脉，不能久停，脉之将出，必有其先，先者何？先于三部上下阴阳沉伏处求之也。若从寸脉阳部微微而见者，则知病势向外，必先汗出而解；若从尺脉阴部微微而见者，则知病势向内，必自下利而解。"又《温热论》指出："若其邪始终在气分流连者，可冀其战汗透邪，法宜益胃，令水与汗并，热达腠开，邪从汗出，然后胃气空虚，当肤冷一昼夜，待气还，自温暖如常矣。盖战汗而解，邪退正虚，阳从汗泄，故渐肤冷，未必即成脱证。此时宜令病者安舒静卧，以养阳气来复，旁人切勿惊惶，频频呼唤，扰其元神，使其烦躁。但诊其脉若虚软和缓，虽蜷卧不语，汗出肤冷，却非脱证。若脉急疾，躁扰不安，肤冷汗出，便为气脱之证矣。更有邪盛正虚，不能一战而解，停一二日再战汗而愈者，不可不知。"

自下利而愈

如（113）条"太阳病……十余日，振栗、自下利者，此为欲解也"等是其例。本条应与上述（96）条战汗合参，并由此可以看出，疾病既有战汗而愈的，也有战利而愈的。

上引《医宗金鉴》所作病势向外必汗出而解和病势向内必下利而解之注，可谓深得其旨。

自衄血而愈

如（46）条"剧者必衄，衄乃解"和（47）条"自衄者愈"等是其例。太阳病衄血而愈的，世俗称之为"红汗"。这是因为血之与汗，异名同类，不从汗解，便从衄解的缘故。

自下血而愈

如（109）条"血自下，下者愈"等是其例。这是因为太阳病不解，热入膀胱，由气及血，与血搏结，由于正胜邪退，其血自下，而热随血去的缘故。

这类自愈证遍及于《伤寒论》各篇，显示着人体对疾病本来具有的自然痊愈力的威力。必须高度重视，深入研究。

"本发汗而复下之，此为逆也；若先发汗，治不为逆。本先下之，而反汗之为逆，若先下之，治不为逆。"（92）

本条是论述汗下先后顺逆的治疗原则问题。《伤寒论》辨证施治，都是因势利导，即随着正气向上向外或向下向内抗拒邪气的趋势，从而采用适应的治疗方法。如正气向上向外抗邪的实证采用汗法；正气向下向内抗邪的实证采用下法等。举例来说，如病起即现太阳表寒实的恶寒发热、无汗、头项强痛、脉浮紧等症的，宜用麻黄汤发汗；如病起即现阳明里热实的潮热恶热不恶寒、腹胀、满痛拒按、不大便、脉沉实等症的，宜用承气汤攻下。这就是顺从正气抗邪的趋势而为治，多能药到病除。否则，如病在表，本来当用汗法，而反用了下法；或病在里，本来当用下法，而反用了汗法，则是违逆正气抗邪的趋势而为治，多致发生变证。但这对单纯的表证或里证来说，汗下尚少致误。其较易致误的，往往是表里同病的表里相兼证，因为它们既有可汗之证，又有可下之证的缘故。

《伤寒论》治疗表里同病的表里相兼证，约有三法，即先表后里法、先里后表法和表里同治法。一般认为，先表后里是常法，而先里后表或表里同治则是变法。这是因为伤寒外邪多先犯表，故有伤寒汗不厌早之说，而以"失表""失汗"为戒；即使表里同病，也应先治其表，后治其里，以防表邪内陷，里证转增。但这还须根据表里缓急的病情，灵活运用以下三法，如汪琥说："治伤寒之法，表证急者即宜汗，里证急者即宜下，不可拘泥于先汗而后下也，汗下得宜，治不为逆。"这就是说，凡治表里同病之证，表证急于里证的，宜用先表后里法。如（169）条"伤寒大下后，复发汗，心下痞，恶寒者，表未解也，不可攻痞，当先解表，表解乃可攻痞。解表宜桂枝汤，攻痞，宜大黄黄连泻心汤"和（109）条"太阳病不解，热结膀胱，其人如狂，血自下，下者愈。其外不解者，尚未可攻，当先解其外。外解已，但少腹急结者，乃可攻之，宜桃核承气汤"是其例。里证急于表证的，宜用先里后表法。如（128）条"太阳病六七日，表证仍在，脉微而沉，反不结胸，其人发狂者，以热在下焦，少腹当硬满，小便自利者，下血乃愈。所以然者，以太阳随经，瘀热在里故也。抵当汤主之"是其例。如果不顾其表里病情缓急，而在汗下治法上倒行逆施，本当先汗而反先下，或本当先下而反先汗，则为逆治。有人认为，表里同病的治法当视其里之虚实而定，即表病而里实的，当先解其表，而后攻其里；表病而里虚的，当先救其里，而后解其表。

这种认识是不完全正确的。因为表病而里实或里虚的，仍应根据病情的缓急来确定表里先后治法。虽然表病而里实的，多宜先解其表而后攻其里，如（169）条是其例，但也有可以先攻其里的，如（128）条（虽然太阳病表证仍在，但因少腹硬满，小便自利，其人发狂，里证急于表证，故可先用抵当汤攻其里）是其例；虽然表病而里虚的，多宜先救其里而后解其表，如（93）条（由于里证下利清谷急于表证身疼痛，故宜急用四逆汤先温其里）是其例。但也有的是可以先解其表的，如（276）条（"太阴病"是里虚在脾，而"脉浮"又病在表，其所以"可发汗，宜桂枝汤"者，是因里虚未甚，而病偏于表之故）是其例。以上是就表里同病的先表后里和先里后表两法而言。

但是我们应该看到，仲景对表里同病之证，更多的是采用表里同治之法，而这类表里同治之法，在临床上则是更为多见和常用的。我认为仲景常用表里同治之法处理表里同病之证，是在复杂病情中，抓住重点，照顾全面的另一种更为巧妙的手法，例如，表寒里热证之用大青龙汤或麻杏甘石汤，前方即侧重于表寒（方中麻黄用量重于石膏），后方即侧重于里热（方中石膏用量重于麻黄）；表实里虚证之用麻黄细辛附子汤或麻黄附子甘草汤，前方则侧重于表实（方中只用一味附子治里虚，而用麻黄、细辛二味治表实），后方则侧重于里虚（方中只用麻黄一味治表实，而用附子、甘草二味治里虚）等。由此可见，仲景处理表里同病之证的手法是很灵活的。我们必须深入领会，全面掌握，绝不可抱有成见。

"脉浮者，病在表，可发汗，宜麻黄汤。"（51）

本条太阳病脉浮，不仅证明邪气在表，而且证明正气向外，故可发汗。这和《素问》所谓"今风寒之客于人也，使人毫毛毕直，皮肤闭而为热，当是之时，可汗而发也"是完全一致的。但太阳病表寒证可用麻黄汤发汗，必须是脉浮而紧并伴有无汗等表实证者；若脉浮而缓或虚或弱且伴有汗出等表虚证者，则不可用麻黄汤发汗，当用桂枝汤解肌。

"咽喉干燥者，不可发汗。"（85）

"淋家，不可发汗，发汗必便血。"（86）

"疮家，虽身疼痛，不可发汗，发汗则痉。"（87）

"衄家，不可发汗，汗出必额上陷，脉急紧，直视不能眴，不得眠。"（88）

"亡血家，不可发汗，发汗则寒栗而振。"（89）

"汗家重发汗，必恍惚心乱，小便已，阴疼，与禹余粮丸。"（90）

"病人有寒，复发汗，胃中冷，必吐蚘。"（91）

"脉浮数者，法当汗出而愈。若下之，身重心悸者，不可发汗，当自汗出乃解。所以然者，尺中脉微，此里虚，须表里实，津液自和，便自汗出愈。"（49）

"脉浮紧者，法当身疼痛，宜以汗解之。假令尺中迟者，不可发汗。何以知然，以荣气不足，血少故也。"（50）

太阳病表证之所以不可发汗，大都是因表病而里虚之故，如：

（85）（86）（87）（88）条所谓"咽喉干燥者""淋家""疮

家""衄家"等患太阳病表证不可发汗，就是因为体内阴虚之
故。如果误用麻、桂辛温发汗，必致更加灼伤阴液而助长阳热，
发生热伤血络而出血，或热动肝风而发痉，或热扰心神而不眠
等变证。

（89）（90）（91）（49）（50）条所谓"亡血家""汗家""病
人有寒"（即指素有内寒者）"身重心悸者""尺中迟者"等
患有太阳病表证不可发汗，就是因为体内阳虚之故。如果误用
麻、桂辛温发汗，必致更加耗散阳气而助长阴寒，发生寒栗而振、
恍惚心乱、尿已阴疼、吐蛔等变证。

第一节　太阳表寒实证治

凡因风寒邪气犯表，正气向外抗邪有力，而现无汗、脉紧
的表寒证者，就是表寒实证，治宜辛温解表的麻黄汤在温散风
寒邪气中护正。

《伤寒论》太阳病篇对此论述甚详，这里须光讨论的是：

"太阳病，或已发热，或未发热，必恶寒，体痛，呕逆，
脉阴阳俱紧者，名为伤寒。"（3）

"太阳病，头痛发热，身疼腰痛，骨节疼痛，恶风，无汗
而喘者，麻黄汤主之。"（35）

麻黄汤方

麻黄三两_{去节}，桂枝二两_{去皮}，甘草一两_炙，杏仁七十个<sub>去
皮尖</sub>。

上四味，以水九升，先煮麻黄，减二升，去上沫，内诸药，

煮取二升半，去滓，温服八合，覆取微似汗，不须啜粥，余如桂枝法将息。

太阳病表寒实证的临床表现是恶寒（恶风）、发热、无汗、脉浮紧、头项背腰强痛（身体骨节疼痛）、气喘、呕逆。从（3）条"太阳病，或已发热，或未发热，必恶寒"来看，可见恶寒是太阳伤寒必有之症。虽然太阳病恶寒常与发热同时并见，但在病刚起时，往往先见恶寒，而后继以发热，这是因为太阳病发热是由卫阳奋起抗邪所致。当病刚起时，卫阳为寒邪所遏，尚处于郁伏状态，故但觉其寒，而不觉其热。继因卫阳郁遏不得宣发，越积越多，才奋起抗邪而发热，虽然发热，必仍恶寒。因为，此时卫阳虽已奋起抗邪，寒邪仍然收引于表之故。所以恶寒发热（即恶寒与发热同时并见）就成为太阳病的主要临床表现之一。

恶风和恶寒都是一种怕冷的自觉症，只是有程度轻重的不同。恶风是见风则怕冷，不见风则不怕冷；恶寒是不见风亦怕冷，见风则尤其怕冷。从太阳"伤寒"既恶寒（如3条）；又恶风（如35条），太阳"中风"（伤风之意）既恶风（如2条）又恶寒（如12条）来看，可见他们只有程度轻重（伤之轻者则恶风，伤之重者则恶寒），并无（伤风只恶风而不恶寒，伤寒只恶寒而不恶风）严格分界。

无汗和脉紧是太阳病表寒实证的主症和主脉。无汗不仅表明寒邪闭塞毛孔，卫阳郁遏不宣，荣阴阻滞不畅，而且表明卫气尚能固表。脉紧不仅表明寒邪收引筋脉，而且表明卫气抗邪有力。这是就太阳气化病变的整体性反应而言。若就太阳经脉病变的局部性反应来看，（1）条的"头项强痛"，（14）和（31）条的"项背强几几，（35）条的"腰痛"，都是因为寒邪收引太阳经脉，太阳经气不通所致的太阳病特有的症状。但因局部病变常常影响到整体，所以在头项背腰强痛的同时，往往感到全身骨节疼痛（由于寒邪收引，故其痛必有紧感）。这里还需指出，由于太阳主皮肤，统卫气；肺合皮毛，主气属卫，故都主表而密切相关。因此寒伤太阳之表，毛孔闭塞，太阳失开，必然导致肺气失宣而见咳喘等症。而这也就是《伤寒论》太阳病篇多手太阴肺见症的理由所在（其太阴病篇则主要是论述足太阴脾的证治）。由此还可进一步指出，伤寒之邪不仅可以外从毛窍而入卫分以及于肺，同时也可上从口鼻而直入于肺胃，既可见肺气失宣的咳喘等症，又可见胃气不和的呕逆等症。我们不应偏执伤寒邪从毛窍而入和温病邪从口鼻而入之说，而主观判定其入侵途径，必须把他们结合起来看，才能避免认识上的片面性。

　　麻黄汤方是辛温解表法中的发汗峻剂，功能发散风寒邪气，疏通太阳经气，并宣利其肺气。具体地说，本方以麻黄开表宣肺为主药，配桂枝以加强其开表发汗的作用，配杏仁以促进其宣肺利气的功能，同时桂枝还能温胃平冲，炙甘草还能安胃和中，桂枝与炙甘草相配，还能温养心阳。由此可见，本方既能外解太阳，又能内和肺胃；既能开泄卫阳，又能畅利营阴；既能外开太阳，又能内护少阴；虽属峻汗猛剂，实有履险如夷之妙，因而深合太阳病表寒实证的病机。但用本方发汗，必须注意温覆，因为麻黄汤发汗作用的峻与否又在于温覆与否，不可忽略。

还须注意，麻黄汤只适用于发热恶寒、无汗、脉浮紧的太阳病表寒实证，而不适用于发热恶寒、无汗、脉浮紧的太阳病表寒虚证，更不适用于阴虚或阳虚体质（如衄家、淋家、疮家、汗家、亡血家等）的里虚而见太阳病表寒实证。如果误用，必致发生亡阴或亡阳的变证，不可不慎。

还需提出讨论的麻黄汤证条文是：

"太阳病，脉浮紧，无汗，发热，身疼痛，八九日不解，表证仍在，此当发其汗。服药已，微除，其人发烦目瞑，剧者必衄，衄乃解。所以然者，阳气重故也。麻黄汤主之。"（46）

"太阳病，脉浮紧，发热，身无汗，自衄者愈。"（47）

"伤寒，脉浮紧，不发汗，因致衄者，麻黄汤主之。"（55）

这条主要是论述太阳病表寒实证致衄的问题。一般来说，衄血是因热伤阳络所致，这三条所说的衄血当然也难例外。太阳病因风寒外束而现发热恶寒、无汗、身疼痛、脉浮紧的表寒实证，本可用麻黄汤发汗而解，不应导致衄血，其所以致衄者，就是因为表寒实证当汗失汗，以致伤寒郁阳化热，由气及血，热伤阳络的缘故。其自衄血而愈之理，已如上述，不再重复。这里仅就太阳病表寒实证致衄是否可用麻黄汤问题的加以讨论。

一般来说，衄血是因热伤阳络所致，当用寒凉药以止其血，而不应用温热药再动其血。因此，有的专家认为（46）条和（55）条的麻黄汤，只能用在致衄之前，而不能用在致衄之后。但有的注家则认为伤寒致衄是否可用麻黄汤，关键在于衄血是否成流。陈修园说："伤寒脉浮紧，不发汗因致衄者，其衄点滴不成流，虽衄而表邪未解，仍以麻黄汤主之。俾玄府通，衄乃止，不得以衄家不可发汗为辞。"必须指出的是，太阳病表寒实证衄血仍可用麻黄汤的辨证要点，首先在于发热恶寒、无汗、身疼痛脉浮紧的表寒实证仍在，其次在于衄血点滴不成流。如其表寒实证已罢，即使衄血点滴不成流，亦不可用麻黄汤，仍应谨守"衄家不可发汗"之戒，以免引起不良后果。

"太阳与阳明合病，喘而胸满者，不可下，宜麻黄汤。"（36）

"太阳病，十日以去，脉浮细而嗜卧者，外已解也。设胸满胁痛者，与小柴胡汤；脉但浮者，与麻黄汤。"（37）

"脉浮者，病在表，可发汗，宜麻黄汤。"（51）

"脉浮而数者，可发汗，宜麻黄汤。"（52）

"阳明中风，脉弦浮大而短气，腹都满，胁下及心痛，久按之气不通，鼻干不得汗，嗜卧，一身及目悉黄，小便难，有潮热，时时哕，耳前后肿，刺之小差。外不解，病过十日，脉续浮者，与小柴胡汤。脉但浮，无余证者，与麻黄汤；若不尿，腹满加哕者，不治。"（234）

"阳明病脉浮，无汗而喘者，发汗则愈，宜麻黄汤。"（237）

这6条麻黄汤证应合并讨论。也就是说，必须把脉浮、无汗、喘而胸满结合起来，全面地去认识麻黄汤证，决不可但见一脉一症，便简单地给予麻黄汤方。

（36）条"太阳与阳明合病，喘而胸满者，不可下，宜麻黄汤"和（237）条"阳明病，脉浮，无汗而喘者，发汗则愈，宜麻黄汤"应合看，因为它们都属太阳、阳明同病。但病机重点在太阳表实，而不在阳明里实。即太阳表证急于阳明里证者，宜用麻黄汤先解其表，汗出则肺卫气和而喘满自平。当然，太阳表解之后，而阳明之里尚未和的，自应再和其胃，以竟全功。

（37）条分三段，"太阳病，十日以去，脉浮细而嗜卧者，外已解也"为第一段，是属邪去正安之候，其脉浮细必虚软和缓而决不数，其嗜卧必神清气爽、安静舒适、手足温和而必不躁扰肢厥。"设胸满胁痛者，与小柴胡汤"为第二段，是属太阳病转入少阳的证治，可与少阳病篇（267）条"本太阳病不解，转入少阳者，胁下硬满"的小柴胡汤证合看。"脉但浮者，与麻黄汤"为第三段，是属病仍在太阳之表，当与（51）条"脉浮者，病在表，可发汗，宜麻黄汤"合看。

（234）条阳明病而脉弦浮大，并现有潮热、嗜卧、短气、腹满、时哕、鼻干、不得汗、小便难、身目悉黄、胁痛、耳前后肿等症，实属三阳合病之候。也正因此，汗、吐、下、和等法皆非所宜，故采用针刺之法以治之。在针刺病减之后，或与小柴胡汤，或与麻黄汤，必须全面参合脉症来决定，不能但以脉象为凭。至其所谓若不尿者不治，则是因为针刺之后，不但病不为减，且由不汗不便而不尿，足见病造其极，当时实无法治。

至于麻黄汤方加减法，仲景论述尤详，如：

"太阳中风，脉浮紧，发热恶寒，身疼痛，不汗出而烦躁者，大青龙汤主之。若脉微弱，汗出恶风者，不可服之，服之则厥逆，筋惕肉𥆧，此为逆也。"（38）

"伤寒脉浮缓，身不疼，但重，乍有轻时，无少阴证者，大青龙汤发之。"（39）

大青龙汤方

麻黄六两_{去节}，桂枝二两_{去皮}，甘草二两_炙，杏仁四十个_{去皮尖}，生姜三两_切，大枣十枚_擘，石膏如鸡子大_碎。

上七味，以水九升，先煮麻黄，减二升，去上沫，内诸药，煮取三升，去滓，温服一升，取微似汗，汗出多者，温粉扑之。一服汗者，停后服。汗多亡阳，遂虚，恶风烦躁，不得眠也。

（38）条的大青龙汤证，即上述麻黄汤证加烦躁，亦即太阳病表寒里热实证。本证"不汗出而烦躁"是要点，即其烦躁是由不汗出而来，是因太阳表寒闭遏卫阳太甚，以致郁阳成热，郁热内扰，心神不安（太阳与少阴相表里，太阳郁热内扰，必然影响到少阴心神）所致。正由于本证外寒闭甚，郁热内扰，其病机偏重于表寒，故本方在麻黄汤方基础上倍麻黄（即由三两加至六两）以发散表寒，而仅少加石膏以清解郁热。也正由于本方所主治的是太阳病表寒里热实证，且其发汗作用较之麻黄汤尤为峻猛，故只有在无太阳或少阴表里虚象的情况下才能放手使用。所以（39）条指出"无少阴证者，大青龙汤发之。"（38）条指出"若脉微弱，汗出恶风者，不可服之，服之则厥逆，筋惕肉𥆧，此为逆也"。至于（39）条所谓"伤寒脉浮缓，身不疼，但重，乍有轻时"注家见解不一，至今争论未已。从其脉浮缓而身重来看，湿邪在表可知。所以张隐庵说："此言寒伤太阳而内干太阴之气化。伤寒邪在太阳则浮，入于太阴则缓，手足自温者，系在太阴……身重者，一身乃太阴坤土之所主，邪薄之而气机不利也。"本条还可与《金匮要略》痰饮病篇所谓"饮水流行，归于四肢，当汗出而不汗出，身体疼重，谓之

溢饮""病溢饮者,当发其汗,大青龙汤主之"合参。由此可见,
(39)条的大青龙汤证是属表湿里热之候,和(38)条表寒里
热之候的大青龙汤证是大同小异的。

"发汗后,不可更行桂枝汤。汗出而喘,无大热者,可与
麻黄杏仁甘草石膏汤方。"(63)

"下后,不可更行桂枝汤。若汗出而喘,无大热者,可与
麻黄杏子甘草石膏汤方。"(167)

麻杏甘石汤方

麻黄四两_{去节},杏仁五十个_{去皮尖},甘草二两_炙,石膏半斤_{碎、}
_{绵裹}。

上四味,以水七升,先煮麻黄,减二升,去上沫,内诸药,
煮取二升,去滓,温服一升。

麻杏甘石汤所主治的"汗出而喘",应与麻黄汤所主治的
"无汗而喘"对照,彼属表寒闭肺的实证,故用麻黄汤以发表
宣肺;此属表寒里热壅肺的实证,故用麻黄汤方去桂枝加石膏
以透表清肺。本证还应与大青龙汤证和白虎汤证对照。柯韵伯
在《伤寒附翼》论麻杏甘石汤方时指出:"此大青龙汤之变局,
白虎汤之先着也。"我们不妨引申其意说,麻杏甘石汤和大青
龙汤所主治的都是表寒里热实证,但大青龙汤证表寒重于里热,
故其方中麻黄用量重于石膏;麻杏甘石证里热重于表寒,故其
方中石膏用量重于麻黄;麻杏甘石汤所主治的汗出而喘、身无
大热而微恶寒的表寒里热壅肺证,如果进一步发展为汗出而喘、
身大热而不恶寒但恶热的里热壅肺证,则宜用白虎汤专清里热。
如果用温病卫气营血辨证的话来说,则麻黄汤证是但有卫分表

寒而无气分里热；大青龙汤证是卫分表寒重而气分里热轻；麻杏甘石汤证是气分里热重而卫分表寒轻；白虎汤证则但有气分里热而无卫分表寒。（63）条和（167）条麻杏甘石场所主治的汗出而喘、无大热是属表寒里热壅肺的实证，乃因气分之热已炽，而卫分之寒未净所致，故用麻黄汤去桂枝以轻散卫分之表寒，重加石膏以大清气分之肺热。至于这两条太阳病经先汗或先下后之所以同样出现"汗出而喘，无大热"之症，显然不应归之于药误，而是因为肺有伏热之故。也正因此，当太阳表有新寒而肺有伏热，以致呈现表寒里热证时，由于医者辨证粗疏，或但见其表寒而单汗，或但见其里热而单下，都未能改善其表寒里热壅肺之证，而其病机仍按自身规律向前发展，里热渐增而表寒渐减，以致出现麻杏甘石汤证。这里还须指出的是，仲景可能有鉴于当时医生治太阳病表证，多用桂枝汤，尤其多用于太阳病经汗下后而表证仍在之时（这可能因为它是发汗解表法中和剂的缘故），因而对桂枝汤的宜忌提示较多。这两条之所以指出发汗或下后"不可更行桂枝汤"，是因证属表寒里热，而且里热较重，若妄用之，那就犯了"桂枝下咽，阳盛则毙"之戒了。

"伤寒表不解，心下有水气，干呕，发热而咳，或渴，或利，或噎，或小便不利，少腹满，或喘者，小青龙汤主之。"（40）

"伤寒心下有水气，咳而微喘，发热不渴，服汤已渴者，此寒去欲解也，小青龙汤主之。"（41）

小青龙汤方

麻黄三两去节，芍药三两，干姜三两，五味子半升，甘草三两炙，桂枝三两去皮，半夏半升洗，细辛三两。

上八味，以水一斗，先煮麻黄，减二升，去上沫，内诸药，煮取三升，去滓，温服一升。若微利，去麻黄，加芫花如一鸡子，熬令赤色。若渴，去半夏，加瓜蒌根三两。若噎者，去麻黄，加附子一枚，炮。若小便不利，小腹满者，去麻黄，加茯苓四两。若喘，去麻黄，加杏仁半升，去皮尖。

（40）和（41）两条都明确地指出"伤寒表不解，心下有水气"和"伤寒心下有水气"，可见本证是属太阳表里俱寒之候。又从其两条症见咳喘和呕噎、下利以及少腹满、小便不利来看，可见其里之寒水实遍及于上（肺）、中（胃）、下（膀胱）三焦。但从其两条一再指出咳喘来看，又可见其里之寒水主要在于上焦肺。临床常见太阳表之新寒引动肺之伏寒（痰饮），多现此证，投以小青龙汤发散表之风寒，温化肺之痰饮，颇有良效。至其两条所指"心下有水气"之"心下"部位，虽多指胃而言，但不能因此而认为本证之里寒（水气）主要在胃，这是因为本证的主症是咳喘的缘故。

又从其方后加减法所谓"若小便不利，小腹满者，去麻黄，加茯苓"和"若喘，去麻黄，加杏仁"来看，由于本证的主症是咳喘，显然不应该去麻黄，但加杏仁以止咳平喘和茯苓以利水祛痰则是本当用的。因此，我在临床上常用本方加此二药，更能提高疗效。至于（40）条所谓"或渴"和（41）条所谓"发热不渴，服汤已，渴者，此寒去欲解也"主要应从（41）条来理解，即小青龙汤所主治的表里俱寒的寒水袭肺证，本来是不渴的，如果在服小青龙汤后渴者，则是因为寒水（痰饮）得温药而尽去的病解之征。临床上常见里有寒水的患者，不仅是毫无渴意，对饮水不感兴趣，而且往往是厌恶的。如果强予饮水，必致胃中不适，甚至水入即吐。但经过如法治疗后，寒水尽去，病证全除，则渴意油然而生，饮入胃中快然而无所不适，这种渴饮，显然只能认为是正常人对水的应有需求。但辨证贵在知常达变，寒水证口不渴是言其常，若反渴则是言其变。前者如（41）条"咳而微喘，发热不渴"是必然症，后者如（40）条"或渴"是或然症。而这个或然症，则是因为寒水内停，气不布津所致，故虽渴而不甚欲饮，即饮亦喜热，并不能多饮。这和上述（41）条的"寒去欲解"之渴，显然是不同的。

　　《伤寒论》小青龙汤证还应与《金匮要略》小青龙汤证合看。《金匮要略·痰饮咳嗽病》篇说："咳逆倚息不得卧，小青龙汤主之。"所谓"咳逆倚息不得卧"，即因咳喘痰多而不能平卧之意。徐忠可认为："咳逆倚息不得卧……用小青龙汤，必以其挟表也。然此必病发未久，而不得卧……故暂以麻、桂治表，姜、半治饮耳。"若在服小青龙汤后，表寒证已解，而但现里饮证者，则宜用小青龙汤加减法治之。《金匮要略》紧承上述小青龙汤条后所提出的加减法是："青龙汤下已，多唾，口燥，寸脉沉，尺脉微，手足厥逆，气从小腹上冲胸咽，手足痹，其面翕热如醉状，因复下流阴股，小便难，时复冒者，与茯苓桂枝五味甘草汤，治其气冲。冲气即低，而反更咳，胸满者，用桂苓五味甘草汤去桂，加干姜、细辛，以治其咳满。咳满即止，而更复渴，冲气复发者，以细辛、干姜为热药也。服之当遂渴，而渴反止者，有支饮也。支饮者，法当冒，冒者必呕，呕者，复内半夏以去其水。水去呕止，其人形肿者，加杏仁主之。其证应内麻黄，以其人遂痹，故不内之。若逆而内之者，必厥。所以然者，以其人血虚，麻黄发其阳故也。若面热如醉，此为胃热上冲熏其面，加大黄以利之。"

又《金匮要略·肺痿肺痈咳嗽上气病》篇说："咳而上气，喉中水鸡声，射干麻黄汤主之。"

射干麻黄汤方

射干三两，麻黄、生姜各四两，细辛、紫菀、款冬花各三两，大枣七枚，半夏半升，五味子半升。

上九味，以水一斗二升，先煮麻黄二沸，去上沫，内诸药，煮取三升，分温三服。

"咳而脉浮者，厚朴麻黄汤主之。"

厚朴麻黄汤方

厚朴五两，麻黄四两，石膏如鸡子大，杏仁半升，半夏半升，干姜二两，细辛二两，小麦一升，五味子半升。

上九味，以水一斗二升，先煮小麦熟，去滓，内诸药，煮取三升，温服一升，日三服。

"咳而上气，此为肺胀，其人喘，目如脱状，脉浮大者，越婢加半夏汤主之。"

越婢加半夏汤方

麻黄六两，石膏半斤，生姜三两，大枣十五枚，甘草二两，半夏半升。

上六味，以水六升，先煮麻黄，去上沫，内诸药，煮取三升，分温三服。

"肺胀，咳而上气，烦躁而喘，脉浮者，心下有水，小青龙加石膏汤主之。"

小青龙加石膏汤方

麻黄三两，桂枝三两，芍药三两，细辛三两，干姜三两，甘草三两，五味子半升，半夏半升，石膏二两。

上九味，以水一斗，先煮麻黄，减二升，去上沫，内诸药，煮取三升，去滓。强人服一升，羸者减之。日三服。小儿服四合。

这4条咳喘证，应与《伤寒论》麻黄汤、小青龙汤、麻杏甘石汤等方所主治的咳喘证合参。仲景治咳喘实证、寒证多用麻黄汤以宣肺散寒，或用小青龙汤宣肺散寒蠲饮；热证多用麻杏甘石汤以宣肺清热，或用越婢加半夏汤以宣肺清热蠲饮。尤在泾注越婢加半夏汤证说："外邪内饮，填塞肺中，为胀，为喘，为咳而上气。越婢汤散邪之力多，而蠲饮之力少，故以半夏辅其未逮。不用小青龙者，以脉浮且大，病属阳热，故利辛寒，不利辛热也。"又注小青龙加石膏汤证说："此亦外邪内饮相搏之证，而兼烦躁，则挟有热邪。麻、桂药中必用石膏，如大青龙之例也。又此条见证与上条颇同，而心下寒饮则非温药不能开而去之，故不用越婢加半夏，而用小青龙加石膏，温寒并进，水热俱捐，于法尤为密矣。"至于麻黄汤宣散肺寒和麻杏甘石汤宣清肺热，则只能主治外邪壅肺而内无伏饮之证。由此不难看出，射干麻黄汤与厚朴麻黄汤两方都用麻黄配合半夏、干姜（或生姜）、细辛、五味子为主以宣肺散寒蠲饮而平喘止咳，基本上具有小青龙汤的作用。而厚朴麻黄汤中更配以石膏，则具有小青龙加石膏汤的作用。又其方中厚朴与杏仁同用，还可与《伤寒论》"喘家作桂枝汤，加厚朴、杏子佳"合参。又射干麻黄汤与小青龙汤不同处，主要是射干一药，此药性味苦平，主治咳逆上气，功能开泄顽痰瘀血，散结定逆。由于射干开通泄降而功偏于上，极合哮喘病机，故不论冷哮、热哮都适用。但射干麻黄汤方用射干配合麻、半、姜、细、味等宣肺散寒蠲饮之药，则只对冷哮有良效。且因此方在小青龙汤的基础上去桂枝的辛热，易射干的苦平，并配紫菀和冬花的温润，具有温而不燥的优长，较之小青龙汤为平稳。

又《金匮要略·水气病》篇说："风水，恶风，一身悉肿，脉浮，不渴，续自汗出，无大热，越婢汤主之。"

越婢汤方

麻黄六两，石膏半斤，生姜三两，甘草二两，大枣十五枚。

上五味，以水六升，先煮麻黄，去上沫，内诸药，煮取三升，分温三服。

"里水，越婢加术汤主之；甘草麻黄汤亦主之。"

越婢加术汤方

麻黄六两，石膏半斤，生姜二两，甘草二两，大枣十五枚，白术四两。

上六味，以水六升，先煮麻黄，去上沫，内诸药，煮取三升，分温三服。

甘草麻黄汤方

甘草二两，麻黄四两。

上二味，以水五升，先煮麻黄，去上沫，内甘草，煮取三升，温服一升。重覆汗出，不汗再服，慎风寒。

"水之为病，其脉沉小，属少阴。浮者为风；无水，虚胀者为气。水，发其汗即已。脉沉者，宜麻黄附子汤；浮者，宜杏子汤。"

麻黄附子汤方

麻黄三两，甘草二两，附子一枚炮。

上三味，以水七升，先煮麻黄，去上沫，内诸药，煮取二升半，温服八分，日三服。

杏子汤方未见，恐即麻黄杏仁甘草石膏汤。

"气分，心下坚大如盘，边如旋杯，水饮所作，桂枝去芍药加麻黄细辛附子汤主之。"

桂枝去芍药加麻黄细辛附子汤方

桂枝三两，甘草二两，生姜三两，大枣十二枚，麻黄二两，细辛二两，附子一枚炮。

上七味，以水七升，煮麻黄，去上沫，内诸药，煮取二升，分温三服。当汗出，如虫行皮中即愈。

越婢汤所主治的风水恶风、身肿、脉浮、汗出、无大热，可与麻黄杏仁甘草石膏汤所主治的汗出而喘、无大热者对照，两证都有汗出无大热。但前证以肿为主，后证以喘为主，两方都有麻黄、石膏、甘草，但前方配以姜、枣而无杏仁，后方配以杏仁而无姜、枣。又越婢汤方即大青龙汤方去桂枝、杏仁，其中麻黄同用大量，可见越婢汤方是以发汗散肿为主。而麻杏甘石汤方的麻黄用量小于越婢汤，并配以杏仁，可见其是以宣肺平喘为主。上三方虽然都用了石膏以清热，但大青龙汤方中的石膏用量较小，这是因为大青龙汤证表寒重而里热轻的缘故。

越婢加术汤方（即越婢汤方加白术四两）所主治的"里水"之"里"字，当改作"皮"字为是。如《医宗金鉴》说："里水之里字当是皮字，岂有里水而用麻黄之理，阅者自知是传写之讹。皮水表虚有汗者防己茯苓汤（防己三两，黄芪三两，桂枝三两，茯苓六两，甘草二两）固所宜也，若表实无汗有热者则当用越婢加术汤，无热者则当用甘草麻黄汤发其汗，使水从皮去也。"又《外台秘要》引汪范"里水"作"皮水"。又云："皮水一身面目悉肿，甘草麻黄汤主之"，二方分为两节。

水肿，脉沉宜麻黄附子汤；脉浮宜杏子汤。麻黄附子汤方即《伤寒论》麻黄附子甘草汤方，二方药味全同而用量稍异，即前方麻黄为三两，而后方麻黄则为二两；二方虽同用了附子一枚、甘草二两，但前方甘草炙用，后方甘草生用（《金匮要略·水气病》篇诸方中的甘草都是生用的）。

桂枝去芍药加麻黄细辛附子汤方中的麻、辛、附，与《伤寒论》中的麻黄细辛附子汤方用量相同而主治不同。由于"心下坚大如盘，边如旋杯"为寒水凝结气分所致，故用桂枝去芍加麻辛附汤以温运流通其水饮。尤在泾说："气分，即寒气乘阳之虚而结于气者，心下坚大如盘，边如旋杯，其势亦已甚矣。然不直攻其气，而以……温药行阳以化气，视后人之袭用枳、朴、香、砂者，工拙悬殊矣。"

又《金匮要略·痉湿暍病》篇说："湿家，身烦疼，可与麻黄加术汤发其汗为宜，慎不可以火攻之。"

麻黄加术汤方

麻黄三两_{去节}，桂枝二两_{去皮}，甘草一两_炙，杏仁七十个_{去皮}
_尖，白术四两。

上五味，以水九升，先煮麻黄，减二升，去上沫，内诸药，
煮取二升半，去滓，温服八合，覆取微似汗。

"病者一身尽疼，发热，日晡所剧者，名风湿。此病伤于
汗出当风，或久伤取冷所致也。可与麻黄杏仁薏苡甘草汤。"

麻黄杏仁薏苡甘草汤方

麻黄半两_{去节，汤泡}，甘草一两_炙，薏苡仁半两，杏仁十个_去
_{皮尖，炒}。

上锉麻豆大，每服四钱匕，水一盏半，煮八分，去滓温服，
有微汗避风。

麻黄加术汤证，在《金匮要略》中不够明确。日人元坚说：
"此条乃证从方略者也。今就其方考之，是风湿之属表实者，
发热恶寒无汗，其脉浮紧，可推而知矣。"《三因方》说："麻
黄白术汤（即本方）治寒湿，身体烦疼，无汗恶寒发热者。"
正由于本证是因重浊阴邪在表所致，故其身体疼痛必有沉重感，
同时头必重痛而鼻塞（《金匮要略》有病在头中寒湿，故头痛
鼻塞之说），舌苔必白而滑腻。麻黄加术汤既用麻黄汤以散寒，
又加术以祛湿，故能主治本证。但麻黄加术汤的术，究竟是苍
术，还是白术，尚无定论。有的主张用苍术协同麻黄汤发汗以
散风寒湿；有的主张用白术在协同麻黄汤发散风寒湿中防止发
汗太过。因为苍术和白术虽都有除湿作用，但苍术可以发汗而
白术能够止汗，同中有异。从《金匮要略》在风湿病治法上所

指出的"此可发汗，汗之病不愈者，何也？盖发其汗，汗大出者，但风气去，湿气在，是故不愈也。若治风湿者，发其汗，但微微似欲出汗者，风湿俱去也"来看，似以加白术为是。但风寒湿在临床上既有不汗出而身体疼痛的，也有汗出（其汗出多不透，例如《金匮要略》所谓"湿家其人但头汗出"）而身体疼痛的。因此，本证无汗的，宜加苍术；如果有汗的，则宜加白术。

麻杏苡甘汤证是因风湿热痹在表所致。其"一身尽疼"和上述麻黄加术汤证同中有异，彼属风寒湿痹，其痛重着不能转侧；此属风湿热痹，其痛轻掣不得屈伸。又从本证"发热日晡所剧"来看，可见风湿挟热较甚，舌苔必白黄相兼而腻，脉必浮数。正因如此，麻杏苡甘汤乃在麻黄汤中去辛温的桂枝，加甘寒的苡仁，在轻散风湿中清利湿热。苡仁性味甘寒，为风湿热痹痛而筋急拘挛不可屈伸的良药。麻黄汤既去桂枝而加苡仁，就变成为清散风湿热的良方，故能主治本证。

这里还有必要提出的是《伤寒论》中的麻黄升麻汤证问题：

"伤寒六七日，大下后，寸脉沉而迟，手足厥逆，下部脉不至，咽喉不利，唾脓血，泄利不止者，为难治。麻黄升麻汤主之。"（356）

麻黄升麻汤方

麻黄二两半去节，升麻一两一分，当归一两一分，知母十八铢，黄芩十八铢，葳蕤十八铢，芍药六铢，天门冬六铢去心，桂枝六株去皮，茯苓六铢，甘草六铢炙，石膏六铢碎，绵裹，白术六铢，干姜六铢。

上十四味，以水一斗，先煮麻黄一两沸，去上沫，内诸药，煮取三升，去滓，分温三服，相去如炊三斗米顷，令尽，汗出愈。

本条证是表里寒热虚实夹杂，方是汗清温补兼施。这在《伤寒论》113方证中是极其复杂而无与伦比的。尤在泾为之注解说："伤寒六七日，寒已变热而未实也。乃大下之，阴气遂虚，阳气乃陷。阳气陷，故寸脉沉而迟；阴气虚，故下部脉不至；阴阳并伤，不相顺接，则手足厥逆。而阳邪之内入者，方上淫而下溢，为咽喉不利，为吐脓血，为泄利不止，是阴阳上下并受其病，而虚实冷热，亦复混淆不清矣。是以欲治其阴，必伤其阳；欲补其虚，必碍其实，故曰此为难治。麻黄升麻汤合补泻寒热为剂，使相助而不相悖，庶几各行其事是而并呈其效。"陈逊斋并举治验以证之，他说："李梦如子，曾二次患喉痰，一次患溏泄，治之愈。今复患寒热病，历十余日不退。邀余诊，切脉未竟，已下利二次。头痛，腹痛，骨节痛，喉头尽白而腐，吐脓样痰夹血。六脉浮、中两按皆无，重按亦微缓，不能辨其至数。口渴需水，小便少。两足少阴脉似有似无。诊毕无法立方，且不明其病理，连拟排脓汤，黄连阿胶汤，苦酒汤，皆不惬意，复拟干姜黄连黄芩人参汤，终觉未妥，又改拟小柴胡汤加减，以求稳妥。继因雨阻，寓李宅附近，然沉思不得寐，复讯李父，病人曾出汗几次？曰：始终无汗。曾服下剂否？曰：曾服泻盐三次，而至水泻频仍，脉忽变阴。余曰：得之矣，此麻黄升麻汤证也。病人脉弱易动，素有喉痰，是下虚上热之体。新患太阳伤寒而误下之，表邪不

退，外热内陷触动喉痰旧疾，故喉间白腐，脓血交并。脾弱湿
重之体，复因大下而成水泻，水走肠向，故小便少。上焦热
盛，故口渴。表邪未退，故寒热头痛骨节痛各症仍在。热闭于
内，故四肢厥冷。大下之后，气血奔集于里，故阳脉沉弱，水
液趋于下部，故阴脉亦闭歇。本方有麻黄、桂枝解表发汗，
苓、术、干姜化水、利小便以止利，当归助其行血通脉，黄
芩、知母、石膏清热兼生津液，升麻解咽毒，玉竹以祛脓血，
天冬以清利痰脓。明日，即可照服此方。李终疑脉有败征，
恐不胜麻桂之散，欲加人参。余曰：脉沉弱肢冷，是阳郁，
非阳虚也。加参转虑掣清热解毒之肘，不如勿用，经方以不
加减为贵也。后果愈。"由于本方人多疑之，故特录此以备
参考。

第二节　太阳表寒虚证治

凡因风寒邪气犯表，正气向外抗邪无力，而现汗出、脉缓
虚弱的表寒证的，就是表寒虚证，治宜辛温解表法的桂枝汤在
温散风寒邪气中补正。

《伤寒论》太阳病篇对此论述甚详，这里须先讨论的是：

"太阳病，发热，汗出，恶风，脉缓者，名为中风。"（2）

"太阳中风，阳浮而阴弱。阳浮者，热自发；阴弱者，
汗自出。啬啬恶寒，淅淅恶风，翕翕发热，鼻鸣干呕者，桂枝
汤主之。"（12）

"太阳病，头痛，发热，汗出，恶风，桂枝汤主之。"（13）

"太阳病，外证未解，脉浮弱者，当以汗解，宜桂枝汤。"（42）

"病常自汗出者，此为荣气和。荣气和者，外不谐，以卫气不共荣气和谐故尔，以荣行脉中，卫行脉外，复发其汗，荣卫和则愈，宜桂枝汤。"（53）

"病人脏无他病，时发热，自汗出而不愈者，此卫气不和也。先其时发汗则愈，宜桂枝汤。"（54）

"太阳病，发热汗出者，此为荣弱卫强，故使汗出，欲救邪风者，宜桂枝汤。"（97）

桂枝汤方

桂枝三两去皮，芍药三两，甘草二两炙，生姜三两切，大枣十二枚擘。

上五味，㕮咀，以水七升，微火煮取三升，去滓，适寒温，服一升。服已须臾，啜热稀粥一升余，以助药力。温覆令一时许，遍身漐漐，微似有汗者益佳，不可令如水流漓，病必不除。若一服汗出病差，停后服，不必尽剂；若不汗，更服依前法；又不汗，后服小促其间，半日许，令三服尽；若病重者，一日一夜服，周时观之。服一剂尽，病证犹在者，更作服；若不汗出者，乃服至二三剂。禁生冷、粘滑、肉面、五辛、酒酪、臭恶等物。

这里以（2）条和（12）条为主来讨论太阳病表寒虚证的理法方药。

太阳病表寒虚证的临床表现是恶风（恶寒）、发热汗出、脉浮缓虚（见240条）弱、头项背腰强痛（结合1、13、14条看）

及身疼痛（结合 93、371、386 条看）、鼻鸣、干呕。本证恶风寒发热、脉浮、头项背腰强痛、鼻鸣（肺气不宣）、干呕（胃气上逆）之理与上述太阳病表寒实证相同，所不同的只是汗出脉缓虚弱。而这正是太阳病表寒虚证的主症主脉，它和上述太阳病表寒实证的无汗脉紧形成鲜明的对照。因而认为是它们在临床上的鉴别标准。

太阳病表寒虚证之所以会汗出脉缓而虚弱，是因风寒犯表，卫气不足，不能固外则汗自出，抗邪无力则脉缓虚弱。但本证的汗自出，并非如阳明病里热熏蒸所致的大汗自出，而是不多不透时出时收的，这可从（54）条"时发热，自汗出而不愈"看得出来。一般来说，风寒阴邪（风虽属阳邪，但如挟寒，则从寒化而成为阴邪）犯表则毛孔闭而无汗，卫外阳气不固则毛孔开而汗多。今阴邪在表而卫阳不固，欲闭难闭，欲开难开，故有此汗出不多不透时出时收之症。又本证脉缓，只能从脉形弛缓无力（虚弱）去理解，并应与脉形紧张有力的紧脉相对照。脉形弛缓无力的属表寒虚证；脉形紧张有力的属表寒实证。必须明确，太阳病表证发热的脉息，应是比较快，而不应是比较慢的。所以（52）条的麻黄汤证和（57）条的桂枝汤证都明文提到了脉浮数。因此（2）条"名为中风"的"发热汗出恶风"的"脉缓"，从其脉缓与发热同时并见看来，显然不能从脉息缓慢去理解（西医所谓"伤寒"的"相对缓脉"，中医看来仍然是数脉）。个人临床体会，太阳病表寒虚证发热的脉象，大都是浮数而弛缓无力（虚弱）的。

这里还须指出的是，太阳病汗的有无和脉的缓（虚弱）紧，只能认为是表寒虚实的鉴别标准，而不能认为是"中风""伤寒"的鉴别标准。如果说太阳"中风"必汗出脉缓（虚弱），"伤寒"必无汗脉紧，那就不够全面了。因为从太阳病全篇来看。"中风"既有汗出脉缓（虚弱）的，如上述（2）条；但也有无汗脉紧的，如（38）条"太阳中风，脉浮紧"。"伤寒"既有无汗脉紧的，如上述（3）条；但也有汗出脉缓的，如（29）条"伤寒，脉浮，自汗出"和（39）条"伤寒，脉浮缓"。至于汗出的有无和脉的缓紧的病理，如果仅从外因风寒邪气的作用来阐明，认为风性涣散主疏泄，故"中风"必汗出脉缓，寒性凝敛主收引，故"伤寒"必无汗脉紧，也是不够全面的。因为太阳表寒虚实的汗的有无和脉的缓（虚弱）紧的病证，是由外因邪气和内因正气相互作用来体现的，而且起决定作用的是内因正气而非外因邪气的缘故。这就是说，无论太阳"中风"或"伤寒"，都是外因邪气作用于内因正气，引起邪正相争，导致阴阳失调的结果。太阳病的外因邪气主要是风寒，内因正气主要是荣卫。风虽属阳邪，但常兼挟他邪而致病，如挟寒则为风寒，其性乃从寒属阴，通过人体起作用而发生表寒病证，治宜辛温解表；如挟热则为风热，其性乃从热属阳，通过人体起作用而发生表热病证，治宜辛凉解表。太阳病"伤寒"固属阴邪为病，"中风"亦属风挟寒的阴邪为病，故都呈现表寒证，而治宜麻黄汤或桂枝汤的辛温解表法。太阳所统摄的荣卫正气，本来是维护体表，防御外邪的。故在外邪侵犯太阳时，首当其冲的就是荣卫正气，荣卫为外邪所干扰，外邪既损害荣卫，荣卫又抗拒外邪，于是引起邪正相争，导致阴阳失调而发病。所以太阳病的阴阳失调即荣卫失调。但从太阳病篇（53）条"病常自汗出者，此为荣气和，荣气和者，外不谐，以卫气不共荣气和谐故尔"和（54）条"时发热，自汗出而不愈者，此卫气不和也"来看，可见其阴阳失调的主要方面在于卫阳。过去有些人认为，太阳病的桂枝汤证是风伤卫所致，麻黄汤证是寒伤荣所致。这种凿分风寒，割裂荣卫的观点是错误的。柯韵伯纠正得好："仲景治表，只在桂麻二法，麻黄治表实，桂枝治表虚，方治在虚实上分，不在风寒上分也……盖中风、伤寒各有深浅，或因人之强弱而异。"这种见解是正确的。太阳病"中风""伤寒"的区分，不在风寒二字上，而在虚实二字上，即太阳病发热恶风寒、无汗、脉浮紧的，名为"伤寒"，属表寒实证，治宜麻黄汤以峻汗逐邪；太阳病发热恶风寒、汗出、脉浮缓虚弱的，属表寒虚证，治宜桂枝汤以缓汗养正。决定太阳病表寒虚实的关键在于卫阳正气的强弱，卫阳正气强的，则呈现以脉浮紧张有力而无汗为特征的表寒实证；卫阳正气弱的，则呈现以脉浮弛缓无力（虚弱）而汗出为特征的表寒虚证。所以说，仅从外因风寒邪气着眼，认为风性涣散主疏泄必汗出脉缓，寒性凝敛主收引必无汗脉紧，是不够全面的。因为它只是停留在对太阳病现象上的分析（尽管它包括西医所谓病理生理反应在内），而未能揭露出太阳病性质上的虚实之故。这里还有必要说明的是，（97）条所谓"荣弱卫强"是从病理的角度而言，即太阳病表寒虚实证的邪正相争主要在卫分，而不在荣分，"荣弱"亦即（53）条"荣气和"之意，"卫强"亦即（54）条"卫气不和"之意。因此，（97）条的"卫强"，只能认为是病理上的风寒邪气强盛，而决不能认为是生理上的卫阳正气强盛。

太阳病表寒虚证的治疗方法是用桂枝汤发汗。虽然桂枝汤与麻黄汤同属辛温解表法，但麻黄汤是辛温解表法中的发汗峻剂，而桂枝汤则是辛温解表法中的发汗和剂，同中有异。前者已如上述，后者尚待阐明。总的来说，桂枝汤具有扶助卫外阳气以发散太阳风寒的作用。具体地说，方中主药桂枝，性味辛甘温，能够走表疏通太阳经气，扶助卫外阳气，以发散风寒。生姜性味辛温，既能解散表寒，又能暖胃和中。炙甘草和大枣性味甘平（微温），都能补中和胃。四药相合，攻中有补是毫无疑问的。至于白芍，性味微酸微寒，具有收敛止汗的作用，乍看似与本方发汗解表的主要作用相抵触，细玩则颇有妙趣。因为正是由于桂枝汤在辛温而甘的桂、姜、草、枣中稍佐微酸微寒的白芍，才形成了其发中有收的特点，能使邪（风寒）祛而不伤正（卫气），正固而不留邪。所以柯琴赞其曰："用之发汗，自不至于亡阳，用之止汗，自不至于遗患"。由此可见，桂枝汤方虽然属于辛温解表法的范围，但却具备攻中有补、发中有收的优点，故能主治太阳病表寒虚证。至于说它是辛温解表法中的发汗和剂，"和"字的含义，一为和缓之意，即其辛温发汗较之麻黄汤为和缓；二为调和之意，即其辛温发汗具有调和营卫的作用。调和营卫之说，虽然来源于（53）条的"荣卫和则愈"，但嫌含糊而不够确切。因为风寒邪气侵犯太阳之表，荣卫正气（尤其是卫气）首当其冲，无论表虚或表实，其荣卫都是不和的。太阳病表寒虚证，为风寒在表，卫阳不固，荣阴失守；太阳病表寒实证，为风寒在表，卫阳被遏，荣阴不畅。不仅桂枝汤的发散风寒，扶其卫以敛其营，可以说是调和营卫；麻黄汤的发散风寒，泄其卫以畅其荣，也可以说是调和荣卫。因此，应该明确地说，桂枝汤是在解表中扶卫敛荣以调和荣卫，而麻黄汤则是在解表中泄卫畅荣以调和荣卫。也正因此，虽然两方都能发散太阳表寒，但麻黄汤峻寒逐邪，只适宜于表寒实证，如果误用于表寒虚证，那就会犯"虚虚"的错误。桂枝汤缓汗养正，只适宜于表寒虚证，而禁用于表寒实证，故仲景在（17）条中谆谆告诫说："桂枝本为解肌，若其人脉浮紧，发热不出者，不可与之也，常须识此，勿令误也。"如妄与之，那就会犯"实实"的错误。这里还须附及的是，"解肌"的"肌"字应作肌肤解，解肌即解表之意。有的人认为，桂枝汤发汗作用在肌肉，麻黄汤发汗作用在皮肤，病位有深浅不同。而这和有的人认为桂枝汤治风伤卫，麻黄汤治寒伤营的病位浅深，恰恰相反。这样认识都是不够全面的。

"太阳病，初服桂枝汤，反烦不解者，先刺风池、风府，却与桂枝汤则愈。"（24）

"伤寒发汗，已解半日许，复烦，脉浮数者，可更发汗，宜桂枝汤。"（57）

（24）条本属太阳中风表虚桂枝汤证，其所以"初服桂枝汤，反烦不解者"，是因表邪太盛，药不胜病，故借助于针刺风池、风府以泄其邪，再与桂枝汤则愈。如徐灵胎说："此非误治，因风邪凝结于太阳之要路，则药力不能流通，故刺之以解其结。盖风邪太甚，不仅在卫，而且在经，刺之以泄经气。"

（57）条本属太阳伤寒表实麻黄汤证，所谓"伤寒发汗已解"，当是指用麻黄汤发汗后表证随即解除而言。其所以"半日许复烦，脉浮数"，是因余邪在表未净所致，故可再投汗法，但由于已经用过峻汗剂的麻黄汤，故改用桂枝汤以缓汗之。如尤在泾说："伤寒发汗，解半日许复烦者，非旧邪去而新邪复乘也。余邪未尽，复集为病。……脉浮数者，邪气在表之征，故可更发其汗，以尽其邪。但以已汗复汗，故不宜麻黄之峻剂，而宜桂枝之缓法。此仲景随时变易之妙也。"

"太阳病，下之后，其气上冲者，可与桂枝汤。方用前法。若不上冲者，不得与之。"（15）

"太阳病，外证未解，不可下也，下之为逆。欲解外者，宜桂枝汤。"（44）

"太阳病，先发汗不解，而复下之，脉浮者不愈。浮为在外，而反下之，故令不愈。今脉浮，故知在外，当须解外则愈，宜桂枝汤。"（45）

太阳病邪在表，正气向上向外抗拒邪气，由于正气上冲与邪相争，故现头项强痛等症；由于正气外向与邪相争，故现发热脉浮等症。治病贵在"因势利导"，正气既然上冲，就不能抑之使下，正气既能外向，就不能遏之使内，而应该用发汗法以顺从正气向上向外抗邪的趋势。假使误用向下向内的攻下法，那就和邪正斗争的总趋势背道而驰了。（15）条可有两种解释，一种是太阳表病而里未病，但现表证而无里证者，其证本当发汗，而误用攻下，幸尚未因误下而变，正气仍能上冲外向（上与外，下与内，常相联系），故仍可与桂枝汤以缓汗之，这是因为误下伤正，不宜峻汗的缘故；另一种是太阳与阳明表里同病，而表证急于里证者，其证本当先汗，而反先下，是为逆治，幸尚未因下而变，正气抗邪趋势仍以上冲外向为主，但因先下伤正，故仍可与桂枝汤以缓汗之。以上两解，似以后者比较符合实际，因为只有在表里同病既似可汗又似可下的情况下，才比较容易犯当汗反下的错误。如果但见可汗之表证，而未见可下之里证，医者是不会平白无故地议下的。（44）条和（45）条也应从太阳与阳明表里同病而表证急于里证者去理解。

"伤寒不大便六七日，头痛有热者，与承气汤。其小便清者，知不在里，仍在表也，当须发汗；若头痛者必衄，宜桂枝汤。"（56）

"病人烦热，汗出则解，又如疟状，日晡所发热者，属阳明也。脉实者，宜下之；脉浮虚者，宜发汗。下之与大承气汤，发汗宜桂枝汤。"（242）

"阳明病，脉迟，汗出多，微恶寒者，表未解也，可发汗，宜桂枝汤。"（236）

这3条都属太阳、阳明表里同病的辨证论治。（56）条从其小便清否定汗下治法，小便清长者，病机重点在表不在里，治宜先汗以桂枝汤；小便短赤者，病机重点在里不在表，治宜先下以承气汤。如柯韵伯说："此辨太阳阳明之法也，太阳主表，头痛为主；阳明主里，不大便为主。然阳明亦有头痛者，浊气上冲也；太阳亦有不大便者，阳气太重也。六七日是解病之期，七日来仍不大便，病为在里，则头痛身热属阳明，外不解由于内不通也，下之里和而表自解矣。若大便自去，则头痛身热，病为在表，仍是太阳，宜桂枝汗之。若汗后热退而头痛不除，阳邪盛于阳位也。阳络受伤，故知必衄，衄乃解矣。"

（242）条从其脉象浮沉虚实定汗下治法，即脉浮虚者，病机重点在表不在里，治宜先汗以桂枝汤；脉沉实者，病机重点在里不在表，治宜先下以承气汤。如喻嘉言说："病人得汗后，烦热解，太阳经之邪，将尽未尽，其人复如疟状，日晡时发热，则邪入阳明审矣。盖日晡者申酉时，乃阳明之王时也。发热即潮热，乃阳明之本候也。然虽已入阳明，尚恐未离太阳，故必重辨其脉。脉实者，方为证归阳明，宜下之；若脉浮虚者，仍是阳明而兼太阳，更宜汗而不宜下矣。"

（236）条的"阳明病"，明言"表未解也，可发汗，宜桂枝汤"，可见其病由太阳传来，病机重点仍在太阳。故汪苓友说："此太阳病初传阳明，经中有风邪也。脉迟者，太阳中风脉缓之所变，传至阳明，邪将入里，故脉变迟。汗出多者，阳明热而肌腠疏也。微恶寒者，在表风邪未尽也。故仍从太阳中风例治。"

"太阴病，脉浮者，可发汗，宜桂枝汤。"（276）

本条为太阴病中的太阳证，故宜用桂枝汤方的表中里药、攻中补药发汗，以散在经之邪，而保在脏之正。如程郊倩说："此太阴中之太阳也。虽有里病，仍从太阳表治，方不引邪入脏。"王肯堂说："病在太阳，脉浮无汗，宜麻黄汤。此脉浮当亦无汗，而不言者，谓阴不得有汗，不必言也。不用麻黄汤而用桂枝汤，盖以三阴兼表病者，俱不当大发汗也，须识无汗亦有用桂枝也。"

"吐利止而身痛不休者，当消息和解其外，宜桂枝汤小和

之。"（386）

本条为里和而表未和的证治。如成无己说："吐利止，里和也；身痛不休，表未解也。与桂枝汤小和之。"

至于桂枝汤加减法，仲景论述尤详，如桂枝加葛根汤证、葛根汤证和葛根加半夏汤证。

"太阳病，项背强几几，反汗出恶风者，桂枝加葛根汤主之。"（14）

桂枝加葛根汤方

即桂枝汤方加葛根四两。以水一斗，先煮葛根，减二升，内诸药，煮取三升，去滓，温服一升。覆取微似汗，不须啜粥，余如桂枝法将息及禁忌。

"太阳病，项背强几几，无汗恶风，葛根汤主之。"（31）

葛根汤方

葛根四两，麻黄三两去节，桂枝二两去皮，生姜三两切，甘草二两炙，芍药二两，大枣十二枚擘。

上七味，哎咀，以水一斗，先煮麻黄、葛根，减二升，去白沫，内诸药，煮取三升，去滓，温服一升，覆取微似汗。余如桂枝法将息及禁忌。

"太阳与阳明合病者，必自下利，葛根汤主之。"（32）

"太阳与阳明合病，不下利，但呕者，葛根加半夏汤主之。"（33）

葛根加半夏汤方

即葛根汤方加半夏半升。煎服法同葛根汤方。

太阳病项背强几几，为（1）条"头项强痛"的进一步发展。

因足太阳经从头下项挟脊抵腰至足而行身之背，外邪循经由上而下，常由项及背，并多由牵强而痛的自觉症发展成为强直而痛的他觉症。本症是因邪入太阳经腧，经气不得通畅，津液难以升布，筋脉失其煦濡所致。葛根功能解肌散邪，升津柔筋，为项背强痛必用之药。并多与桂枝汤方同用。因为桂枝汤方中包含着芍药甘草汤方，在解肌中亦有柔筋作用的缘故。但本证因邪阻太阳经腧，大都表闭无汗，故用葛根汤方（即桂枝加葛根汤方加麻黄）的机会较多；若反表开汗出的，则宜用桂枝加葛根汤方。

太阳与阳阴合病，既有太阳经腧不利的项背强几几症，又有阳明胃肠不和的呕利症，其所以用葛根汤外解太阳者，是因表证急于里证，表解则里自和之故。其所以下利不加药而呕加半夏者，是因半夏性味辛温，在和降胃气中兼能发散表邪之故。

《金匮要略·痉湿暍病》篇说：

"太阳病，发热无汗，反恶寒者，名曰刚痉。"

"太阳病，发热汗出，而不恶寒，名曰柔痉。"

"太阳病，无汗而小便反少，气上冲胸，口噤不得语，欲作刚痉，葛根汤主之。"

"太阳病，其证备，身体强几几然，脉反沉迟，此为痉，瓜蒌桂枝汤主之。"

这四条可与上述《伤寒论》葛根汤证和桂枝加葛根汤证两条合参。先从其方来看，葛根汤方完全相同；桂枝加葛根汤方与瓜蒌桂枝汤方也基本相同，只是一加升散柔润的葛根，一加滋养柔润瓜蒌根，同中稍异。再从其证来看，虽然同具有太阳病表证（发热恶风寒或不恶寒，无汗或汗出），但在发痉程度上则有轻重不同，如口噤不得语和身体强几几，都比项背强几几为甚。不过，它们都属痉病初起，风寒收引太阳经脉，治法都宜麻、桂辛温发散为主，则是大体一致的。

"病者，身热足寒，颈项强急，恶寒，时头热，面赤目赤，独头动摇，卒口噤，背反张者，痉病也。"

本条为痉病主症。尤在泾注："痉病不离乎表，故身热恶寒。痉为风强病，而筋脉受之，故口噤、头项强、背反张……《经》云：'诸暴强直，皆属于风也'。头热足寒，面目赤，头动摇者，风为阳邪，其气上行而又主动也。"

"夫痉脉，按之紧如弦，直上下行。"

本条为痉病主脉。尤在泾注："紧如弦，即坚直之象。"《脉经》说："痉家，其脉状坚直上下。"《医宗金鉴》说："痉之为病，其状劲急强直，故其脉亦劲急强直，且脉形收缩，故多沉伏。"

从上两条结合《灵枢·热病》篇所谓"热而痉者死，腰折，瘛疭，齿噤齘也"来看，可见痉病是一种急重危症。但其病初起，太阳经寒的，可用上述两方主治。若病由太阳经寒传为阳明腑热，则宜用大承气汤主治。如"痉为病，胸满口噤，卧不着席，脚挛急，必齘齿，可与大承气汤。"这还可与《伤寒论》阳明篇（217）条潮热不恶寒、谵语不识人、直视脉弦的大承气汤证合参。尤应从其太阳篇（6）条风温身灼热、神昏鼾睡、语言难出、直视、瘛疭的有症无方，结合到后世温病学说中昏痉瘛疭的理法方药来全面深入领会。因为仲景论痉比较简略，而后世温病学家论痓则比较详备的缘故。也正因此，后世治疗痓病，大都喜用温病方，而畏用伤寒方。其实，痓病并不全是阳热证，也间有见阴寒证的，临床辨证论治，必须随证治之，不可抱有成见。

"太阳病，得之八九日，如疟状，发热恶寒，热多寒少，其人不呕，圊便欲自可，一日二三度发，脉微缓者，为欲愈也。脉微而恶寒者，此阴阳俱虚，不可更发汗、更下、更吐也。面色反有热色者，未欲解也，以其不能得小汗出，身必痒，宜桂枝麻黄各半汤。"（23）

桂枝麻黄各半汤方

桂枝一两十六铢去皮，芍药、生姜切、甘草炙、麻黄去节各一两，大枣四枚擘，杏仁二十四枚去皮尖及两仁者。

上七味，以水五升，先煮麻黄一二沸，去上沫，内诸药，煮取一升八合，去滓，温服六合。本云，桂枝汤三合，麻黄汤三合，并为六合，顿服。将息如上法。

"服桂枝汤，大汗出，脉洪大者，与桂枝汤如前法；若形似疟，一日再发者，汗出必解，宜桂枝二麻黄一汤方。"（25）

桂枝二麻黄一汤方

桂枝一两十七铢去皮，芍药一两六铢，麻黄十六铢去节，生姜一两六铢切，杏仁十六个去皮尖，甘草一两二铢炙，大枣五枚擘。

上七味，以水五升，先煮麻黄一二沸，去上沫，内诸药，煮取二升，去滓，温服一升，日再服。本云，桂枝汤二分，麻黄汤一分，合为二升，分再服。今合为一方，将息如前法。

"太阳病，发热恶寒，热多寒少，脉微弱者，此无阳也，

不可发汗，宜桂枝二越婢一汤方。"（27）

桂枝二越婢一汤方

桂枝去皮、芍药、麻黄、甘草炙各十八铢，大枣四枚擘，生姜一两二铢切，石膏二十四铢碎，绵裹。

上七味，以水五升，煮麻黄一二沸，去上沫，内诸药，煮取二升，去滓，温服一升。本云当裁为越婢汤、桂枝汤，合之饮一升，今合为一方，桂枝二越婢一。

这三条都以寒热如疟状为主症，是因太阳病涉少阳所致，但因病机重点仍在太阳，故以桂麻合方调和营卫为主。

（23）条可分三段，即从"太阳病"至"为欲愈也"为第一段，是说太阳病至八九日，而现寒热如疟状，一日二三度发，脉微缓者，为阴阳渐和的欲愈之象。所谓"脉微缓者"，即脉象虚软和缓之意。所谓"其人不呕，圊便欲自可"者，是里气自和之征。脉虽微弱无力，而和缓有神，又无呕吐、二便不利之里证，即使呈现寒热如疟状，亦为欲愈之兆。这也就是俗话所说的"伤寒转疟，不用吃药"的意思。从"脉微而恶寒者"至"不可更发汗、更下、更吐也"为第二段，是说太阳病至八九日，而现脉微恶寒者，为表里阳气俱虚，法当温补，禁用汗、吐、下法。这还可与（22）条脉微恶寒的桂枝去芍药加附子汤证合参。从"面色反有热色者"至"宜桂枝麻黄各半汤"为第三段，是说太阳病至八九日，寒热如疟状而面赤无汗身痒者，为太阳病涉少阳，但病机重点仍在太阳。如柯韵伯说："七八日不解，恶寒发热如疟，是将转系少阳矣。"此虽寒热往来，而太阳之表未罢，故仍在太阳。桂枝汤调和营卫原能治疟，本足以治本证。

但因风寒久留太阳，阳气怫郁在表不得越，以致"不得小汗出"而身痒面有热色，故配麻黄汤以开表发汗。这就是本证之所以要用桂枝麻黄各半汤的理由所在。

（25）条太阳病服桂枝汤大汗出后，如其太阳表证悉除，而现大热、大烦、大渴、脉洪大等症的，是病由太阳转阳明，宜用白虎汤清解；如其太阳表证仍在，虽脉转洪大，而不见大热、大烦、大渴等症的，则是正得药助而抗邪之力旺盛之象，其病仍在太阳，未入阳明，故仍可如法服用桂枝汤以竟全功。有的注家把本条脉洪大改为不洪大，是不符合仲景例外提示的深意的。若汗后太阳表证仍在，且现寒热如疟状一日再发者，则属太阳病涉少阳所致，宜用桂枝二麻黄一汤主治。本方和桂枝麻黄各半汤的作用基本相同，但桂枝二麻黄一汤证如疟状发生于发汗之后，风寒外束不甚，故方中桂枝汤的分量多于麻黄汤；桂枝麻黄各半汤证如疟状而无汗身痒面赤，并未经过发汗，风寒外束较甚，故方中麻桂二汤分量各半，略有差异。

（27）条应与（23）（25）条合看。前两条都有寒热往来如疟状，本条的"热多寒少"，亦即寒热往来如疟状的热多寒少。因此，本证也属太阳病涉少阳所致。本方虽然也是桂麻二汤合用，但去杏仁而加石膏，则接近于大青龙汤。所以有的注家认为本证亦属表寒里热，故用本方发表清里，只是由于症现寒热如疟状，故桂枝汤的用量多于越婢汤。本条"宜桂枝二越婢一汤"应移在"脉微弱者"之前，即是说，太阳病寒热往来如疟状而热多寒少的，宜桂枝二越婢一汤主治；若脉现微弱的，是属阳气虚甚，必须温补扶阳，决不可误用本方发汗。这与大青龙汤证所谓"若脉微弱汗出恶风者，不可服之，服之则厥逆筋惕肉瞤，此为逆也"，是相得益彰的。

以上三证，《医宗金鉴》作了如下比较："桂枝二麻黄一汤治形如疟日再发者，汗出必解，而无热多寒少，故不用石膏之凉也；桂枝麻黄各半汤治如疟状，热多寒少，而不用石膏，更倍麻黄者，以其面有怫郁热气，身有皮肤作痒，是知热不向里而向表，令得小汗以顺其势，故不用石膏之凉也；桂枝二越婢一汤治发热恶寒热多寒少而用石膏者，以其表邪寒少，肌里热多，故用石膏之凉，佐麻桂以和营卫，非发营卫也。今人一见麻桂，不问轻重，亦不问温覆与不温覆，取汗与不取汗，总不敢用，皆因未究仲景之旨。麻黄桂枝只是营卫之药，若重剂温覆取汗则为发营卫之药,轻剂不温覆取汗则为和营卫之方也。"其实三证都属太阳病涉少阳者，但病机重心仍在太阳。桂麻各半汤所主是未经发汗的太阳少阳的表寒证；桂二麻一汤所主是已经发汗的太阳少阳的表寒证；桂二越一汤所主是未经发汗的太阳少阳的表寒里热证。太阳病涉少阳，如其病偏太阳的，应以治太阳为主，如以上三法；如其病偏少阳的，则应以治少阳为主，如柴胡桂枝汤法。

"喘家作桂枝汤，加厚朴杏子佳。"（19）

"太阳病，下之微喘者，表未解故也，桂枝加厚朴杏子汤主之。"（43）

桂枝加厚朴杏子汤方

桂枝三两去皮，甘草二两炙，生姜三两切，芍药三两，大枣十二枚擘，厚朴二两炙、去皮，杏仁五十枚去皮尖。

上七味，以水七升，微火煮取三升，去滓，温服一升，覆取微似汗。

太阳病，表寒实证喘者，宜麻黄汤。太阳病，表寒虚证喘者，宜桂枝汤。（19）条太阳病表寒虚证，是因新感风寒引发了喘家旧恙致喘。（43）条太阳病表寒虚证，是因误下而邪遏胸肺致喘。故都宜用桂枝汤主治其表寒虚证，并加厚朴、杏仁宣肺利气以平喘。

《金匮要略·肺痿肺痈咳嗽上气病》篇附方《千金》桂枝去芍药加皂荚汤治肺痿，吐涎沫。徐忠可说："此治肺痿中之有壅闭者，故加皂荚以行桂、甘、姜、枣之势。此方必略兼上气不得眠者宜之。"

桂枝去芍药加皂荚汤方

桂枝、生姜各三两，甘草二两，大枣十枚，皂荚一枚去皮子，炙焦。

上五味，以水七升，微微火煮取三升，分温三服。

"服桂枝汤，或下之，仍头项强痛，翕翕发热，无汗，心下满，微痛，小便不利者，桂枝去桂加茯苓白术汤主之。"（28）

桂枝去桂加茯苓白术汤方

芍药三两，甘草二两炙，生姜切、白术、茯苓各三两，大枣十二枚擘。

上六味，以水八升，煮取三升，去滓，温服一升，小便利则愈。本云桂枝汤，今去桂枝，加茯苓、白术。

"伤寒若吐若下后，心下逆满，气上冲胸，起则头眩，脉沉紧，发汗则动经，身为振振摇者，茯苓桂枝白术甘草汤主之。"（67）

茯苓桂枝白术甘草汤方

茯苓四两，桂枝三两_{去皮}，白术、甘草_炙各二两。

上四味，以水六升，煮取三升，去滓，分温三服。

（28）条证现头项强痛、发热无汗、心下满微痛、小便不利，方用桂枝去桂加茯苓白术汤。注家对去桂还是去芍，争论未定。主张去桂的理由是：①无汗不得用桂枝；②方后有"小便利则愈"句，足见重在利水，不重在发汗；③《本草经》明言芍药能利小便。持此说的，如柯韵伯等。主张去芍的理由是：①无汗忌桂枝，是指桂枝汤，而不是指桂枝一药，桂枝汤去了收敛的芍药，就可用于无汗之表证，如果去了发散的桂枝，将何以解头项强痛发热无汗之表邪？②本论有胸满去芍的明训，本条虽然满在心下，亦应去芍；③本论汤方加减，如去了君药，必更换方名；④蓄水证不兼表的尚需用桂枝，则兼表的自无去桂之理。持此说的，如《医宗金鉴》等。此外，还有主张桂、芍都不去的，如成无己等。但本条实属太阳表有风寒（头项强痛，翕翕发热，无汗）而里有水气（心下满，微痛，小便不利）的表里相兼证，应从《医宗金鉴》之说改为桂枝去芍加茯苓白术汤为是。它说："去桂枝当是去芍药，此方去桂，将何以治仍头项强痛发热无汗之表乎……且论中有脉促胸满……恶寒之症用桂枝去芍药加附子汤主之，去芍药为胸满也，此条症虽异，而其满则同，其为去芍药可知，当改之。"并说："此条为汗下后表不解而心下有水气者立法也。服桂枝汤或下之，均非其治矣。仍有头项强痛翕翕发热无汗之表证，心下满微痛小便不利停饮之里证……故用桂枝汤去芍药之酸收，避无汗心下之满，加苓术之燥，使表里两解，则内外诸证自愈矣。"再从主治太阳蓄水兼表证的五苓散和茯苓甘草汤都用桂枝而不用芍药，以及主治蓄水里证的苓桂术甘汤和苓桂甘枣汤都不去桂枝也不用芍药来看，更可证明本条蓄水兼表证必不能去桂而应该去芍药。因为蓄水是因为水不能化气布津所致，所以宜用桂枝之温散，而不应用芍药之酸收。但临床辨证论治，必须灵活对待，不可抱有成见。本证如果兼恶风寒，而内之水寒偏重的，宜去芍而留桂；如果不恶风寒，而里之水热偏重的，宜去桂而留芍；如果恶风寒而有汗，表之风寒与里之水热均重的，则宜桂芍都不去。

（67）条的苓桂术甘汤证应与《金匮要略·痰饮咳嗽病》篇"心下有痰饮，胸胁支满，目眩，苓桂术甘汤主之"和"夫短气有微饮，当从小便去之，苓桂术甘汤主之"合看。尤在泾为之注解说："此伤寒邪解而饮发之证。饮停于中则满，逆于上则气冲而头眩，入于经则身振振而动摇。《金匮》云：'膈间支饮，其人喘满，心下痞坚，其脉沉紧。'又云：'心下有痰饮，胸胁支满，目眩。'又云：'其人振振身　剧，必有伏饮是也。'发汗则动经者，无邪可发，而反动其经气。故与茯苓、白术以蠲饮气，桂枝、甘草以生阳气。所谓'病痰饮者，当以温药和之'也。""痰饮，阴邪也，为有形，以形碍虚则满，以阴冒阳则眩。苓桂术甘温中去湿，治痰饮之良剂，是即所谓温药也。盖痰饮为结邪，温则易散，内属脾胃，温则能运耳。""气为饮抑则短，欲引其气，必蠲其饮。饮，水类也。治水必自小便去之，苓桂术甘益土气以行水。"由此可见，苓桂术甘汤在

《金匮要略》中为温中祛湿、益土行水的治痰良剂，其所主脉
证与《伤寒论》苓桂术甘汤证基本相同，只不过是《伤寒论》
苓桂术甘汤所主治的中焦痰饮证续发于伤寒表解之后而已。这
里还有必要指出的是，有的注家认为（67）条"茯苓桂枝白术
甘草汤主之"，应移接在"脉沉紧"之下，即是说，症现心下
逆满、气上冲胸、起则头眩、脉沉紧的，宜用苓桂术甘汤主治。
假使现此症而不知用此方，病本在里而误发其表，必致亡阳动
经而身为振振摇，这就当与真武汤证合参。因为本条所谓"身
为振振摇者"和真武汤证条所谓"振振欲擗地者"，都是由于
误汗亡阳动经所致。也正因此，才有人认为本条所谓"身为振
振摇者"，是发生在苓桂术甘汤证误汗之后，应该属之于真武
汤证，而不应该属之于苓桂术甘汤证。如曹颖甫说："惟发汗
动经，身瞤动振振欲擗地者，即后文真武汤证。盖发汗阳气外泄，
水气乘虚而上，则为头眩，阳气散亡，气血两虚，故气微力弱，
不能自支，而振振动摇若欲倾扑者然。然则本条茯苓桂枝白术
甘草汤主之当在头眩之下，发汗动经身为振振摇者下当是脱去
真武汤主之五字，盖汗出亡阳，正须附子以收之也。"但也有
人认为"身为振振摇"，仍属苓桂术甘汤证者。如柯韵伯说："君
茯苓以清胸中之肺气，则治节出而逆气自降，用桂枝以补心血，
则营气复而经络自和，白术培既伤之元气，而胃气可复，甘草
调和气血而营气以和，则头自不眩而身不振摇矣。若粗工遇之，
鲜不认为真武证。"苓桂术甘汤证与真武汤证不同的要点是苓
桂术甘汤证病在中焦脾土，其头眩、身振、心下逆满而脉沉紧；
真武汤证病在下焦肾水，其悸眩瞤振多脉沉微。其轻重程度是

显然可别的。

"烧针令其汗，针处被寒，核起而赤者，必发奔豚。气从少腹上冲心者，灸其核上各一壮，与桂枝加桂汤，更加桂二两也。"（121）

桂枝加桂汤方

桂枝五两去皮，芍药三两，生姜三两切，甘草二两炙，大枣十二枚擘。

上五味，以水七升，煮取三升，去滓，温服一升。本云桂枝汤，今加桂满五两。所以加桂者，以能泄奔豚气也。

"发汗后，其人脐下悸者，欲作奔豚，茯苓桂枝甘草大枣汤主之。"（65）

茯苓桂枝甘草大枣汤方

茯苓半斤，桂枝四两去皮，甘草二两炙，大枣十五枚擘。

上四味，以甘澜水一斗，先煮茯苓，减二升，内诸药，煮取三升，去滓，温服一升，日三服。作甘澜水法，取水二斗，置大盆内，以杓扬之，水上有珠子五六千颗相逐，取用之（钱天来认为此水有"动则其性属阳，扬则其势下走"之功）。

（121）条"气从少腹上冲心"的奔豚证，一般认为是因太阳病过汗耗伤少阴阳气，肾阳不足以温化膀胱之寒水，水气由下向上冲逆以凌心火所致。由于病机重点仍在太阳，少阴阳虚未甚，故可用桂枝加桂汤取效。其实水气病机虽多关乎太阳（膀胱为水腑）和少阴（肾为水脏），但其病位则多在胃肠，并多因中阳不振，脾虚生湿，土不制水而成。故太阳、少阴治水诸方（如五苓、真武等），莫不注重扶脾健运以培土制水。即就桂枝加桂汤来说，桂枝汤虽属太阳病表寒虚证的主方，亦能健运脾胃中气，所加之桂，无论是桂枝或肉桂，都有不同程度的补火燠土作用。由此也就不难领会舒驰远对里阳虚甚的奔豚重证所谓"证乃中寒，宜主四逆、吴茱萸汤驱阴降逆"的深意所在。至于（65）条茯苓桂枝甘草大枣汤所主治的"其人脐下悸者"，是欲作奔豚，而非奔豚已作，不得与本条桂枝加桂汤所主治的奔豚证相混。

《金匮要略·奔豚气病》篇共五条三证，其中桂枝加桂汤证和苓桂甘枣汤证与《伤寒论》完全相同。所不同的只是奔豚汤证，即：

"奔豚，气上冲胸，腹痛，往来寒热，奔豚汤主之。"

奔豚汤方

甘草、芎藭、当归各二两，半夏四两，黄芩二两，生葛五两，芍药二两，生姜四两，甘李根白皮一升。

上九味，以水二斗，煮取五升，温服一升，日三夜一服。

本条奔豚汤证还可与《外台秘要》引小品所谓"惊为奔豚，心中踊踊，如事所惊，如人所恐，五脏不定，食饮辄呕，气满胸中，狂痴欲走，闭眼谬言，开眼妄语，或张面目，不相取与……奔豚汤主之……忧恐奔豚者，气满支心，心下烦乱，不欲闻人之声，发作有时，乍差乍剧，吸吸短气，手足厥逆，内烦结痛，温温欲呕……奔豚汤主之"合看。

纵观上述，奔豚是因水气上冲而成，但有水寒和水热之分。奔豚之水寒证，宜用桂枝加桂汤主治，此方主药桂枝能够温散水寒之气；奔豚之水热证，宜用奔豚汤主治，此方主药甘李根白皮能够清利水热之气（日人丹波元坚说："《本草别录》云：
'李根皮大寒无毒，治消渴，止心烦逆奔豚气。'知李根皮乃
本方之主药）。

"伤寒八九日，风湿相搏，身体疼烦，不能自转侧，不呕不渴，
脉浮虚而涩者，桂枝附子汤主之。若其人大便硬，小便自利者，
去桂加白术汤主之。"（179）

桂枝附子汤方

桂枝四两_{去皮}，附子三枚_{炮、去皮、破}，生姜三两_切，大枣
十二枚_擘，甘草二两_炙。

上五味，以水六升，煮取二升，去滓，分温三服。

去桂加白术汤方

附子三枚_{炮、去皮、破}，白术四两，生姜三两_切，甘草二两_炙，
大枣十二枚_擘。

上五味，以水六升，煮取二升，去滓，分温三服。初一服，
其人身如痹，半日许复服之，三服都尽，其人如冒状，勿怪，
此以附子、术，并走皮内，逐水气未得除，故使之耳。法当加
桂四两。此本一方二法，以大便硬，小便自利，去桂也；以大
便不硬，小便不利，当加桂。附子三枚恐多也，虚弱家及产妇，
宜减服之。

"风湿相搏，骨节疼烦，掣痛，不得屈伸，近之则痛剧，
汗出短气，小便不利，恶风不欲去衣，或身微肿者，甘草附子
汤主之。"（180）

甘草附子汤方

甘草二两_炙，附子二枚_{炮、去皮、破}，白术二两，桂枝四两_{去皮}。

上四味，以水六升，煮取三升，去滓，温服一升，日三服。初服得微汗则解。能食，汗止复烦者，将服五合，恐一升多者，宜服六七合为始。

湿为阴邪，其性黏腻，其用濡滞，其为病也，最为缠绵难解。而且湿邪最易损人阳气，故治疗湿病必须时刻顾及阳气，以防湿未解而阳先伤，更使其病难治。

（179）条"伤寒八九日，风湿相搏，身体疼烦，不能自转侧，不呕不渴，脉浮虚而涩者"，是因风寒湿痹太阳所致。由于风寒湿邪太盛，互相搏结不解，太阳经气不通，故身体骨节痛甚以致不能自转侧。其所以脉浮虚涩者，乃湿伤表阳而卫气滞涩不利之象。其所以不呕、不渴者，乃病只在太阳而未入于少阳、阳明之征，故用桂枝附子汤在温散风寒湿邪中扶阳驱阴。其所以特别重用附子者，是因附子大辛大热、大力健行，最能驱散风寒湿阴邪，且能扶助阳气的缘故。本证由于湿盛，还多现有大便溏和小便不利。若经服用桂枝附子汤后，风寒湿痹表证缓解，而大便转硬、小便自利的，则宜去桂枝之走表，加白术之健脾以善其后。

（180）条甘草附子汤所主治的风寒湿痹证与前条桂枝附子汤所主治的风寒湿痹证基本相同，两方也大体近似。只是前条桂、附同用而配以姜、枣、甘草，发散之力较强；后条桂、附同用而配以白术、甘草，发散之力较弱，这和前条不言汗出、后条明言汗出是符合的。又从前条脉浮虚涩而附子用量重于后条来看，可见其阴盛阳虚于表尤甚于后条。但从前方无白术，后方有白术，而白术合附、桂能走皮中以逐水气来看，又可见后方驱逐水湿之力较强于前方，而这和后条明言身肿、小便不利也是符合的。由此而联系到前条去桂加术汤方后所谓"初一服，其人身如痹，半日许复服之，三服都尽，其人如冒状，勿怪，此以附子、术，并走皮内，逐水气未得除，故使之耳，法当加桂四两"来看，又可见白术之所以能够走表驱逐水湿，不仅要合附子，更要合桂枝。

《金匮要略·中风历节病》篇说："诸肢节疼痛，身体尪羸，脚肿如脱，头眩短气，温温欲吐，桂枝芍药知母汤主之。"

桂枝芍药知母汤方

桂枝四两，芍药三两，知母四两，甘草二两，麻黄一两，生姜五两，白术五两，附子二两炮，防风四两。

上九味，以水七升，煮取二升，温服七合，日三服。

历节疼痛，不可屈伸，虽因风湿相搏，也由肝肾先虚。因为肝主筋，肾主骨，《灵枢》有"屈而不伸，其病在筋，伸而不屈，其病在骨"之训。故尤在泾说："历节者，遇节皆痛也。盖非肝肾先虚，则虽得水气，未必便入筋骨；非水湿内侵，则肝肾虽虚，未必便成历节。仲景欲举其标，而先究其本，以为历节多从虚得之也。"本条"诸肢节疼痛"即历节，亦即上述《伤寒论》"风湿相搏"的身体骨节疼痛，都属于风寒湿痹证。但由本条历节而致"身体尪羸""头眩短气"，可知其人肝肾阴阳虚甚。"脚肿如脱"者，是因阳气痹塞，湿注于下，其足肿之甚，则木钝不灵，有如脱之感。故主以桂枝芍药知母汤，在温散风寒湿邪中扶阳益阴。

"本太阳病，医反下之，因而腹满时痛者，属太阴也，桂

枝加芍药汤主之。大实痛者，桂枝加大黄汤主之"（279）

桂枝加芍药汤方

桂枝三两_{去皮}，芍药六两，甘草二两_炙，大枣十二枚_擘，生姜三两_切。

上五味，以水七升，煮取三升，去滓，温分三服。本云桂枝汤，今加芍药。

桂枝加大黄汤方

桂枝三两_{去皮}，大黄二两，芍药六两，生姜三两_切，甘草二两_炙，大枣十二枚_擘。

上六味，以水七升，煮取三升，去滓，温服一升，日三服。

（279）条为太阳病转属太阴的证治。桂枝加芍药汤所主治的太阴病腹满时痛，应与（273）条太阳病腹满时痛对照，彼属太阴阳虚证，宜理中汤以温阳；此属太阴阴阳两虚（阳虚为主）证，宜用桂枝加芍药汤以温阳为主，而兼滋阴。更应与（102）条小建中汤所主治的"腹中急痛"而"阳脉涩，阴脉弦"者合参，从小建中汤即桂枝加芍药汤再加饴糖可见，桂枝加芍药汤方虽无建中之名，但有建中之实，只是未用饴糖，其力较弱而已。桂枝加大黄汤所主治的腹大实痛，是属太阴脾虚兼阳明胃实之候，故用桂枝加芍药汤以治太阴脾虚，加大黄以治阳明胃实。有的注家认为本证是太阳病并阳明的表虚里实证，故用桂枝汤以治太阳表虚，加大黄以治阳明里实。因此，桂枝加大黄汤证有两说，一说是太阳、阳明的表虚里实证，其方为桂枝汤加大黄；另一说是太阴、阳明的脾虚胃实证，其方为桂枝加芍药汤加大黄。由于两说都有临床实践意义，故应并存，未可偏废。

"伤寒，阳脉涩，阴脉弦，法当腹中急痛，先与小建中汤；不差者，小柴胡汤主之。"（102）

"伤寒二三日，心中悸而烦者，小建中汤主之。"（105）

小建中汤方

桂枝三两去皮，甘草二两炙，大枣十二枚擘，芍药六两，生姜三两切，胶饴一升。

上六味，以水七升，煮取三升，去滓，内饴，更上微火，消解，温服一升，日三服。呕家不可用建中汤，以甜故也。

《金匮要略》说："虚劳里急，悸，衄，腹中痛，梦失精，四肢酸疼，手足烦热，咽干口燥，小建中汤主之。"尤在泾注："此和阴阳调营卫之法也。夫人生之道，曰阴曰阳，阴阳和平，百疾不生。若阳病不能与阴和，则阴以其寒独行，为里急，为腹中痛，而实非阴之盛也；阴病不能与阳和，则阳以其热独行，为手足烦热，为咽干、口燥，而实非阳之炽也。昧者以寒攻热，以热攻寒，寒热内贼，其病益甚，惟以甘酸辛药，和合成剂，调之使和，则阳就于阴，而寒以温，阴就于阳，而热以和，医之所以贵识其大要也。岂徒云寒可治热，热可治寒而已哉。或问和阴阳调营卫是矣，而必以建中者，何也？曰：中者，脾胃也，营卫生成于水谷，而水谷转输于脾胃，故中气立，则营卫流行而不失其和；又中者，四运之轴，而阴阳之机也，故中气立，则阴阳相循，如环无端，而不极于偏。是方甘与辛合而生阳，酸得甘助而生阴，阴阳相生，中气自立，是故求阴阳之和者，必于中气，求中气之立者，必以建中也。"《金匮释义》总括指出："此节虚劳是阴阳俱虚之候，起初阳因积劳而虚，因虚而外浮，不能行其温养煦濡之常，因而感到腹痛里急，四肢酸疼；阴失阳之固护，不能内守，走泄而为悸衄失精，而阴亦虚；阴虚而阳益亢，于是手足烦热、咽干、口燥的症象继亡血失精之后而外见。此时由于阴阳不能互相维系，各走极端，以致形成偏寒偏热的错综现象。阴阳既各趋于偏，治法不能从其偏以助其偏。《内经》指示阴阳形气俱不足的治法，应调以甘药，就是要用甘药建立中气，借中气四运之力，从阳引阴，从阴引阳，来调和其偏，使归于平衡，以复其固有环抱之常，于是寒者以温，热者以清。小建中汤即具此调和阴阳之妙用，仲师遵《内经》之旨，作为虚劳主治之法，确有其至当不易之理，可为后世准则。"由此联系到《伤寒论》（102）和（105）条的小建中汤证，显然是伤寒猝病引发了里虚痼疾，但因其里证急于表证，故以小建中汤治里为主而兼治表。

（102）条伤寒初起，即见阳脉浮涩，阴脉沉弦，腹中急痛之症，是因风寒猝然犯表，营卫无力抗邪而为邪所壅滞，以致脉现浮涩，同时引发了土虚木旺的腹痛脉弦痼疾。小建中汤即桂枝汤倍芍药加饴糖。桂枝汤本属太阳病表寒虚证祛邪养正的解肌法，今倍芍药而加饴糖，乃由祛邪为主兼养正的解肌法，一变而为补正为主兼祛邪的建中法，并具有培土抑木的作用，故能主治本证。至其所谓"不差者，小柴胡汤主之"，则是因为木乘土的腹中急痛有两种情况，一是因土虚木乘，以土虚为主的，宜用小建中汤培土抑木；二是因木郁克土，以木郁为主的，宜用小柴胡汤疏木培土。因此，经用小建中汤无效的，即宜改用小柴胡汤。

（105）条伤寒二三日就出现心中悸而烦，也显然是因伤寒新感引发了里虚旧疾的表里两虚证。如《医宗金鉴》说："伤寒二三日，未经汗下即心悸而烦，必其人中气素虚，虽有表证，亦不可汗之，盖心悸阳已微，心烦阴已弱，故以小建中汤先建其中，兼调营卫也。"程扶生也说："此为阴阳两虚人而立一养正祛邪法也。"

"虚劳里急，诸不足，黄芪建中汤主之。"

黄芪建中汤方

于小建中汤内，加黄芪一两半。余依上法。

《金匮要略》此条未详证候。尤在泾为之注解说："里急者，里虚脉急，腹中当引痛也。诸不足者，阴阳诸脉，并俱不足，而眩、悸、喘、喝、失精、亡血等证，相因而至也。急者缓之必以甘，不足者补之必以温，而充虚塞空，则黄芪尤有专长也。"陈灵石释其方说："小建中汤君以饴糖、甘草，本稼穑作甘之味，以建中气，即《内经》所谓'精不足者，补之以味'是也；又有桂枝、姜、枣之辛甘，以宣上焦阳气，即《内经》所谓'辛甘发散为阳'是也。夫气血生于中焦，中土虚则木邪肆，故用芍药之苦泄，于土中泄木，使土木无忤，而精气以渐而复，加黄芪者，以其补虚塞空，实腠通络，尤有专长也。"

"血痹，阴阳俱微，寸口关上微，尺中小紧，外证身体不仁，如风痹状，黄芪桂枝五物汤主之。"

黄芪桂枝五物汤方

黄芪三两，芍药三两，桂枝三两去皮，生姜六两，大枣十二枚。

上五味，以水六升，煮取二升，去滓温服七合，日三服。

《医宗金鉴》说："此承上条互详脉症以明其治也。上条言六脉微涩，寸口关上小紧，此条言阴阳寸口关上俱微，尺中亦小紧。合而观之，可知血痹之脉，浮沉寸口关上尺中俱微俱涩俱小紧也，微者虚也，涩者滞也，小紧者邪也，故血痹应有如是之诊也。血痹外证亦身体顽麻不知痛痒，故曰如风痹状。"

尤在泾也说："不仁者，肌体顽痹，痛痒不觉，如风痹状，而实非风也……以脉阴阳俱微，故不可针而可药，经所谓阴阳形气俱不足者，勿刺以针而调以甘药也。"黄芪桂枝五物汤用桂枝、芍药、生姜、大枣调和营卫而舒畅血行，黄芪大补卫外之阳而通营卫间阻滞，则邪自去而痹自开。

"问曰：黄汗之为病，身体肿，发热汗出而渴，状如风水，汗沾衣，色正黄如柏汁，脉自沉。何以得之？师曰：以汗出入水中浴，水从汗孔入得之。宜芪芍桂酒汤主之。"

芪芍桂酒汤方

黄芪五两，芍药三两，桂枝三两。

上三味，以苦酒一升，水七升，相和煮，取三升，温服一升。当心烦，服至六七日乃解。若心烦不解者，以苦酒阻故也。

尤在泾说："黄汗之病，与风水相似。但风水脉浮，而黄汗脉沉；风水恶风，而黄汗不恶风为异。其汗沾衣、色正黄如柏汁，则黄汗之所独也。风水为风气外合水气，黄汗为水气内遏热气。热被水遏，水与热得，交蒸互郁，汗液则黄。黄芪、桂枝、芍药行阳益阴，得酒则气益和而行愈周，盖欲使荣卫大行而邪气毕达耳。云苦酒阻者，欲行而未得遽行，久积药力，乃自行耳。故曰服至六七日乃解。按：前二条云：小便通利，上焦有寒，其口多涎，此为黄汗。第四条云：身肿而冷，状如周痹。此云：黄汗之病，身体肿，发热汗出而渴。后又云：剧者不能食，身疼重，小便不利，何前后之不侔也，岂新久微甚之辨软？夫病邪初受，其未郁为热者，则身冷、小便利、口多痰；其郁久而热甚者，则身热而渴、小便不利，亦自然之道也。"本证黄汗是因水与热交蒸于肌表所致。风水因感外邪，所以脉浮；黄汗因湿阻肌表，阳气不能宣达，所以脉沉。但黄汗的形成，不必局限于汗出入水。故《医碥》指出"水寒遏郁汗液于肌肉，为热所蒸而成黄汗。然汗出浴水，亦举隅之论耳，当推广之。"本方黄芪、桂枝解肌邪以固卫气，白芍、苦酒止汗液以摄营气，营卫调和，其病即愈。又黄汗之病，两胫自冷，剧者不能食，身疼重，烦躁，小便不利者，则宜用桂枝加黄芪汤方（桂枝、芍药各二两，甘草二两，生姜三两，大枣十二枚，黄芪二两。以水八升，煮取三升，温服一升，须臾饮热稀粥一升余，以助药力，温覆取微汗。若不汗，更服）主治。此方亦行阳散邪之法，而尤赖饮热稀粥取汗，以发交郁之邪。

"发汗后，身疼痛，脉沉迟者，桂枝加芍药生姜各一两人参三两新加汤主之。"（62）

桂枝加芍药生姜各一两人参三两新加汤方

桂枝三两去皮，芍药四两，甘草二两炙，人参三两，大枣十二枚擘，生姜四两切。

上六味，以水一斗二升，煮取三升，去滓，温服一升。本云桂枝汤，今加芍药、生姜、人参。

本条太阳病发汗太过，既耗散了在表的荣卫之气，又损伤了在里的心之气液，而在气液两虚之中，则以气虚较甚，故由表证的发热脉浮数而转变为里证的无热脉沉迟，虽有身疼痛症，已不再是风寒外束，太阳经气不通所致，而是由于发汗太过，气液两虚，经脉失养之故。故程郊倩说："桂枝汤中倍芍药生姜养荣血而从阴分宣阳，加人参托里虚而从阳分长阴。"但从全方来看，辛甘温药占主导地位，可见是以扶助阳气为主。本条应与（50）条"脉浮紧者，法当身疼痛，宜以汗解之。假令尺中迟者，不可发汗，何以知然？以荣气不足，血少故也"合参，这是从身疼痛的脉浮紧或尺中迟辨表里虚实。即身疼痛而脉浮紧的，为表实证，可以发汗；身疼痛而尺中迟的，为里虚证，不可发汗。可见它和本条是相得益彰的。本条还应当与（49）条"脉浮数者，法当汗出而愈。若下之，身重心悸者，不可发汗，当自汗出乃解。所以然者，尺中脉微，此里虚，须表里实，津液自和，便自汗出愈"合参。它所指出的太阳病脉浮数，因误下而脉转沉微、身重、心悸的里虚不可发汗，也和本条是相得益彰的。

"太阳病，发汗，遂漏不止，其人恶风，小便难，四肢微急，难以屈伸者，桂枝加附子汤主之。"（21）

桂枝加附子汤方

桂枝三两去皮，芍药三两，甘草三两炙，生姜三两切，大枣十二枚擘，附子一枚炮、去皮、破八片。

上六味，以水七升，煮取三升，去滓，温服一升。本云桂枝汤，今加附子。将息如前法。

（21）条的"太阳病发汗，遂漏不止"，一般认为是因太阳病表虚证误用麻黄汤发汗，进一步损伤了卫外阳气，以致由原来的汗出不多不透时出时收发展成为汗漏不止，故宜用桂枝汤加附子以增强其扶助卫阳的功能。但应看到，太阳与少阴相表里，太阳所统摄的卫气根于少阴的阳气，太阳病表虚证发汗太过，卫气虚甚，必然要伤及少阴阳气。本证汗漏不止，已属少阴亡阳的前兆，如果更进一步发展，那就势必要出现如（38）条所谓"厥逆筋惕肉𥆧"等亡阳的危象了。所以本条桂枝汤加附子，主要是扶助太阳里面的少阴阳气以固其本。由此可知本条属太阳病涉少阴的证治。如果认为它仍然只是个太阳病（不过由于发汗不当，以致卫气虚甚而已），那就不够深刻了。至于本条所谓"小便难，四肢微急，难以屈伸者"，则是因为发汗太过，气液两伤所致（小便难既是津液不足，也是膀胱气化不行；四肢微急难以屈伸，既是阴液不足以濡筋脉，也是阳气不足以煦筋脉）。由于病机的主要方面在阳气虚，故治法应以本方扶助阳气为主。本来太阳病涉少阴的阳虚证用桂枝汤应去芍药，变阳（刚）中有阴（柔）之方为纯阳之剂。今不去芍药，则保持了原方芍药、甘草的酸甘化阴作用，以适应"四肢微急，难以屈伸"的需要。因此，这里有必要联系到（29）条芍药甘草汤（芍药、甘草各四两。以水三升，煮取一升五合，去滓，分温再服）所主治的"脚挛急"来对照研讨以求其异同，即彼属阴液不足以柔养筋脉所致，故宜用芍药甘草汤以养阴柔筋；此属阳气与阴液两伤而偏于阳气虚所致，故宜用本方以扶阳气为主，兼养阴液。且本证汗漏不止，芍药酸收敛汗，更不宜减去。

"寒疝，腹中痛，逆冷，手足不仁。若身疼痛，灸刺诸药不能治，抵当乌头桂枝汤主之。"

乌头桂枝汤方

乌头（《千金》实中者五枚除去角，《外台》实中大者十枚），桂枝汤五合。

以蜜二斤（《千金》作一斤），微火煎乌头，减半，去滓，以桂枝汤五合解之（即溶解之意），令得一升后，初服二合；不知，即服三合，又不知；复加至五合。其知者，如醉状，得吐者为中病。

《金匮要略》此证是因新感外寒引发了陈痼内寒所致。如程林说："寒淫于内则腹中痛，寒胜于外则手足逆冷，甚则至于不仁，而身疼痛，此内外皆寒也。"故以乌头攻其内寒为主，而以桂枝汤攻其外寒为佐，以两解表里之寒。由于本证里重于表，所以徐忠可认为本方是"七分治里，三分治表"。本条"抵当"二字，《医宗金鉴》认为是衍文，可从。

"太阳病，下之后，脉促胸满者，桂枝去芍药汤主之；若微恶寒者，桂枝去芍药加附子汤主之。"（22）

桂枝去芍药汤方

桂枝三两去皮，甘草二两炙，生姜三两切，大枣十二枚擘。

上四味，以水七升，煮取三升，去滓，温服一升。本云桂枝汤，今去芍药。将息如前法。

桂枝去芍药加附子汤方

桂枝三两去皮，甘草二两炙，生姜三两切，大枣十二枚擘，附子一枚炮、去皮、破八片。

上五味，以水七升，煮取三升，去滓，温服一升。本云桂枝汤，今去芍药，加附子。将息如前法。

（22）条太阳病由于误下邪陷胸中，损伤心阳，以致心气阻滞，故现脉促胸满之证。桂枝汤去芍药之酸寒收敛，便成为温补宣通之剂，故能主治本证。至其所谓"若微恶寒者"，应作"若脉微恶寒者"。"脉促胸满"与"脉微恶寒"相比较，前者属于太阳病涉少阴，心气阻滞，但阳虚未甚，故用桂枝汤去芍药即可胜任；后者属于太阳病涉少阴，阳虚较甚，故须桂枝汤去芍药加附子才能奏功。这里还须联系到（179）条桂枝附子汤证来对照研究，因为桂枝去芍药加附子汤和桂枝附子汤两方药味尽同（只是后方桂、附用量大于前方）而主治不同的缘故。桂枝附子汤所主治的太阳病风寒湿痹表虚证，从其"身体疼烦，不能自转侧"来看，显属痹病中的重证。又从其"脉浮虚而涩"来看，脉浮虚固属卫气不足之候；脉涩则应与（22）条桂枝去芍药汤所主治的"脉促"和（182）条炙甘草汤所主治的"脉结代"合参，均属心气阻滞之证。这是因为风寒湿阴邪痹阻于表，损伤卫外阳气，不仅太阳经气因之而不通，即少阴心气亦为之而不畅所致。故宜用桂枝附子汤外驱阴（风寒湿）邪，内扶（少阴）阳气。由此可见，两证临床表现虽异，但其病机都属阴盛阳衰，两方都能驱阴扶阳，则是基本相同的。至于桂枝附子汤方的桂、附用量较大（桂枝四两、炮附子三枚），当是由于本证阴邪痹阻太甚，非重用桂、附不足以驱阴通痹之故。但本方后指出"附子三枚恐多……宜减服之"，可供临床参考。根据个人临床体会，在一般情况下，本方附子用量不必太大，而且不必去白芍（白芍止痛力强），并可加白术，疗效甚佳。还须指出，本方主治太阳病风寒湿痹证的优长是，不仅能外散太阳阴邪，而且能内扶少阴阳气，防止其邪由表入里，伤及心脏。桂枝去芍药汤证还可与（64）条"发汗过多，其人叉手自冒心，心下悸，欲得按者，桂枝甘草汤（桂枝四两去皮，甘草二两炙。以水三升，煮取一升，去滓，顿服）主之"合看，本证是因发汗过多，耗伤少阴心之阳气，以致心悸欲按。但尚未出现亡阳危象，可见虽虚未甚，其证尚轻。桂枝甘草汤其有辛甘化阳以温养少阴心阳的作用，故能主治本证。

"夫失精家，少腹弦急，阴头寒，目眩，发落，脉极虚芤迟，为清谷、亡血、失精。脉得诸芤动微紧，男子失精，女子梦交，桂枝龙骨牡蛎汤主之。"

桂枝加龙骨牡蛎汤方

桂枝、芍药、生姜各三两，甘草二两，大枣十二枚，龙骨、牡蛎各三两。

上七味，以水七升，煮取三升，分温三服。

尤在泾说："脉极虚芤迟者，精失而虚及其气也，故少腹弦急，阴头寒而目眩；脉得诸芤动微紧者，阴阳并乖而伤及其神与精也，故男子失精，女子梦交。沈氏所谓劳伤心气，火浮不敛，则为心肾不交，阳泛于上，精孤于下，火不摄水，不交自泄，故病失精，或精虚心相内浮，扰精而出，则成梦交者是也。徐氏曰：桂枝汤外证得之，能解肌去邪气，内证得之，能补虚调阴阳，加龙骨、牡蛎者，以失精梦交为神精间病，非此不足以收敛其浮越也。"

"伤寒脉浮，医以火迫劫之，亡阳，必惊狂，卧起不安者，

桂枝去芍药加蜀漆牡蛎龙骨救逆汤主之。"（115）

桂枝去芍药加蜀漆牡蛎龙骨救逆汤方

桂枝三两_{去皮}，甘草二两_炙，生姜三两_切，大枣十二枚_擘，牡蛎五两_熬，蜀漆三两_{洗去腥}，龙骨四两。

上为末，以水一斗二升，先煮蜀漆，减二升，内诸药，煮取三升，去滓，温服一升。本云桂枝汤，今去芍药，加蜀漆、牡蛎、龙骨。

"火逆下之，因烧针烦躁者，桂枝甘草龙骨牡蛎汤主之。"（122）

桂枝甘草龙骨牡蛎汤方

桂枝一两_{去皮}，甘草二两_炙，牡蛎二两_熬，龙骨二两。

上为末，以水五升，煮取二升半，去滓，温服八合，日三服。

（115）条的太阳伤寒，由于发汗太过，伤亡心肝阳气，以致神魂不宁，而发生"惊狂卧起不安"之变证。桂枝去芍药加蜀漆牡蛎龙骨救逆汤具有温养心肝阳气、镇定心肝神魂的作用，故能主治本证。临床所见神魂不宁之证，大多属于阴虚阳亢所致，常用滋补安神法获效，惟此则属于阳虚阴盛所致，必须本方温补安神法才能奏功。方中蜀漆不明，不加亦有效，有时芍药不去亦无妨。（122）条因误治而发生的烦躁，其病机与（115）条的"惊狂卧起不安"基本相同，只是（122）条病情较轻，故用温补安神法的轻剂桂甘龙牡汤方即可胜任。

"伤寒，脉结代，心动悸，炙甘草汤主之。"（182）

炙甘草汤方

甘草四两_炙，生姜三两_切，人参二两，生地黄一斤，桂枝三两去皮，阿胶二两，麦门冬半斤去心，麻仁半升，大枣三十枚擘。

上九味，以清酒七升，水八升，先煮八味，取三升，去滓，内胶烊消尽，温服一升，日三服，一名复脉汤。

（182）条的"伤寒，脉结代，心动悸"，无论是外感造成内伤，或内伤招致外感，其心动悸脉结代，都应认为是属心脏气血虚弱导致气血瘀滞之候。由于气血虚弱，心神失养，故心动悸；由于气血瘀滞，心脉阻塞，故脉结代。炙甘草汤方即由桂枝汤方去芍药加人参、阿胶、生地黄、麦冬、麻仁、清酒组成。本方以炙甘草补虚安神为主药，配合人参、桂枝、生姜、清酒以温养阳气，阿胶、生地黄、麦冬、麻仁、大枣以滋养阴血，其中桂枝和清酒且能"通经脉，利血气"。由于此方既能生血之源，又能导血之流，因而对心脏气血虚弱导致气血瘀滞的脉结代、心动悸有良效。但应指出，本证病机属虚实相兼而以虚为主，本方治法为补通并用而以补为主。因此，本方应用于本证，必须是虚多实少的才适宜，而且还须根据心脏气血两虚病机的寒热多少而灵活加减温清药量，才能提高疗效。这里还须指出的是，本方生地黄用量特大（原载一斤），不可疏忽。此药不仅能养新血，而且能破瘀血，它在本方中的作用，主要是取其化瘀生新。本方主药炙甘草的作用，有人认为它能"通经脉，利血气"。但临床实践证明，炙甘草的作用主要在于"补"，而不在于"通"，且能壅中助满。至于炙甘草汤方之所以能够"通经脉，利血气"，则是因为方中有桂、姜、清酒之故。因此，说炙甘草汤方能"通经脉，利血气"则可，说炙甘草能"通经脉，利血气"则不可。炙甘草在本方中的作用，应从补心虚、安心神来理解，才符合实际。

炙甘草汤和芍药甘草附子汤所主都属阴阳两虚之证，可以对照研讨。炙甘草汤证已如上述，就芍药甘草附子汤证来说，（68）条"发汗，病不解，反恶寒者，虚故也，芍药甘草附子汤（芍药三两，甘草三两炙，附子一枚炮、去皮、破八片。以水五升，煮取一升五合，去滓，分温三服）主之"的"虚"，是就营卫两虚而言。如成无己说："发汗病解，则不恶寒……今发汗病且不解，又反恶寒者，荣卫俱虚也。汗出则荣虚，恶寒则卫虚，与芍药甘草附子汤，以补荣卫。"又说："芍药之酸，收敛津液而益荣；附子之辛温，固阳气而补卫；甘草之甘，调和辛酸而安正气。"但日人吉益氏说："芍药甘草附子汤其证不具也，按其章曰，发汗病不解，反恶寒，是恶寒者附子所主也，而芍药甘草则无主证也，故此章之义，以芍药甘草汤脚挛急者而随此恶寒，则此证始备矣。"柯韵伯也说："脚挛急与芍药甘草汤，本治阴虚，此阴阳俱虚，故加附子。"

以上所述表寒虚实证治的麻黄汤法及其加减法和桂枝汤法及其加减法等，都是以《伤寒杂病论》为依据的。此外，临床治疗表寒虚实证的一般常用要方还有：

人参败毒散方

柴胡、甘草、桔梗、人参、川芎、茯苓、枳壳、前胡、羌活、独活各三十两。为粗末，每服二钱，加生姜、薄荷各少许，水煎服。功能益气解表，散风祛湿。治伤寒时气，头项强痛，发热恶寒，身体烦疼；寒壅咳嗽，鼻塞气重；风痰头痛，呕哕寒热。但本方用于表寒实证，应去人参。又本方加荆芥、防风，名荆防败毒散，不仅常用于四时风寒感冒，还常用于疮疡初起乍寒乍热而红肿热痛未甚者。如其红肿热痛已甚者，则宜用仙方活命饮（防风、白芷、穿山甲、皂角刺、当归尾、赤芍、乳香、没药、贝母、天花粉、甘草各一钱，金银花、陈皮各三钱。水煎，或水、酒各半煎服）以治之。

参苏饮方

人参、苏叶、葛根、前胡、姜半夏、茯苓各三钱，木香、枳壳、桔梗、炙甘草、陈皮各半两。为粗末，每服四钱，加生姜七片，大枣一枚，水煎，去渣，稍热服。功能益气解表，理气化痰。治体虚气弱，感冒风寒，内有痰湿，而现有恶寒发热、头痛鼻塞、咳嗽痰多、胸闷呕恶者。但如用于表寒实证，则应减去人参。

香苏散方

紫苏叶、炒香附各四两，陈皮二两，炙甘草一两。为粗末，每服三钱，水煎服，日三次；若作细末，只服二钱。功能疏散风寒，理气和中。治四时伤寒，形寒身热，头痛无汗，胸脘痞闷，不思饮食者。

升麻葛根汤方

升麻三钱，葛根、芍药各二钱，炙甘草一钱。加生姜，水煎服。治伤寒中风，头疼身痛，发热恶寒，无汗口渴，目痛鼻干，不得卧，及发斑欲出不出者。若头痛甚加川芎、白芷；身痛背强加羌活、防风；热不退，春加柴胡、黄芩、防风，夏加黄芩、石膏；头面肿加防风、荆芥、连翘、白芷、川芎、牛蒡子、石膏；咽痛加桔梗；斑出不透加紫草茸；脉弱加人参；胃虚食少加白术；腹痛倍芍药以和之。

柴葛解肌汤方

柴胡、葛根、羌活、白芷、桔梗、芍药、黄芩、石膏、甘草。加姜、枣，水煎服。功能解肌清热。治外感风寒，寒郁化热，恶寒渐轻，身热增盛，头痛肢楚，目痛鼻干，心烦不眠，眼眶疼痛，舌苔薄黄，脉浮微洪。若无汗恶寒甚者，去黄芩，加麻黄。

九味羌活汤方

羌活、防风、苍术各一钱半，细辛五分，川芎、白芷、生地黄、黄芩、甘草各一钱。加生姜、葱白，水煎服。治伤寒伤风，憎寒壮热，头痛身痛，项痛脊强，呕吐口渴，太阳无汗，感冒四时不正之气诸病。若风证自汗者，去苍术，加白术、黄芪；胸满去生地黄，加枳壳、桔梗；喘加杏仁；汗下兼行加大黄。

川芎茶调散方

薄荷八钱，川芎、荆芥各四钱，羌活、白芷、甘草各一钱，防风一钱五分，细辛一钱。为末，每用三钱，食后茶调服。治诸风上攻，正偏头痛，恶风寒发热，鼻塞，头晕目眩者。

葱豉汤方

葱白一握，豉一升。水煎服，取汗出。如无汗，加葛根三两。伤寒初觉头痛、身热、脉洪，便当服此。

玉屏风散方

炙黄芪、防风各一两，白术二两。为粗末，每服三钱。治自汗不止，气虚表弱，易感风寒。上药等分水煎，名黄芪汤，《洁古》用代桂枝汤，治春夏发热有汗、脉微弱、恶风寒者；恶风甚，加桂枝。又用川芎、苍术、羌活等份水煎，名川芎汤，以代麻黄汤，治秋冬发热无汗、恶风寒者；恶寒甚，加麻黄。

再造散方

人参、黄芪、桂枝、甘草、煨生姜、大枣、附子、细辛、羌活、防风、川芎。水煎服。治头疼、发热、项脊强、恶寒无汗、用发汗药二三剂汗不出（即阳虚不能作汗）者。

第二章　表热虚实证治

凡因风温邪气犯表，正气向外扰邪，上焦肺卫不舒，而现发热、微恶风寒、口渴、咳嗽、咽喉干燥疼痛、舌苔白干、脉浮数等症的，为表热证。本证有虚实之分，治宜辛凉解表法，但虚证多兼养血或滋阴。

温病学说对此论述甚详；伤寒学说对此也略有论及，这里须先讨论的是：

《伤寒论》："太阳病，发热而渴，不恶寒者，为温病。若发汗已，身灼热者，名风温。风温为病，脉阴阳俱浮，自汗出，身重多眠睡，鼻息必鼾，语言难出。若被下者，小便不利，直视，失溲；若被火者，微发黄色，剧则如惊痫，时瘛疭；若火熏之，一逆尚引日，再逆促命期。"（6）

本条是《伤寒论》提到温病的唯一明文，基本上启示了温病由表（卫分）入里（气、营、血分）的过程。这可从其由"太阳病，发热而渴，不恶寒"，发展到"身灼热""汗自出"，以至神昏鼾睡，"语言难出""直视""瘛疭"等证候演变中大致看得出来。这里着重讨论太阳温病表热证。由于太阳主表，故太阳温病属表热证。它和太阳"中风""伤寒"表寒证的鉴别要点是：太阳"中风""伤寒"的表寒证必恶寒发热而不渴，太阳"温病"表热证必发热口渴而不恶寒。仲景虽对太阳"中风""伤寒"表寒证主以桂枝汤、麻黄汤，但对太阳"温病"表热证则未出方，应该说是一大缺陷。从柯韵伯所谓"麻杏甘石汤为温病发汗逐邪之主剂……此证头项强痛与伤寒同。惟不恶寒而渴以别之，证系有热无寒，故予麻黄汤去桂枝之辛热，易石膏之甘寒，以解表里俱热之证"来看，似为仲景弥补了这一缺陷，但细加玩味，则是值得进一步商讨的。因为麻杏甘石汤虽可属之于辛凉解表法的范畴，但和《温病条辨》上焦篇的辛凉轻剂桑菊饮、辛凉平剂银翘散和辛凉重剂白虎汤三方比较，桑菊饮和银翘散所主治的是属温病卫分表热证；白虎汤所主治的是属温病气分里热证，而麻杏甘石汤所主治的则属于温病卫、气分表寒里热（偏重气分里热）证。由此可见，柯氏所谓太阳"温病"是属"有热无寒"的"表里俱热之证"，而麻杏石甘汤则为太阳"温病发汗逐邪之主剂"，显然是不够确切的。因为如其"证系有热无寒"的"表里俱热"，就不得用麻黄，而应以清法为主，不应以汗法为主，这可从《伤寒论》"表里俱热"的（173）条白虎证获得证明。何况从麻杏甘石汤方后不载"覆取微似汗"来看，也可见其不是以发汗为主，而是以清解为主的。

《温热论》："温邪上受，首先犯肺，逆传心包。肺主气属卫，心主血属营。辨营卫气血，虽与伤寒同，若论治法，则与伤寒大异也。盖伤寒之邪留恋在表，然后化热入里；温邪则热变（或作"化热"）最速，未传心包，邪尚在肺。肺合皮毛而主气，故云在表。初用辛凉轻剂，夹风则加薄荷、牛蒡之属；夹湿则加芦根、滑石之流。或透风于热外，或渗湿于热下，不与热相搏，势必孤矣。不尔，风夹温热而燥生，清窍必干，谓水主之气不能上荣，两阳相劫也；湿与温合，蒸郁而蒙蔽于上，清窍为之壅塞，浊邪害清也。其病有类伤寒，验之之法，伤寒多有变证；温热虽久，总在一经为辨。"

叶天士所谓"温邪上受，首先犯肺，逆传心包"，应和他在"三时伏气外感篇"中所说的"风温者……治在上焦，肺位最高，邪必先伤。此手太阴气分先病，失治则入手厥阴心包络，血分亦伤。盖足经顺传，如太阳传阳明，人皆知之；肺病失治，逆传心包络，人多不知者"合并讨论。一般来说，当人体阴阳失调，不能适应天地阴阳之变化而给外邪以可乘之隙的时候，其邪是无孔不入的。人身孔隙虽多，但其中最主要的是皮毛之孔和口鼻之孔。这些孔隙，无论寒邪或温邪都可入侵，并不容许我们主观派定寒邪只可外从皮毛之孔而入，温邪只可上从口鼻之孔而入。例如，太阳"伤寒"既有寒邪犯卫的恶寒发热、无汗、脉浮紧等症，也有寒邪犯肺的咳喘等症；太阴"温病"，既有温邪犯肺的咳喘等症，也有温邪犯卫的身热、自汗、脉浮动数等症，这就充分地表明了寒温纵横割裂的看法是不全面的。因此，我们对叶氏"温邪上受，首先犯肺"之说，必须全面领会，不可片面拘执。即温邪固然可以上受而首先犯肺，但不等于排斥了温邪可以外受而首先犯卫，也不等于上受只是犯肺。因为从鼻入者固然犯肺，若从口入者则必犯胃的缘故。至其所谓"逆传心包"章虚谷认为："心属火，肺属金，火本克金，而肺邪反传于心，故曰逆传也。"但王孟英则认为："温邪始从上受，病在卫分，得从汗解，则不传矣。第四章云不从外解，必致里结，是从上焦气分以及中下二焦者为顺传。惟包络上居膻中，邪不外解，又不下行，易于袭入，是以内陷营分者为逆传也。然则温病之顺传，天士虽未点出，而细绎其议论，则以邪从气分下行为顺，邪入营分内陷为逆也。苟无其顺，何以为逆。"他并根据《难经》"从所胜来者为微邪"的经旨，力辟章氏以五行生克为解之非。

一般来说，疾病传变不出吉凶两途，传向有利途径者吉，为顺；传向不利途径者凶，为逆。温病由上焦肺卫分传入中焦胃气分者吉，是为顺传。因其邪只在阳分，未入阴分，邪入未深，其病易愈。若温病由上焦肺卫分传入上焦心（包络）营血分者凶，是为逆传。因其邪已离阳分，陷入阴分，邪入已深，其病甚危之故。这种温病传变的顺逆机转和伤寒传变的顺逆机转，是有相似之处的。如伤寒由太阳（相当于温病的肺卫分）传入阳明（相当于温病的胃气分）者吉，也可以说是顺传，故有"阳明无死证"之说；伤寒由太阳传入少阴者凶，也可以说是逆传，故有"少阴病是生死关"之说。叶氏所谓"逆传心包"，即指温病由肺卫分传入心（包络）营血分的不利途径，病情凶险，危及生命，故称逆传。而这和《伤寒论》太阳"温病"由表（太阳）传里（厥阴），热闭心包而神昏、鼾睡、语言难出，热动肝风而直视、瘛疭的"一逆尚引日，再逆促命期"，是相得益彰的。叶氏"逆传心包"之说的来源也许就在于此。此说人多不知，叶氏引而发之，厥功甚伟。

　　伤寒和温病的异同，从邪方面说，寒为阴邪而治法宜温，温为阳邪而治法宜清，它们在病情上是大异的。从正方面说，无论寒邪或温邪侵入人体，其抗拒邪气的正大都不外荣卫气血。而荣卫气血在人身的作用，一般来说，卫气属阳主外，荣血属阴主内，故病邪浅而在表在阳分的，多关卫气；病邪深而在里在阴分的，多关营血。这种依据荣卫气血之正和寒温之邪相争而辨其病位表里浅深的精神，是基本相同的，但细玩叶氏所谓"卫之后，方言气，营之后，方言血"的具体内容，又和伤寒不同。例如，《伤寒论》所谓"风则伤卫，寒则伤荣，荣卫俱病，骨节烦疼，当发其汗"；"太阳病，发热汗出者，此为荣弱卫强，故使汗出"；"病常自汗出者，此为荣气和，荣气和者，外不谐，以卫气不共荣气谐和故尔，以荣行脉中，卫行脉外，复发其汗，荣卫和则愈"；"病人脏无他病，时发热自汗出而不愈者，此卫气不和也，先其时发汗则愈"等，显然是说风寒邪气犯表，使人体正气的卫和荣都受到干扰而不能和谐，必须通过发汗以驱散风寒，才能使荣卫调和而病愈。可见《伤寒论》中的荣卫是密切相关不容分割的（它所说的荣卫不和，虽然是以卫气不和为主，但仍属荣卫俱病。至于后世某些注家所创立的风伤卫、寒伤荣和风寒两伤荣卫的三纲鼎立之说，既不符合《伤寒论》原文意旨，更不能指导临床实践，因而今人多予弃置）。据此，则叶氏所谓温病"辨荣卫气血与伤寒同"，其实是同少而异多的。

　　从叶氏所谓"伤寒之邪留恋在表，然后化热入里"来看，可见叶氏是深明伤寒郁阳化热之理的。章虚谷为之注解说："伤寒邪在太阳,必恶寒甚,其身热者,阳郁不伸之故,而邪未化热也。传至阳明,其邪化热,则不恶寒,始可用凉解之法。"太阳伤寒郁阳化热的过程,大致是由伤寒郁阳的麻黄汤证,至伤寒郁热的大青龙汤证,至伤寒化热的麻杏甘石汤("大青龙汤之变局,白虎汤之先着")证以至白虎汤证。由此可见,伤寒化热是必须经过郁阳这一间接过程的。至其所谓"温邪则化热最速",则是由于温为阳邪,其性急迫,且温为热之渐,热为温之甚,温盛即成热,温邪化热的过程是直接的缘故。伤寒化热之所以不如温病化热迅速,其故亦如此。在温病热变最速这个问题上,不仅要看到邪方面由温化热的直接过程,而且要看到正方面的体素阳盛阴虚。因为温病多发生于素不藏精之人,当温邪侵入体素阳盛阴虚之人时,由于内应外合,所以热变最速。也正因此,治疗温病必须以救阴为第一要点,即在治疗温病时,必须时刻注意救阴。因为只有人体阴精充足,才能有力抗拒温之阳邪;也就有可能使之不热变,即使热变也较轻微,而较易治愈。

温邪在表,法主辛凉,这固然是人所共知的,但温邪伤人,往往兼夹他邪为患。如果只知治温,而不知治兼夹之邪,则必难收良效。因此,叶氏提出夹风和夹湿的治法以垂训后世。章虚谷为之注解说:"始初解表用辛凉,须避寒凝之品,恐遏其邪,反不易解也。或遇阴雨连绵,湿气感于皮毛,须解其表湿,使热外透而易解,否则湿闭其热而内侵,病必重矣。其夹内湿者,清热必兼渗化之法,不使湿热相搏,则易解也。"此注继承发扬了叶氏之说,如在夹湿问题上,认为表湿宜兼透,里湿宜兼渗与化等。因此，叶氏之说得章氏之说而益彰。但在夹风问题上，我认为当分阴阳论治，如夹阴（寒）风的，宜在辛凉剂中多加温散如防风、荆芥类药；如夹阳（热）风的，宜在辛凉剂中多用薄荷、牛蒡子类药。这里叶氏仅就后者举例而言，至于其所指出的不知透风、渗湿的不良后果，是因风为阳邪，与温相合，两阳相劫必致阴伤愈甚，所以说"水主之气不能上荣"而燥生，风温化燥于上，所以说"清窍必干"，如眼、鼻、咽喉干燥等。湿为阴邪，与温相合，则温之阳邪为湿之阴邪所郁遏，而湿之阴邪为温之阳邪所熏蒸，阴阳两邪郁蒸，湿浊蒙蔽于上，清阳失其宣通，则清窍为之壅塞，如首如裹、头目沉闷、耳聋、鼻塞等。由此可见，章氏在叶氏渗湿于热下的基础上，补出透湿于热外和化湿于热中两法，弥补了叶氏之不足的。又从叶氏所谓"初用辛凉轻剂，夹风则加入薄荷、牛蒡之属，夹湿则加芦根、滑石之流"来看，可见吴氏根据叶氏之说所创立的银翘散方中既以辛凉芳香、清热解毒的金银花、连翘等药为主，又佐以薄、蒡、芥、豉之透和芦根之渗，显然是深得叶氏心法而有所发展的。正由于吴氏此散透中有清，渗中有透，轻灵活泼，计策万全，故至今仍被认为是上焦肺卫分温病表热证的良方。

伤寒失治或误治，既有由表寒证变成里寒证的，也有变成里热证的，还有变成寒热错杂里证的，故叶氏说"伤寒多有变证"，这是不难理解的。但他所谓"温热虽久，总在一经"，显然和上述"温邪则热变最速"，或由上焦肺卫分顺传中焦胃气分，或由太阴肺逆传厥阴心包，是自相矛盾的。有人根据上文改"温热"为"湿温"，认为湿温病程进展缓慢，传变较伤寒为少。

其言似是，其理则非。因为不仅湿温主要病在太阴与阳明两经而非病在一经，而且湿温在临床上也并不是没有传变而久在一经不移的。

《温病条辨》上焦篇："凡病温者，始于上焦，在手太阴。"（2）

"太阴之为病，脉不缓不紧面动数，或两寸独大，尺肤热，头痛，微恶风寒，身热自汗，口渴，或不渴而咳，午后热甚者，名曰温病。"（3）

吴氏在（2）条自注中"辨寒病之原于水，温病之原于火一时"指出："天地运行之阴阳和平，人生之阴阳亦和平，安有所谓病也哉！天地与人之阴阳，一有所偏，即为病也。偏之浅者病浅，偏之深者病深，偏于火者病温、病热，偏于水者病清、病寒。此水火两大法门之辨，医者不可不知。烛其为水之病也，而温之热之。烛其为火之病也，而凉之寒之。各救其偏，以抵于平和而已。"同时认为，伤寒由毛窍而入，足太阳膀胱外应毫毛，故其病始足太阳。寒为阴邪，最善收引，阴盛必伤阳，故首郁遏太阳经中之阳气，而为头项强痛、恶寒发热、脉紧或缓等症。温病由口鼻而入，鼻通于肺，故其病始手太阴。温为阳邪，最善发泄，阳盛必伤阴，故首郁遏太阴经中之阴气，而为咳嗽、身热、尺热、自汗、头痛、微恶风寒、口渴、脉动数等症。并对（3）条自为注解说："不缓，则非太阳中风矣；不紧，则非太阳伤寒矣；动数者，风火相扇之象，经谓之躁；两寸独大，火克金也。尺肤热，尺部肌肤热甚，火反克水也。头痛、恶风寒、身热、自汗，与太阳中风无异，此处最足以相混，于何辨之？

于脉动数，不缓不紧，证有或渴，或咳、尺热、午后热甚辨之。"由此可见，吴氏在论述上焦太阴温病表热证的同时，是与太阳中风伤寒的表寒证进行对比分析，以期相得益彰的。尤其是他从天地人相应的阴阳水火理论来探讨寒温病源及其治法，更是耐人寻味的。但他强分伤寒由毛窍而入，温病由口鼻而入，则是不够全面的。

第一节 卫分表热实证治

凡因风温邪气犯表，正气向外抗邪有力，而现脉浮数有力的表热证，为表热实证，治宜辛凉解表法的银翘散或桑菊饮等方在凉散风温邪气中护正。

温病学说对此论述甚详，这里略举几家之说加以讨论。

《温病条辨》上焦篇："太阴风温、温热、温疫、冬温，初起恶风寒者，桂枝汤主之；但热不恶寒而渴者，辛凉平剂银翘散主之。"（4）

"太阴温病，恶风寒，服桂枝汤已，恶寒解，余病不解者，银翘散主之，余证悉减者，减其制。"（5）

银翘散方

银花一两，连翘一两，苦桔梗六钱，薄荷六钱，竹叶四钱，生甘草五钱，芥穗四钱，淡豆豉五钱，牛蒡子六钱。

上杵为散，每服六钱，鲜苇根汤煎。香气大出，即取服，勿过煎。肺药取轻清，过煮则味厚而入中焦矣。病重者约二时一服，日三服，夜一服；轻者三时一服，日二服，夜一服；病不解者，作再服。盖肺位最高，药过重则过病所，少用又有病重药轻之患，故从普济消毒饮，时时轻扬法。今人亦间有用辛凉法者，多不见效，盖病大药轻之故。一不见效，遂改弦易辙，转去转远，即不更张，缓缓延至数日后，必成中下焦证矣。胸膈闷者，加藿香三钱，郁金三钱，护膻中；渴甚者，加花粉；项肿咽痛者，加马勃、元参；衄者，去芥穗、豆豉，加白茅根三钱，侧柏炭三钱，栀子炭三钱；咳者，加杏仁利肺气。二三日病犹在肺，热渐入里，加细生地、麦冬保津液；再不解，或小便短者，加知母、黄芩、栀子之苦寒，与麦、地之甘寒，合化阴气，而治热淫所胜。

吴氏在（4）条自注中指出："虽曰温病，既恶风寒，明是温自内发，风寒从外搏成内热外寒之证，故仍旧用桂枝辛温解肌法，俾得微汗，而寒热之邪皆解矣。"但既属"内热外寒之证"，则其阳盛于内可知。而既属阳盛于内之证，岂可妄投桂枝汤方，违犯《伤寒例》"桂枝下咽，阳盛则毙"之禁？这显然是吴氏智者千虑之一失。从理论联系到临床实际来看，这种内热外寒之证，如果妄投桂枝汤方，其内热必更加甚而恶化病情，断无外寒解而内热亦解之理。观仲景于内热外寒之证，用麻桂必配石膏（如大青龙汤法和桂枝二越婢一汤法等），并无但用麻桂以解内热外寒之法，更可知其主以桂枝汤是错误的。

《伤寒论》对"发热而渴不恶寒"的太阳温病未出方，而《温病条辨》对"但热不恶寒而渴"的太阴温病主以辛凉平剂银翘散，显然是针对其有证无方而提出补充。从吴氏在《温病条辨》"杂说"中所谓"本论方法之始，实始于银翘散"来看，可见其为《温病条辨》第一方，也是吴氏得意之作。今就其"方论"加以阐释：

①辛凉芳香，清热解毒：吴氏遵《内经》"风淫于内，治以辛凉，佐以苦甘"之训，宗喻嘉言芳香逐秽之说，创制银翘散方以主治上焦肺卫分温病表热实证。此方主药银花辛凉芳香，既能清透表邪，又能逐秽解毒；连翘既能清解热毒，又能开散热结，而毫无苦降寒凝之弊。至其佐药薄荷、荆芥、香豉能助银翘以泄卫解表；牛蒡子、芦根、桔梗、生甘草能助银翘以宣肃肺金。由于主药得当，佐药有力，故对表热实证具有卓著疗效，至今仍为临床医生所喜爱。但在这里必须指出的是，银翘散的清热解毒，具有清凉芳香向外透泄的特点，它和苦咸大寒直入气营血分的黄连、黄芩、黄柏、栀子、知母、玄参、犀角、大青叶、板蓝根等向内清解的清热解毒药是大异其趣的。近有采用中药防治急性传染病，简单地强调清热解毒的作用，而置中医辨证施治的理论于不顾者，如在治疗"流感"表热实证时，表里不分，本应投以辛凉芳香向外透泄的清热解毒剂，而反投以苦咸大寒向内清解的清热解毒剂，这就无益而有害了。

②纯然清肃上焦，不犯中下，无开门揖盗之弊，有轻以去实之能：由于吴氏用药须究三焦，故其所制银翘散方纯然清肃上焦，不犯中下。如他所说："本方谨遵《内经》'风淫于内，治以辛凉，佐以苦甘'……之训，……又宗喻嘉言芳香逐秽之说，用东垣清心凉膈散，辛凉苦甘。病初起，且去入里之黄芩，勿犯中焦。"又在方后煎服法中指出："鲜苇根汤煎，香气大出，即取服，勿过煮。肺药取轻清，过煮则味厚而入中焦矣……盖

肺位最高，药过重则过病所，少用又有病重药轻之患，故从普
济消毒饮，时时清扬法。今人亦间有用辛凉法者，多不见效，
盖病大药轻之故。一不见效，遂改弦易辙，转去转远，即不更
张，缓缓延至数日后，必成中下焦证矣。"所谓"肺药取轻清"，
亦即"上焦如羽，非轻不举"之意。这对温病表热实证来说，
确有"轻可去实之能"，是不应忽视的。至其所谓"无开门揖
盗之弊"，则是说明银翘散的辛凉解表，大不同于麻黄汤的辛
温解表。如其病属伤寒表寒实证，而误用银翘散的辛凉，则必
促进阴邪的凝敛，以致关门养盗；如其病属温病表热实证，而
误用麻黄汤的辛温，则必促进阳邪发泄，损伤阴精，以致开门
揖盗。所以吴氏指出："温病忌汗（指用辛温发汗），汗之不
惟不解，反生他患……误汗虽曰伤阳，汗乃五液之一，未始不
伤阴也……温病最善伤阴，用药又复伤阴，岂非为贼立帜乎？"
这就是说，温病表热实证如果误用辛温开表的发汗之剂，则不
仅会助长已入之邪伤正，而且会给未入之邪以可乘之隙。也就
是说，温病表热实证如果投以辛凉透邪护正的银翘散，就决无
开门揖盗之弊了。

③预护其虚：以吴氏所说的"经谓'冬不藏精，春必病温'，
又谓'藏于精者，春不病温'，又谓'病温，虚甚死'。可见
病温者，精气先虚。此方之妙，预护其虚"来看，显然表明他
所制的银翘散方，不仅能解风温之邪，而且能护精阴之正。

吴氏在银翘散方后所附加减法：

"项肿咽痛者，加马勃、元参。"项肿咽痛是因风温热毒
上攻所致，故加马勃、元参以清热解毒。这里以项肿为主，一

般风温咽喉干痛，不必加药。

"衄者，去芥穗、豆豉，加白茅根三钱，侧柏炭三钱，栀子炭三钱。"鼻衄是因风温犯肺而伤及血络所致，故去发散的荆芥穗和淡豆豉，以免更动其血，并加白茅根、侧柏炭、栀子炭以清肺凉血止血。

"二三日病犹在肺，热渐入里，加细生地、麦冬保津液。再不解，或小便短者，加知母、黄芩、栀子之苦寒与生地、麦冬之甘寒，合化阴气，而治热淫所胜。"由于温邪热变最速，而且易伤津液，所以二三日病犹在肺而热渐入里灼伤津液的（多见口燥舌干而渴饮加甚等症），宜加用甘寒的生地、麦冬以保津液；如果经用此法后病仍不解，则其里热炽盛可知（多见舌苔黄燥等症），又当在前法中再加苦寒的知母、黄芩、栀子以清里热。一般治疗温病避免过早使用甘寒药，以防滋腻滞邪，但在内热炽盛灼伤津液时，又可在苦寒清热中配合甘寒生津，使苦寒与甘寒合化，既清邪热，又保津液。

"胸膈闷者，加藿香三钱，郁金三钱，护膻中。"这是因为风温邪犯肺卫而兼有湿浊郁遏于上焦所致。本症多见于湿温病初起之时，宜用芳香宣化湿浊之法。藿香、郁金乃芳香解郁、宣化湿浊的要药，故宜加用。

至于太阴风温初起恶风寒者，既如上述不可用桂枝汤，那么是否也可采用银翘散呢？我认为是可以的。因为银翘散在辛凉解表中兼有祛风散寒作用（如方中的荆芥穗和淡豆豉）的缘故。但如能加入葱白，合葱豉汤于银翘散中，就更完善了。这里还须指出的是，风温初起恶风寒时多无汗，但热不恶寒时多自汗；

兼有风寒外搏者舌苔多白，否则就不一定舌苔白。临床常见温
邪怫郁而肺卫不宣，虽无风寒外搏，亦恶风寒，但舌苔不白，
或见薄黄。由于温邪热变最速，故其恶风寒为时短暂，很快就
但发热而不恶风寒。因此，本证但热不恶风寒而自汗舌苔不白的，
则方中荆芥应少用或不用，薄荷也应少用为妥。又本证之所以
常见咽喉干痛，是因风温邪由口鼻入侵肺胃，而咽喉为肺胃之
门户的缘故。又本证脉多浮而动数躁盛，吴氏在自注太阴温病
脉"动数"时指出"经谓之躁"，是以《灵枢·论疾诊尺》篇
所谓"尺肤热甚，脉盛躁者，病温也；其脉盛而滑者，病且出也"
为依据的，亦即脉浮滑数有力之意。这既表明风温邪气旺盛，
也表明正气抗邪有力。

"太阴风温，但咳，身不甚热，微渴者，辛凉轻剂，桑菊
饮主之。"（6）

桑菊饮方

桑叶二钱五分，菊花一钱，薄荷八分，连翘一钱五分，苦
梗二钱，甘草八分，苇根二钱。

水二杯，煮取一杯，日二服。二三日不解，气粗似喘，燥
在气分者，加石膏、知母；舌绛暮热甚，燥邪初入营，加元参二钱、
犀角一钱；在血分者，去薄荷、苇根，加麦冬、细生地、玉竹、
丹皮各二钱；肺热甚，加黄芩；渴者，加花粉。

吴氏自注："咳，热伤肺络也；身不甚热，病不重也；渴而微，
热不甚也；恐病轻药重，故另立轻剂方。"从本条"太阴风温"
句下首先提出但"咳"来看，可见是以咳为主症，并可知其辛
凉轻剂桑菊饮的作用偏重在肃肺止咳，和上述以"但热不恶寒

而渴"为主症的"太阴风温"而治宜作用偏重在泄卫解热的辛凉平剂银翘散相比较，是同中稍异的。所谓同，是说它们都属辛凉解表剂，都能主治上焦肺卫分表热实证。所谓异，是说桑菊饮属辛凉轻剂，方中肃肺止咳药多，故能主治以上焦肺局部反应为主的表热实证；银翘散属辛凉平剂，方中泄卫解热药多，故能主治以卫分全身反应为主的表热实证。又吴氏所谓"恐病轻药重，故另立轻剂方"，并不意味着上述银翘散方不适用于本条太阴风温轻病，这可以从其散方煎服法"病重者约二时一服，日三服，夜一服；轻者三时一服，日二服，夜一服；病不解者，作再服"中很清楚地看得出来。因为它已明确地指出本方对太阴风温无论病重病轻都可用，只是服法有多少、次数的不同而已。

吴氏在桑菊饮方后所附加减法：

"二三日不解，气粗似喘，燥在气分者，加石膏、知母""肺热甚，加黄芩""渴者，加花粉"。桑菊饮证本属风温邪犯肺卫的轻症，但因"温邪热变最速"，故有二三日不解就并入气分而现白虎汤证的。从其所谓"气粗似喘，燥在气分"来看，可见身热口渴已甚，不仅温盛成热，而且伤津化燥；由于热势高涨，呼吸急促而气粗似喘，也可见是因温盛成热进一步发展而成。由肺卫分并入肺气分，以致咳甚而喘，和阳明病的身大热而呼吸气粗似喘者相比是似同实异的。桑菊饮中加入石膏和知母的白虎清气法，即为一个卫气同治的方剂。白虎汤虽为阳明气分里热证主方，但其中石膏和知母也是清解肺热的要药，这可从身热汗出而喘的麻杏甘石汤方中重用石膏清解肺热很明显地看出来。至于"肺热甚，加黄芩"和上述加石膏、知母清肺热的不同点是黄芩为清热燥湿药，石膏、知母为清热生津药。因此，热中夹湿（如舌苔黄腻）的宜加黄芩；热甚化燥（如舌苔黄燥）的宜加石膏、知母。至于"渴者，加花粉"，应进一步领会，即桑菊饮证本有微渴，故方中用芦根以生津止渴，可知"渴者，加花粉"的口渴必较甚，而花粉较之芦根的生津止渴力强；也可见加石膏、知母的口渴必是大渴引饮，而石膏、知母较之芦根、花粉的生津止渴作用必更强。

"舌绛暮热甚，燥邪初入营，加元参、犀角""在血分者，去薄荷、芦根，加麦冬、细生地、玉竹、丹皮"。这说明温病邪在卫分的表热证向里发展，也有不经过气分而直接进入营分、血分的。温病邪入营、血分的共同特征是身热夜甚而舌绛，但因本证是兼见于桑菊饮证中尚未出现神昏谵语、斑疹血证，故只需在桑菊饮方中加入犀角、丹皮、生地、元参、麦冬、玉竹等以清营凉血。至其方中的薄荷、芦根在邪初入营时仍可用者，是因薄荷辛散而芦根清透，尚符合"入营犹可透热转气"法则的缘故。若邪已深入血分，就必须凉血散血，自不宜再用辛散药（薄荷虽可去，芦根则无碍）。

"秋感燥气，右脉数大，伤手太阴气分者，桑杏汤主之。"（《温病条辨》上焦篇54）吴氏自注："初起必在肺卫，故以桑杏汤清气分之燥也。"从其"初起必在肺卫"和所立"辛凉法"的桑杏汤方（桑叶、杏仁、沙参、象贝、香豉、栀皮、梨皮）来看，显而易见，他所说的"伤手太阴气分"和"清气分之燥"的"气分"，应当改为"卫分"，始相符合。外感燥邪为病，

多在秋季，故称"秋燥"。又因燥应秋时与肺金，故秋燥多伤
及肺。一般有温燥与凉燥之分，温燥初起与风温表证基本相似，
但以口鼻咽喉干燥甚，尤其是干咳无痰为主症，宜用上述桑杏
汤的辛凉法主治。亦可用上述太阴风温证的桑菊饮，如《温病
条辨》在上条后接着指出："感燥而咳者，桑菊饮主之。"至
于凉燥，初起与风寒表证基本相似，但以口鼻咽喉干燥为主症，
与风寒表证同中有异，一般用杏苏散（杏仁、苏叶、桔梗、枳
壳、前胡、半夏、橘皮、茯苓、甘草、生姜、大枣）主治。故《温
病条辨》在上焦篇秋燥中指出："燥伤本脏，头微痛，恶寒，
咳嗽稀痰，鼻塞，嗌塞，脉弦，无汗，杏苏散主之。"并自注说：
"杏苏散乃时人统治四时伤风咳嗽通用之方，本论前于风温门
中已驳之矣。若伤燥凉之咳，治以苦温，佐以甘辛，正为合拍。"
但凉燥采用杏苏散，不如采用叶天士《三时伏气外感篇》所谓
秋凉外束，身热痰咳，只宜葱豉汤，或苏梗、前胡、杏仁、桔梗、
枳壳等方药更为稳妥。凉燥本应列入表寒证治中，但因临床上
温燥多于凉燥，故附此以便对照。

"太阴温病，脉浮洪，舌黄，渴甚，大汗，面赤，恶热者，
辛凉重剂白虎汤主之。"（7）

吴氏在自注中指出太阴温病而脉浮洪、舌黄、渴甚、大
汗、面赤、恶热者，是"邪在肺经气分也"。这就非主治上焦
肺卫分证的辛凉平剂银翘散所能胜任，故立此辛凉重剂白虎汤
以"退热""保津液"。这里必须注意的是，郑雪堂按本条
云："恶热二字宜着眼，若恶寒便用不着，此方须兼表药，如
麻杏甘石汤。"由此可见，温病邪在上焦肺卫分的表热实证，

宜用桑菊饮（轻证）或银翘散（重证）以解表（泄卫）；若邪由肺卫分发展到肺气分，而由表热实证变为里热实证的，则宜用白虎汤以清里（清气）；如其肺气分里热已甚而卫分表证尚未全除的，则宜用麻杏甘石汤以清里（清气）为主，而兼解表（泄卫）。

综观上述，温病表热实证的主方，当推银翘散。从吴氏自云此散病重病轻都可服来看，则其恐病轻药重而另立桑菊饮轻剂方，似非必要。我在临床上常把二方合而用之（即银翘散加桑叶、菊花、杏仁），根据病情轻重，灵活掌握药量，疗效都很满意，并无病重药轻或病轻药重之弊。

陈伯平《外感温病篇》："风温为病，春月与冬季居多，或恶风或不恶风，必身热咳嗽烦渴，此风温证之提纲也。"陈氏自注："人身之中，肺主卫，又胃为卫之本，是以风温外薄，肺胃内应，风温内袭，肺胃受病。其温邪之内外有异形，而肺卫之专司无二致，故恶风为或有之症，而热渴咳嗽为必有之症也。"其所以或恶风或不恶风者，因风虽为阳邪，但又无定体，常随其所兼夹之邪而异。温邪夹风为病，名曰风温，其所夹之风，如系寒风，则有恶风寒证；如系热风，则无恶风寒证。因为恶风寒证多属阴邪郁遏在表所致，寒风束温在表，阳内而阴外，故有恶风寒证；热风合温在表，则内外皆阳，自无恶风寒之理。温乃阳邪，易伤津液，故必有身热烦渴见症。但在病初起时，多见微渴而非大渴。本病治法陈氏认为应以"泄热和阴"为原则，初起在表，宜透泄，不宜寒遏；津液初伤，宜清和，不宜滋凝。

"风温证，身热畏风，头痛咳嗽，口渴，脉浮数，舌苔白者，邪在表也。当用薄荷、前胡、杏仁、桔梗、桑叶、川贝之属，凉解表邪。"寒风束温在表，故见身热畏风、头痛、脉浮数、苔白等症。肺主皮毛而属卫，卫受邪侵，肺失宣降，则咳嗽。温为阳邪，津液受伤，故病初起在表即有口渴。它既与太阳伤寒初起在表而现恶寒发热、口不渴者有本质上的差别，也与阳明热盛伤津而现但热不寒、大渴引饮者有程度上的不同。由于寒风束温郁于肺卫之表，故宜凉解表邪法，以薄荷、桑叶辛凉解表（从其畏风苔白来看，应加祛散风寒之药，如荆、防、葱、豉等），桔梗、杏仁、前胡、贝母（川贝应改为浙贝，因川贝清敛，而浙贝清散之故）宣降肺气、化痰止咳。

"风温证，身热咳嗽，自汗口渴，烦闷脉数，舌苔微黄者，热在肺卫也。当用川贝、牛蒡子、桑皮、连翘、橘皮、竹叶之属，凉泄里热。"陈氏自注："此温邪之内袭者。肺热则咳嗽汗泄，胃热则口渴烦闷，苔白转黄，风从火化，故以清泄肺胃为主。"本条为风温化热由卫分并入气分之证，故其方在以清泄为主中仍兼清透。但本方不应杂以橘皮温燥之品重伤其津液，应从王孟英之说改用瓜蒌、黄芩以清肺热。

雷少逸《时病论》载辛凉解表法（薄荷、蝉蜕、前胡、淡豆豉、瓜蒌壳、牛蒡子）有："此法取乎辛凉，以治风温初起，无论有无伏气，皆可先施。用薄荷、蝉蜕轻透其表，前胡、淡豉宣解其风；叶香岩云：'温邪上受，首先犯肺'，故佐蒌壳、牛蒡开其肺气，气分舒畅，则新邪、伏气均透达矣。"此法用药精当，颇切实用。

其载清凉透邪法（鲜芦根、石膏、连翘、竹叶、淡豆豉、绿豆衣）有："此治温病无汗之主方。其伏气虽不因风寒所触而发。然亦有有汗无汗之分，无汗者宜透邪，有汗者宜保津，一定之理也。凡清凉之剂，凉而不透者居多，惟此法清凉且透。芦根中空，透药也；石膏气清，透药也。连翘之性升浮，竹叶生于枝上，淡豆豉之宣解，绿豆衣之轻清，皆透药也。伏邪得透，汗出微微，温热自然达解耳。"此法颇有独到之处，伏温不因风寒触发而致身热无汗，治法只宜清透，严禁温散，这是人所共知的，但正如雷氏所谓"凡清凉之剂，凉而不透者居多"，因而选药非易。雷氏此法，选药精简，组织巧妙，可谓煞费苦心，虽其所说药理尚待研究，但从临床实际来体验，确有清透良效，是不可忽视的。

综观上述陈、雷二氏之说，陈氏所谓初起在表，宜透泄，不宜寒遏；津液初伤，宜清和，不宜滋凝。雷氏所立"清凉透邪法"及其所谓"无汗者宜透邪，有汗者宜保津"。都深有临床指导意义。

第二节　卫分表热虚证治

凡因风温邪气犯表，正气向外抗邪无力，而现脉浮数无力的表热证的，为表热虚证，治宜加减葳蕤汤或七味葱白汤等方在凉散风温邪气中补正。

今以《通俗伤寒论》加减葳蕤汤证和七味葱白汤证为主加以讨论。

风温证，身热，微恶风寒，无汗，咳嗽，口渴，舌苔白质红而瘦薄，脉浮细数而体素阴虚火旺，咽喉干燥，手足心热者，宜用加减葳蕤汤在辛凉解表中兼滋其阴。

加减葳蕤汤方

生葳蕤二钱至三钱，生葱白二枚至三枚，淡豆豉三钱至四钱，薄荷一钱至一钱五分，桔梗一钱至一钱五分，炙甘草五分，红枣两枚，白薇五分至一钱。

《伤寒论》所谓"咽喉干燥者，不可发汗。"（85）即指体素阴虚火旺而患太阳伤寒表证者不可用麻黄汤等辛温发汗而言。外感病表证见于体素阴虚火旺之人，不仅太阳伤寒不可单纯使用辛温解表法，且上焦肺卫分温病也不可单纯使用辛凉解表法。

凡属体素阴虚火旺之人，多见咽喉干燥、手足心热等症。这是因为肾水不足，水不济火，以致心火亢旺，上灼肺金所致。这种人如果感受风温邪气，出现上焦肺卫分表热虚证时，就必须在辛凉解表法中兼滋其阴。《通俗伤寒论》加减葳蕤汤的滋阴发汗法很适宜于本证。何秀山按"方以生玉竹滋阴润燥为主，葱、豉、薄、桔疏风散热，白薇苦咸降泄（养阴清热），甘草、红枣甘润增液，以助玉竹之滋阴润燥，为阴虚体感冒风温及冬温咳嗽咽干痰结之良剂。"由于本方既用葱白、淡豉、薄荷、桔梗疏散风热而不致伤阴助火，又用玉竹、白薇、甘草、红枣滋养阴液而不致凝滞留邪，故能主治本证。

风温证，身热，微恶风寒，无汗，咳嗽，口渴，舌苔白质红而瘦薄，脉浮细数而体素血虚火旺，时或咳吐衄便血者，宜用七味葱白汤在辛凉解表中兼养其血。

七味葱白汤方

鲜葱白三枚至四枚，淡豆豉二钱至三钱，生葛根一钱至一钱五分，细生地一钱半至三钱，麦冬一钱至一钱半，鲜生姜一片或两片。百劳水（以长流水盛桶中，以竹竿扬之数百，名百劳水）四碗煎药。

《伤寒论》所谓"衄家不可发汗"（88），即指体素血虚火旺而患太阳伤寒表证者不可用麻黄汤等辛温发汗而言。外感病表证见于体素血虚火旺之人，不仅太阳伤寒不可单纯使用辛温解表法，且上焦肺卫分温病也不可单纯使用辛凉解表法。

凡属血虚火旺之人，多见咳吐衄便血等症。这是因为血虚生热，热伤血络，迫血妄行所致。这种人如果感受风温邪气，出现上焦肺卫分表热虚证时，就必须在辛凉解表法中兼养其血。《通俗伤寒论》七味葱白汤的养血发汗法很适宜于本证。何秀山按"葱白香豉汤药味虽轻，治伤寒寒疫三日以内，头痛如破，及温病初起烦热，其功最著。配以地、麦、葛根养血解肌，即治虚人风热，伏气发温，及产后感冒、靡不随手获救，真血虚发汗之良药。凡夺血液枯者，用纯表药全然无汗，得此阴气外溢则汗出。"由于本方既用葱白、淡豉、葛根解表而不致耗血动血，又用生地、麦冬养血而不致凝滞留邪，故能主治本证。但本方所配之生姜辛温，只宜用于伤寒，而不宜用于温病，这里应以减去为妥。

必须指出的是，葱豉汤解表极为平稳有效，不仅伤寒表证可用，温病表证也可用；不仅表实证可用，表虚证也可用，真可以说是一个泛应曲当的良方。也正因此，上述两法都用以为主，就是取其既能解表散邪，又不致伤阴动血。何秀山盛赞其功，诚非虚语。但我认为上述两法区别不大，可以合用，用葱、豉、葛根（亦为寒温表证都适用的良药）以解散表邪，和甘、桔、姜、枣以和调肺胃，又用葳、薇、地、麦以滋养阴血。我常以此通用于寒温表证而体素阴血虚火旺者，疗效颇为满意。

　　还须指出的是，上焦肺卫分表热虚证而脉浮虚弱的，则属气虚所致，治法当在辛凉解表方中加入人参（可用白参或党参，并可配以西洋参或沙参）等药以益气。

第三章　半表半里寒热虚实证治

　　凡因邪入半表半里，少阳之气不舒，正邪分争，而现寒热往来等症的，为半表半里证。本证有表里寒热虚实之分，治以和法为主。

　　《伤寒论》对此论述甚详，在此加以讨论。

　　"少阳之为病，口苦、咽干、目眩也。"（264）

　　本条只能作为少阳病里热证的提纲。如方中行说："口苦咽干，热聚于胆也。眩，目旋转而昏晕也。少阳属木，木生火而主风，风火扇摇而燔灼，所以然也。"本证宜用黄芩汤主治。因为本方既用黄芩的苦寒以清泻胆火为主，又用白芍合甘草、大枣的酸甘以养阴柔木息风为佐，深合本证病机的缘故。我认为在寒热往来、胸胁满痛的少阳病半表半里寒热虚实错杂证中可以包括口苦、咽干、目眩之症，而不能认为是少阳病半表半里寒热虚实错杂证的提纲。这是必须首先予以明确的。

　　"少阳中风，两耳无所闻，目赤，胸中满而烦者，不可吐下，吐下则悸而惊。"（265）

　　本条应与（264）条合看，因为本条耳聋、目赤、胸满心烦和（264）口苦、咽干、目眩都属风火内动上炎所致。由于风邪外中少阳，而少阳木火内应，故起病即现耳聋、目赤、胸满心烦之症。少阳病在半表半里，本禁汗、吐、下法，如果误投吐下，必致津液受伤，而使风火愈炽。少阳与厥阴相表里，少阳病甚，势必涉及厥阴，以致肝魂不宁，而现惊悸之症。

"伤寒，脉弦细，头痛，发热者，属少阳。少阳不可发汗，发汗则谵语。此属胃，胃和则愈；胃不和，烦而悸。（266）

伤寒头痛发热，属太阳者脉必浮紧或缓，属阳明者脉必浮大，今脉弦细，则属少阳。弦为少阳病本脉，其所以脉弦而细者，是因初病寒邪束表所致，不可作血虚解。少阳病在半表半里，只可用和解法，不可用发汗法。如果误汗，必致津液受伤，木火化燥，而病入阳明，所以说"此属胃"。但谵语、烦悸虽属阳明胃热上冲之候，实含厥阴神魂被扰之机，只因病情矛盾的主要方面在阳明，阳明得治，厥阴自安，所以说"胃和则愈"。

"三阳合病，脉浮大，上关上，但欲眠睡，目合则汗。"（268）

本条所谓"三阳合病"，主要可从"脉浮大，上关上"看出。如魏荔彤说："诊其脉浮为太阳，大为阳明，其长上于关上，则弦可知矣，弦又为少阳，是三阳之经同受邪，所以三阳之脉同见病如此。"由于三阳合病，里热偏盛，热盛神昏，故"但欲眠睡"。"目合则汗"即盗汗，是因少阳位居半表半里，目合则阳入于阴，里热益甚，以至表自开而汗自出。

"少阳病，欲解时，从寅至辰上。"（272）

少阳为阳中之少阳，应时则旺于春，应日则旺于寅卯辰，故少阳病欲解时在寅卯辰上。如张隐庵说："日出而阳气微，少阳之所主也。少阳乃阴中之初阳,乘阳春之木气,从寅至辰上,乃寅卯属木,又得少阳气旺之时而病解也。"

"伤寒六七日,无大热,其人躁烦者,此为阳去入阴故也。"（269）

"伤寒三日,三阳为尽,三阴当受邪,其人反能食而不呕,此为三阴不受邪也。"（270）

"伤寒三日,少阳脉小者,欲已也。"（271）

病在少阳,有正胜邪负而病退的,如（271）条所谓"伤寒三日,少阳脉小者,欲已也"和（270）条所谓"伤寒三日,三阳为尽,三阴当受邪,其人反能食而不呕,此为三阴不受邪也"便是;有邪胜正负而病进的,如（269）条所谓"伤寒六七日,无大热,其人躁烦者,此为阳去入阴故也"便是。

具体地说,伤寒病在太阳脉多浮紧或浮缓,病传阳明脉多浮洪或沉实,病传少阳脉多弦。（271）条所谓"伤寒三日",正当正传少阳之时,此时如果脉现弦而症现往来寒热、胸胁苦满等,则是邪随正传到少阳,为病进;如果脉不现弦而现小,又无往来寒热、胸胁苦满等症,则属正胜邪负,为病退,所以说"欲已"。这和太阳病篇（5）条所谓"伤寒二三日,阳明少阳证不见者,为不传也"和（37）条所谓"太阳病,十日已去,脉浮细而嗜卧者,外已解也;设胸满胁痛者,与小柴胡汤",是一致的。

伤寒病至六七日,身热已见轻微,如属外邪渐退,必然热减而神情舒适。今热减而躁烦不安,可见（269）条的身无大热而其人躁烦,不是邪退,而是邪进,所以明文指出"此为阳去入阴故也"。所谓"阳去入阴"，一般认为是指阴经之里，如唐容川说："此节言少阳从半里而入于阴经也……少阳三焦是人通身之膜网，或从半表而出阳，或从半里而入阴。"张隐庵也说："此病少阳而入于少阴也……去太阳，故无大热，入于少阴，故躁烦也。"但也有人认为是由表传入六经之里的，如柯韵伯说："阴者指里而言，非指三阴也。或入太阳之本而热结膀胱，或入阳明之本而胃中干燥，或入少阳之本而胁下硬满，或入太阴而暴烦下利，或入少阴而口燥舌干，或入厥阴而心中疼热，皆入阴之谓。"以上诸说均可供参考。临床时必须全面参合脉症来决定，如躁烦而舌苔黄燥、脉洪实滑数的，自属传入阳明之里；若躁烦而舌淡苔白、脉沉微细的，则属传入少阴之里等。

伤寒病至三日，正传三阳经尽，即当进入三阴，此时三阴是否受邪，以胃气强弱为转移。故柯韵伯说："三阴受邪，病为在里。故邪入太阴，则腹满而吐，食不下；邪入少阴，欲吐不吐，邪入厥阴，饥而不欲食，食即吐蛔……若胃阳有余，则能食不呕，可预知三阴之不受邪矣。盖三阳皆看阳明之转旋。三阴之不受邪者，藉胃为之蔽其外也，则胃不特为六经出路，而实为三阴外蔽矣。胃阳盛，则寒邪自解；胃阳虚，则寒邪深入阴经而为患；胃阳亡，则水浆不入而死。要知三阴受邪，关系不在太阳而在阳明。"因此，能食不呕为胃气强，则三阴不受邪；若不能食而吐为胃气弱，则三阴易受邪。

这里有必要提出讨论的是少阳在六经中的位置问题。

少阳的位置，究竟应该摆在太阳、阳明之间，还是应该摆

在阳明、太阴之间，至今论争未已。我是主张把少阳的位置摆
在阳明、太阴之间的。其主要理由是《伤寒论》依据《内经》
一日太阳、二日阳明、三日少阳、四日太阴、五日少阴、六日
厥阴的次序安排，不仅在辨三阳三阴病脉证并治上是把少阳摆
在阳明、太阴之间，而且在传经的正传日数上也很明确。例如，
太阳篇所谓"伤寒一日，太阳受之""伤寒二三日，阳明、少
阴证不见者，为不传也"和少阴篇所谓"伤寒三日，三阳为尽，
三阴当受邪"等，都足以证明。尤其是从少阳病主证寒热往来
的病理及其主方小柴胡汤的药理来看，更可无疑。因为邪正分
争于少阳半表半里，时而正进邪退，病机由阴出阳而发热，即
所谓"出与阳争则热"，时而正退邪进，病机由阳入阴而恶寒，
即所谓"入与阴争则寒"，由于邪正时有进退，因而形成往来
寒热。由此可见，少阳病机出阳则热之"阳"，必属表之阳分
无疑，而其入阴则寒之"阴"，也必属里之阴分无疑。这就足
以说明少阳是处在阳明、太阴之间的。如果说少阳是处在太阳、
阳明之间的，则所谓"入与阴争则寒"，就难以理解了。正由
于少阳是处在阳明、太阴之间，寒热虚实错杂，故其主方小柴
胡汤除用柴胡为主药以和解少阳半表半里之邪外，既配姜、夏
以祛寒邪，又配黄芩以清热邪，更配人参、甘、枣以补中益气。
这也说明少阳是处在阳明、太阴之间的。如果说少阳病是处在
太阳病表寒实和阳明病里热实之间的一个过渡阶段，那么少阳
病就不可能存在虚实错杂的病机，而小柴胡汤方也就不应该配
合参、甘、姜、枣的温补药了。从少阳篇所谓"伤寒三日，三
日为尽，三阴当受邪，其人反能食而不呕，此为三阴不受邪也"

和太阴篇所谓"太阴为病，脉弱，其人续自便利……以其人胃气弱，易动故也"来看，可见少阳为三阳之尽，过此即入三阴。而其是否"阳去阴入"，关键在于胃气的强弱（故柯琴指出胃"为三阴之外蔽"）。这就是说，伤寒病至三阳之尽的少阳，病机本已逐渐由实转虚，胃气渐弱，故其人喜呕而默默不欲饮食。若在"正邪分争"中，由于胃气渐强，"其人反能食而不呕"的，则为正胜邪退的向愈之机，自不致传入三阴。其所以传入三阴，而且首先是太阴，就是由于"其人胃气弱"所致。这也说明少阳是处在三阳的阳明之后和三阴的太阴之前的。但应指出的是，三阳三阴的传经有正传和邪传之别，正传有一定的次序；邪传是无一定次序的，既有循经而传的，也有越经而传的。因此，《伤寒论》中的少阳病，既有由阳明病传来的，也有太阳病传来的；既可由少阳传入阳明，也可由少阳传入太阴，不可拘执。

《温疫论》和《温热论》对此也略有论及。

吴又可在《温疫论》上卷"原病"中明确指出疫病"邪在半表半里"，并在下卷"统论疫有九传治法"中具体提到"若表里分传者，始则邪气伏于膜原，膜原者，即半表半里也。此传法以邪气平分，半入于里，则现里证，半出于表，则现表证，此疫病之常事。"

叶天士在《温热论》中指出："再论气病有不传血分，而邪留三焦，犹之伤寒中少阳病也。彼则和解表里之半，此则分消上下之势。随证变法，如近时杏、朴、苓等类，或如温胆汤之走泄。"这就是说，气分温病向前发展，多传营血分；如果不传营血分，而邪留三焦气分不解的，亦可出现少阳病。从其治法用杏、朴、苓等"分消上下之势"来看，可见其留滞于三焦的属湿热之邪。又从其所谓"随证变法"来体会，本证当据湿热轻重的病情以辨证、立法、选方、择药。本条不仅提出了温病湿热郁滞于三焦而宜用开上、宽中、渗下以分消上下之势的法则，同时指明了其与伤寒寒热虚实错杂于少阳而宜用小柴胡汤以和解表里之半的不同。

第一节　少阳证治

《伤寒论》说："本太阳病不解，转入少阳者，胁下硬满，干呕不能食，往来寒热。尚未吐下，脉沉紧者，与小柴胡汤。若已吐、下、发汗、温针，谵语，柴胡汤证罢，此为坏病，知犯何逆，以法治之。"（267）

"伤寒五六日，中风，往来寒热，胸胁苦满，嘿嘿不欲饮食，心烦喜呕，或胸中烦而不呕，或渴，或腹中痛，或胁下痞硬，或心下悸，小便不利，或不渴，身有微热，或咳者，小柴胡汤主之。"（98）

"血弱气尽，腠理开，邪气因入，与正气相搏，结于胁下，正邪分争，往来寒热，休作有时，嘿嘿不欲饮食。脏腑相连，其痛必下，邪高痛下，故使呕也，小柴胡汤主之。服柴胡汤已，渴者，属阳明，以法治之。"（99）

小柴胡汤方

柴胡半斤，黄芩三两，人参三两，半夏半升洗，甘草三两炙，生姜三两切，大枣十二枚擘。

上七味，以水一斗二升，煮取六升，去滓，再煎，取三升，温服一升，日三服。

若胸中烦而不呕者，去半夏、人参，加瓜蒌实一枚。若渴，去半夏，加人参，合前成四两半，瓜蒌根四两。若腹中痛者，去黄芩，加芍药三两。若胁下痞硬，去大枣，加牡蛎四两。若心下悸，小便不利者，去黄芩，加茯苓四两。若不渴，外有微热者，去人参，加桂枝三两，温覆微汗愈。若咳者，去人参、大枣、生姜，加五味子半升，干姜二两。

这三条是少阳病半表半里寒热虚实错杂证治的主文。今就其病机、辨证、治法分别加以讨论。

病机

从少阳病篇（267）条"本太阳病不解，转入少阳者，胁下硬满，干呕不能食，往来寒热"来看，可见少阳病可由太阳病传来。又从（99）条少阳病"服柴胡汤已，渴者，属阳明"来看，可见少阳病可以转入阳明。再从（98）条"伤寒五六日，中风，往来寒热，胸胁苦满"和（99）条"血弱气尽，腠理开，邪气因入，与正气相搏，结于胁下，正邪分争，往来寒热"来看，可见少阳病还有由外邪直中少阳而成的。

辨证

少阳病半表半里寒热虚实错杂证的主症是往来寒热、胸胁满痛痞硬。往来寒热是因邪入少阳"与正气相搏"，"正邪分争"于半表半里所致。但注家对"正邪分争，往来寒热"的病机，有的认为是"出与阳争则寒，入与阴争则热。"如唐容川说："邪在腠理，出与阳争则寒，入与阴争则热，故往来寒热。"有的则认为是"出与阳争则热，入与阴争则寒。"如徐忠可说："寒热往来为少阳，邪在半表半里故也。疟邪亦在半表半里，故入而与阴争则寒，出而与阳争则热，此少阳之象也。"其实这是一个问题的两个方面，即前者是从"正邪分争"邪的方面看，这就是说"出与阳争则寒"为寒邪外束，正阳内敛；"入与阴争则热"为热邪内炽，正阳外张。后者是从"正邪分争"正的方面看，这就是说"出与阳争则热"为正气向外抗邪，正阳外张；"入与阴争则寒"为正被邪遏向内，正阳内敛。但其病机的关键则在于正阳的内敛或外张，即在正阳内敛时，则邪胜而恶寒，而在正阳外张时，则正胜而发热（如陈修园说："邪正不两立则分争，正胜则热，邪胜则寒。"）。由于"正邪分争"于少阳半表半里的阴阳交界之处，时而出阳，时而入阴，所以呈现往来寒热之证。正如尤在泾所说"少阳者，阴阳之交也……阴阳出入，各有其时，故寒热往来，休作有时也。"至于"往来寒热"的"休作有时"，应当包括有定时的发作和无定时的发作两种情况在内。有人认为，往来寒热有定时的发作为疟疾，无定时的发作则属少阳。这种认识是不够确切的，因为疟疾是一个病名，而往来寒热则是伤寒六经辨证纲领中属于少阳的一个主要的证名。疟疾从六经辨证纲领来看，虽多不离少阳，但常兼涉其他各经，甚至不以少阳而以他经的面目出现。典型的疟疾，其往来寒热固然是发有定时的，但不典型的疟疾，其往来寒热则是发无定时的，而且还有时是但寒不热或但热不寒的。因此，不能说往来寒热发无定时的只属少阳而非疟疾。少阳是六经辨证纲领之一，不仅适用于疟疾，而且还适用于多种其他疾病。少阳主症"往来寒热"的"休作有时"，虽有有无定时发作之分，而其属于"正邪分争"在少阳半表半里，时而出阳，时而入阴，所以只要现有此症，便可判定其病在少阳。但因其不仅可以见于疟疾，而且可以见于其他多种疾病中，所以又不能但据此症便断为疟疾；同时也就不能认为往来寒热有定时的发作便非少阳而是疟疾。

胸胁苦满是邪入少阳，"结于胁下"（少阳经脉行身之侧而主胁），少阳经腑之气不舒所致。若甚而至于其气不通的，则其胸胁必满而痛。如其无形之寒热与有形之痰饮等邪相结的，则必胁下痞硬。

至其兼证喜呕、嘿嘿不欲饮食、心烦，则是因为风木夹火内扰，胃土不和，心神不安所致。又少阳病多见弦脉，发热时多浮弦而数；恶寒时多沉弦而细。若无形之邪与有形之邪相结而致"胁下硬满"（如267条）的，则多见脉沉紧。又（98）条所提出的一些或然证，则是因为少阳病涉他经之故。如所谓"身有微热，或咳，或不渴"和"或心下悸，小便不利"等，是因为少阳病兼太阳表寒或里水所致；所谓"或渴，或腹中痛"等，则是因为少阳病兼阳明里热或太阴里虚所致。

治法

由于少阳病位在半表半里，病性属寒热虚实错杂。因而在治法上，不但禁汗、吐、下，而且不可单行温、清、消、补，只能采用和法。小柴胡汤以柴胡和解少阳半表半里之邪为主，余药（黄芩、半夏、生姜、人参、炙甘草、大枣）则调其寒热虚实，既突出重点，又照顾全面，故为少阳病半表半里寒热虚实错杂证的主方。

"太阳病，十日以去，脉浮细而嗜卧者，外已解也。设胸满胁痛者，与小柴胡汤；脉但浮者，与麻黄汤。"（37）

"伤寒四五日，身热恶风，颈项强，胁下满，手足温而渴者，小柴胡汤主之。"（101）

"伤寒，阳脉涩，阴脉弦，法当腹中急痛，先与小建中汤；不差者，与小柴胡汤主之。"（102）

"伤寒中风，有柴胡证，但见一证便是，不必悉具。"（103）

"凡柴胡汤病证而下之，若柴胡汤证不罢者，复与柴胡汤，必蒸蒸而振，却发热汗出而解。"（104）

"妇人中风，七八日，续得寒热，发作有时，经水适断者，此为热入血室，其血必结，故使如疟状，发作有时，小柴胡汤主之。"（149）

"伤寒五六日，头汗出，微恶寒，手足冷，心下满，口不欲食，大便硬，脉细者，此为阳微结，必有表复有里也。脉沉，亦在里也。汗出为阳微，假令纯阴结，不得复有外证，悉入在里，此为半在里半在外也。脉虽沉紧，不得为少阴病。所以然者，阴不得有汗，今头汗出，故知非少阴也，可与小柴胡汤。设不了了者，得屎而解。"（153）

"伤寒五六日，呕而发热者，柴胡汤证具，而以他药下之，柴胡证仍在者，复与柴胡汤。此虽已下之，不为逆，必蒸蒸而振，却发热汗出而解。若心下满而硬痛者，此为结胸也，大陷胸汤主之；但满而不痛者，此为痞，柴胡不中与之，宜半夏泻心汤。"（154）

"阳明病，发潮热，大便溏，小便自可，胸胁满不去者，与小柴胡汤。"（232）

"阳明病，胁下硬满，不大便而呕，舌上白胎者，可与小柴胡汤。上焦得通，津液得下，胃气因和，身濈然汗出而解。"（233）

"阳明中风，脉弦浮大而短气，腹都满，胁下及心痛，久按之气不通，鼻干不得汗，嗜卧，一身及目悉黄，小便难，有潮热，时时哕，耳前后肿，刺之小差。外不解，病过十日，脉续浮者，与小柴胡汤；脉但浮，无余证者，与麻黄汤；若不尿，腹满加哕者，不治。"（234）

"呕而发热者，小柴胡汤主之。"（378）

"伤寒差以后，更发热，小柴胡汤主之。脉浮者，以汗解之；脉沉实者，以下解之。"（393）

由于少阳病在半表半里，处于三阳三阴之间，因而常常外连二阳或内连三阴而出现合并病证。但如其病机重点仍在少阳的，就仍可用小柴胡汤主治。

（103）条所谓"伤寒中风，有柴胡证，但见一证便是，不必悉具"。应是指少阳病主症的往来寒热与胸胁满痛痞硬而言。也就是说，只要具有往来寒热与胸胁满痛痞硬二症之一，便可以认定是柴胡证。有些注家认为"但见一证便是"包括往来寒热、胸胁苦满、喜呕、心烦、默默不欲饮食和口苦、咽干、目眩、耳聋等症在内，只要见到其中一症，便可认定其为柴胡证，这就未免言之太过了。必须明确，喜呕、心烦、默默不欲饮食和口苦、咽干、目眩、耳聋等症如果不是伴随往来寒热与胸胁满痛痞硬之一同时出现，就不一定是柴胡证。尤其是绝非少阳病独有的烦呕、咽干、不欲饮食作为主症出现，更不一定是柴胡证。虽然口苦、目眩、耳聋多属少阳胆火上炎，风木内动所致。但胃火上炎亦口苦；痰饮内动亦目眩；肾精不充亦耳聋，因而也未可执一而论。

（149）条所谓妇人中风七八日，因热入血室以致经水适来适断，由于具有寒热如疟状的少阳证，故宜用小柴胡汤和解其半表半里之邪，少阳得治，血室自安，而经水自调。至于（148）条虽然亦属妇人中风七八日，因热入血室以致经水适来适断，但从其"热除而脉迟身凉，胸胁下满，如结胸状，谵语"来看，可见其病已深陷厥阴，故宜采用针刺肝之募穴期门以泻其实。又（150）条所谓"妇人伤寒发热，经水适来，昼日明了，暮则谵语，如见鬼状"的热入血室，病亦深陷厥阴，而可以不药自愈者，则是因为经水来而未断，热随血去之故。这和（109）条所谓"太阳病不解，热结膀胱。其人如狂，血自下，下者愈"的机理是一致的。这里还有必要结合《温病条辨》下焦篇"妇女温病，经水适来，脉数耳聋，干呕烦渴，辛凉退热，兼清血分，甚至十数日不解，邪陷发痉者，竹叶玉女煎（生石膏六钱，干地黄四钱，麦冬四钱，知母二钱，牛膝二钱，竹叶三钱。水八杯，先煮石膏、地黄得五杯，再入余四味，煮成二杯。先服一杯，候六时覆之，病解停后服，不解再服）主之。""热入血室，医与两清气血，邪去其半，脉数，余邪不解者，护阳和阴汤（白芍五钱，炙甘草二钱，人参二钱，麦冬二钱连心炒，干地黄三钱炒。水五杯，煮取二杯，分二次温服）主之。""热入血室，邪去八九，右脉虚数，暮微寒热者，加减复脉汤，仍用参主之。""热病经水适至，十余日不解，舌萎饮冷，心烦热，神气忽清忽乱，脉右长左沉，瘀热在里也，加减桃仁承气汤（大黄三钱制，桃仁三钱炒，细生地六钱，丹皮四钱，泽兰二钱，人中白二钱）主之"等条来全面领会。

（153）条论阳微结与纯阴结证。少阳经脉行身之侧而主胁，故邪壅少阳之经，多现胁下满，其脉多浮弦；但如兼夹痰饮内结者，则多现胁下硬满，其脉多沉紧，如（267）条证现胁下硬满而脉沉紧等。由此可知，本条既有脉沉紧，就很可能有胁下硬满。即凡因少阳无形寒热与有形痰饮内结，以致胁下硬满，甚至阻遏阳气不得通达四肢，而现手足冷；且因上焦不通，津液不下，而使大便硬的，就可以说是阳微结证。本条所谓阳微结与纯阴结应和阳结与阴结对照讨论。《伤寒论》"辨脉法"说："其脉浮而数，能食，不大便者，此为实，名曰阳结也……其脉沉而迟，不能食，身体重，大便反硬，名曰阴结也。"成无己注："结者气偏结固，阴阳之气不得而杂之，阴中有阳，阳中有阴，阴阳相杂以为和，不相杂以为结。浮数，阳脉也，能食不大便，里实也，为阳气结固，阴不得而杂之，是名阳结；沉迟，阴脉也，不能食，身体重，阴病也，阴病现阴脉，则当下利，今大便硬者，为阴气结固，阳不得而杂之，是名阴结。"由此可见，阳结病在阳明，法当清泻；阴结病在太阴，法当温通。本条所谓宜用小柴胡汤主治的"头汗出，微恶寒，手足冷，心下满，口不欲食，大便硬，脉细……沉紧"的阳微结证，应与上述（267）条所谓胁下硬满而脉沉紧和阳明病篇（233）条所谓胁下硬满而不大便互看，因为三条现证都属邪壅少阳，兼夹痰饮内结而成。阳微结和阳结不同，阳结病在阳明，宜用承气法清泻；阳微结病在少阳，宜用柴胡法和解。本条所述纯阴结证虽然不够具体明确，但已指明属少阴病，故柯韵伯说："此为少阴少阳之疑似证"。纯阴结既属少阴病，自和上述病在太阴的阴结不同。阴结与寒实结胸相近，治法应以攻邪为主，即温与下并用；纯阴结与脏结相近，治法应以扶正为主，即温与补兼施。由此不难推知，少阳病阳微结的主症是心下硬满连及胁下，身热汗出，恶寒，手足冷，不大便，脉沉紧，舌苔白黄相兼；少阴病纯阴结的主症只是心下硬满，身寒无汗，手足冷，不大便，脉沉微，舌苔白滑。前者宜用小柴胡汤和解（或按小柴胡汤方后加减法去大枣加牡蛎），后者宜用四逆汤温化。

（393）条"伤寒差以后，更发热，小柴胡汤主之。脉浮者，以汗解之；脉沉实者，以下解之。"是说伤寒差后劳复发热，当随证治之。即其发热伴有脉浮、头项强痛、恶寒等症的，宜用麻桂法以汗解之；伴有脉沉实、腹胀满痛拒按、不大便等症的，宜用承气法以下解之；伴有脉弦、胸胁满痛等症的，宜用柴胡法以和解之。不能但见发热一症，便投以小柴胡汤。

《温病条辨》说："少阳疟如伤寒证者，小柴胡汤主之。渴甚者，去半夏，加瓜蒌根；脉弦迟者，小柴胡加干姜陈皮汤主之。"（中焦篇84）

吴氏自注："少阳疟如伤寒少阳证，乃偏于寒而热轻，故仍从小柴胡法。若内躁渴甚，则去半夏之燥，加瓜蒌根生津止渴。脉弦迟则寒更重矣，《金匮》谓脉弦迟者，当温之，故于小柴胡汤内加干姜、陈皮温中，且能由中达外，使中阳得伸，逐邪外出也。"本条应与《金匮要略·疟病》篇附方"柴胡去半夏加瓜蒌汤治疟病发渴者，亦治劳疟"合参。徐忠可说："《伤寒论》寒热往来为少阳，邪在半表半里故也。疟邪亦在半表半里，故入而与阴争则寒，出而与阳争则热，此少阳之象也。是谓少阳而兼他经之证则有之，谓他经而全不涉少阳，则不成其为疟矣。所以小柴胡亦为治疟主方，渴易半夏加瓜蒌根，亦治少阳成法也。攻补兼施，故亦主劳疟。"

"脉左弦，暮热早凉，汗解渴饮，少阳疟偏于热重者，青蒿鳖甲汤主之。"（中焦篇83）

吴氏自注："少阳切近三阴，立法以一面领邪外出，一面防邪内入为要领。小柴胡汤以柴胡领邪，以人参、大枣、甘草护正；以柴胡清表热，以黄芩、甘草苦甘清里热；半夏、生姜两和肝胃，蠲内饮，宣胃阳，降胃阴，疏肝；用生姜、大枣调和营卫。使表者不争，里者内安，清者清，补者补，升者升，降者降，平者平，故曰和也。青蒿鳖甲汤用小柴胡法而小交之，却不用小柴胡之药者，小柴胡原为伤寒立方，疟缘于暑湿，其受邪之源，本自不同，故必变通其药味以同在少阳一经，故不能离其法。青蒿鳖甲汤以青蒿领邪，青蒿较柴胡力软，且芳香逐秽，开络之功则较柴胡有独胜。寒邪伤阳，柴胡汤中之人参、甘草、生姜，皆护阳者也；暑热伤阴，故改用鳖甲护阴，鳖甲乃蠕动之物，且能入阴络搜邪。柴胡汤以胁痛、干呕为饮邪所致，故以姜、半通阳降阴而清饮邪；青蒿鳖甲汤以邪热伤阴，则用知母、花粉以清邪热而止渴，丹皮清少阳血分，桑叶清少阳络中气分。

宗古法而变古方者，以邪之偏寒偏热不同也。此叶氏之读古书、善用古方，岂他人之死于句下者所可同日语哉！"可见吴氏师承叶氏，是善于继承和发展仲景方的。

《温疫论》达原饮和《通俗伤寒论》蒿芩清胆汤所主治的都属少阳湿热证。但达原饮证湿重热轻，多见往来寒热、头身重痛、胸闷腹胀、呕恶、口腻不渴、舌苔白如积粉、脉濡数等症，是因湿遏热伏于膜原所致，法当开达膜原，宜用达原饮（草果五分，槟榔二钱，厚朴一钱，黄芩一钱，知母一钱，芍药一钱，甘草五分。用水二盅，煎八分，午后温服）以宣化湿浊为主，兼清伏热。若见胁痛、耳聋、口苦者，宜加柴胡以解少阳经之邪；若见项背腰强痛者，宜加羌活以解太阳经之邪；若见头额眉心连目眶胀痛者，宜加葛根以解阳明经之邪；如其邪气郁遏太甚，表里俱闭，既不汗出，又不大便者，则宜用三消饮（即达原饮去草果，加柴胡、葛根、羌活、大黄、生姜、红枣）以双解表里之邪，而分消上下之势。吴又可《温疫论》所论是属湿热之疫，并以邪伏膜原为主要病机，故创制达原饮方以疏利之。《通俗伤寒论》中的柴胡达原饮（柴胡一钱半，生枳壳一钱半，厚朴一钱半，青皮一钱半，炙甘草七分，黄芩一钱半，桔梗一钱，草果六分，槟榔二钱，荷叶梗五寸），即由《温疫论》达原饮方化裁而成。何秀山按此方"以柴芩为主，柴胡能疏达膜原之气机，黄芩能苦泄膜原之郁火；配以桔梗开上，朴果疏中，青槟达下，以开达三焦之气机，使膜原伏邪从三焦而外达肌腠，并以荷梗透之，甘草和之，虽云达原，实为和解三焦之良方，较之吴氏原方，奏功尤捷。然必湿重于热，阻滞膜原，始为适宜。"这里还可与《湿热条辨》所谓湿热阻遏膜原，寒热如疟，宜柴胡、厚朴、槟榔、草果、藿香、苍术、半夏、菖蒲、六一散等味之湿热证治合参。蒿芩清胆汤证热重湿轻，多见寒热往来、胸胁痞闷、呕恶、口腻、渴不欲饮、小便短赤、舌苔黄腻、脉濡数等症，治宜蒿芩清胆汤（青蒿脑一钱半至二钱，黄芩一钱至三钱，竹茹三钱，生枳壳一钱半，半夏一钱半，陈皮一钱半，赤茯苓三钱，碧玉散三钱）以和解少阳，清泄湿热。

第二节　少阳兼太阳证治

《伤寒论》："伤寒六七日，发热微恶寒，支节烦疼，微呕，心下支结，外证未去者，柴胡桂枝汤主之。"（151）

柴胡桂枝汤方

桂枝一两半去皮，芍药一两半，黄芩一两半，人参一两半，甘草一两炙，半夏二合半洗，大枣六枚擘，生姜一两半切，柴胡四两。

上九味，以水七升，煮取三升，去滓，温服一升。本云人参汤，作如桂枝法，加半夏、柴胡、黄芩，复如柴胡法。今用人参作半剂。

伤寒病至六七日，仍现发热恶寒、肢节烦疼症，可知太阳表证未解；同时又现微呕、心下支结症，可知病已传入少阳。故章虚谷说："标伤寒者，虽经六七日必仍无汗脉紧也。发热微恶寒，肢节烦疼，则太阳未解。微呕，心下支结，则少阳证见也。少阳禁汗，故虽伤寒不能从麻黄例，主以柴胡桂枝从少阳以达太阳。盖少阳为枢，太阳为开，转其枢机而使开泄外邪也。"心下支结的"支"字要注意，心下部位分支向两旁就是胁肋部位，心下支结实包括胸胁满闷在内。故程郊倩说："结即结胸之结，支者偏也、撑也。若有物撑搁在胸胁间，较之痞满实为有形，较之结胸逊其沉硬，即下条之微结也。"柴胡桂枝汤为小柴胡汤与桂枝汤两方合成，具有双解少阳与太阳的作用，故能主治本证。至于（101）条"伤寒四五日，身热恶风，颈项强，胁下满，手足温而渴者，小柴胡汤主之"的太阳与少阳同病，则是由于病情矛盾的主要方面在少阳，故但主以小柴胡汤治其少阳，而不必另加太阳药。何况小柴胡汤方也稍兼有解表作用，如（107）条所谓"先宜服小柴胡汤以解外"，即其例证。又后人根据《金匮要略》所附《外台》柴胡桂枝汤方"治心腹卒中痛者"，灵活运用于肝胃气痛病证，颇有良效。

"伤寒五六日，已发汗而复下之，胸胁满微结，小便不利，渴而不呕，但头汗出，往来寒热，心烦者，此为未解也，柴胡桂枝干姜汤主之。"（152）

柴胡桂枝干姜汤方

柴胡半斤，桂枝三两去皮，干姜二两，瓜蒌根四两，黄芩三两，牡蛎二两熬，甘草二两炙。

上七味，以水一斗二升，煮取六升，去滓，再煎取三升，温服一升，日三服。初服微烦，复服，汗出便愈。

伤寒病至五六日，已经汗下而病不为解，从其症现胸胁满微结、往来寒热、心烦来看，可见其病已入少阳。其"胸胁满微结"

应与上条"心下支结"合参；其"往来寒热"当是寒多热少，故《外台秘要》用柴胡桂枝干姜汤治疟寒多微有热或但寒不热。从其症现但头汗出而身无汗来看，可知太阳表有余邪未解。如汪苓友所谓"但头汗出者，此热郁于经不得外越，故但升于头而汗出"和章虚谷所谓"经络闭故身无汗，但头汗出，邪热上蒸也"，正是由于邪束太阳之表。又从其胸胁满结而口渴、小便不利来看，可知太阳里有水饮停蓄。本方之所以用牡蛎、瓜蒌根者，是取其软坚化痰利水之功，不可作固涩滋润解。牡蛎、瓜蒌根能利水，在《伤寒论·辨阴阳易差后劳复病》篇治"腰以下有水气"的牡蛎泽泻散（牡蛎、泽泻、瓜蒌根、海藻、商陆根、葶苈子、蜀漆）中尤为明确，当合参之。有人认为本证渴而小便不利，是因误治亡津液所致。但如果是亡津液，岂能再用干姜、桂枝、柴胡？可知非是。因此，本条实属少阳与太阳同病的寒郁热证而兼水饮内结者。本方既用柴胡、黄芩、甘草以和解少阳之寒热；又用桂枝以汗解太阳之表寒；干姜、牡蛎、瓜蒌根以温散清利太阳之里水并化痰消结，故能主治本证。

"太阳与少阳并病，头项强痛，或眩冒，时如结胸，心下痞硬者，当刺大椎第一间、肺俞、肝俞，慎不可发汗，发汗则谵语、脉弦，五日，谵语不止，当刺期门。"（147）

"太阳少阳并病，心下硬，颈项强而眩者，当刺大椎、肺俞、肝俞，慎勿下之。"（176）

这两条都是太阳与少阳并病，应合看。头项强痛属太阳；眩冒而心下痞硬属少阳。太阳经脉行身之背，而督脉总督诸阳；太阳主皮肤、统卫气，而肺合皮毛、主气属卫，彼此密切相关，故用针刺督脉之大椎和肺经之肺俞，可解太阳之邪。少阳与厥阴相为表里，肝胆密切相关，故用针刺肝经之肝俞，可解少阳之邪。这是仲景在两解太阳少阳之邪的药治法（如柴胡桂枝汤）外的针治法，临床更为便捷。其所以"发汗则谵语、脉弦"是因病陷厥阴，肝魂不宁所致，故宜针刺肝之募穴期门以泄其邪。

"得病六七日，脉迟浮弱，恶风寒，手足温，医二三下之，不能食，而胁下满痛，面目及身黄，颈项强，小便难者，与柴胡汤。后必下重，本渴，饮水而呕者，柴胡汤不中与也。食谷者哕。"（100）

本条恶风寒、颈项强、脉浮弱，是太阳病证；胁下满痛而不能食，是少阳病证；面目及身黄、手足温、本渴而饮食水谷则呕哕、小便难、脉迟，是阳明太阴同病证。可见其病情是很复杂的。如方有执说："六七日经尽之时也。脉迟浮弱，风寒入里，而表未除，所以犹恶风寒也。手足温，半入于里，而未可下也。不能食，误下而里伤也。胁下满者，邪转少阳也。面目及身黄，土受木贼而色外薄也。颈项强，太阳阳明之证犹在也。"又吴谦说："得病六七日，少阳入太阴之时也。脉迟，太阴脉也。脉浮弱，太阳脉也。恶风寒，太阳证也。手足温，太阴证也。医不以柴胡桂枝汤解而和之，反二三下之，表里两失矣。"又成无己说："不因饮水而呕者，柴胡汤证；若因饮水而呕者，为水停心下也。《金匮要略》曰：先渴即呕者，为水停心下，此属饮家。饮水者，水停而呕，食谷者，物聚而哕，皆非小柴胡汤所宜，二者皆柴胡汤之戒，不可不识也。"本条先是太阳与少阳同病，原可用柴胡桂枝汤或小柴胡汤（病机重点在少阳者）；后因病入阳明、太阴，湿热困阻脾胃，土受木贼而面目及身黄，这又当于阳明、太阴发黄证治中求之，柴胡剂就不中与之了。

"太阳与少阳合病，自下利者，与黄芩汤；若呕者，黄芩加半夏生姜汤主之。"（177）

黄芩汤方

黄芩三两，芍药二两，甘草二两炙，大枣十二枚擘。

上四味，以水一斗，煮取三升，去滓，温服一升，日再夜一服。

黄芩加半夏生姜汤方

黄芩三两，芍药二两，甘草二两炙，大枣十二枚擘，半夏半升洗，生姜三两切。

上六味，以水一斗，煮取三升，去滓，温服一升，日再夜一服。

本条只提到呕利证，而云太阳与少阳合病，并与治里不治表的黄芩汤，显然文有错脱，不应随文衍义，而应深入领会其精神实质。本条既属太阳与少阳合病，必有两经同病之证，但从其治以里药黄芩汤来看，其少阳证必是里证，而非半表半里证。又从主治少阳病半表半里寒热错杂证的小柴胡汤方以柴胡疏散半表之寒和黄芩清解半里之热为主药来看，黄芩汤即小柴胡汤去柴胡、半夏、生姜、人参加白芍而成，显然功在少阳之里，只能主治少阳里热证。而少阳里热证，则应以上述口苦、咽干、目眩为主。因此，我认为口苦、咽干、目眩是少阳病里热证的主症，而黄芩汤则是少阳病里热证的主方。当然黄芩汤对"自下利"的热痢也确有良效，而且是后世治痢的祖方，不仅不可忽略，还应结合四逆散治"泄利下重"和白头翁汤治"热利下重"来对照研究。

《金匮要略·呕吐哕下利病》篇指出"干呕而利者，黄芩加半夏生姜汤主之。"《医宗金鉴》为之注解说："干呕者，胃气逆也。若下利清彻，乃肠中寒也。今下利浊枯，是肠中热也，故用黄芩汤以治其利，合半夏、生姜以治干呕也。"魏荔彤也说："此呕为热逆之呕，利为挟热之利。"这和上述（177）条所谓"自下利者，黄芩汤主之；若呕者，黄芩加半夏生姜汤主之"，是相得益彰的。这还可与《伤寒论》（32）条"太阳与阳明合病者，必自下利，葛根汤主之"和（33）条"不下利，但呕者，葛根加半夏汤主之"对照。葛根汤证属寒利，而黄芩汤证属热利。此外，还可与（34）条"太阳病，桂枝证，医反下之，利遂不止，脉促者，表未解也；喘而汗出者，葛根黄芩黄连汤（葛根半斤，甘草二两炙，黄芩三两，黄连三两。以水八升，先煮葛根，减二升，内诸药，煮取二升，去滓，分温再服）主之"对照。二者虽然同属热利，但葛根黄芩黄连汤证属太阳阳明的热利，而黄芩汤证属太阳少阳的热利。

第三节　少阳兼阳明证治

《伤寒论》："太阳病，过经十余日，反二三下之，后四五日，柴胡证仍在者，先与小柴胡汤；呕不止，心下急，郁郁微烦者，为未解也，与大柴胡汤下之，则愈。"（106）

大柴胡汤方

柴胡半斤，黄芩三两，芍药三两，半夏半升_洗，生姜五两_切，枳实四枚_炙，大枣十二枚_擘。

上八味，以水一斗二升，煮取六升，去滓，再煎，温服一升，日三服。一方加大黄二两。若不加，恐不为大柴胡汤。

本证是因太阳病传少阳，复由少阳并入阳明所致。如汪苓友说："此条系太阳病传入少阳，复入于胃之证"。汪切庵也说："此乃少阳阳明，故加减小柴胡小承气而为一方，少阳证固不可下，然兼阳明腑证则当下，宜大柴胡汤。"徐灵胎也说："小柴胡去人参、甘草，加枳实、芍药、大黄，乃少阳阳明合治之方也。"《伤寒论》大柴胡汤方虽缺大黄，但方后明文指出"一方加大黄二两。若不加，恐不为大柴胡汤。"又从本条"与大柴胡汤下之则愈"来看，也可见本方是有大黄的。此条还应与（140）条"伤寒十余日，热结在里，复往来寒热者，与大柴胡汤"合参，彼条伤寒十余日，不但热结阳明，而且邪郁少阳，虽属阳明病并少阳，与此条少阳病并阳明大同小异，亦宜用大柴胡汤下之。舒弛远认为"热结在里，必大便闭结，舌苔干燥，渴欲饮冷也。而复往来寒热，大柴胡汤方可用。"至于（170）条大柴胡汤所主治的"伤寒发热，汗出不解，心下痞硬，呕吐而下利者"，当是指"治痢还须利"的热利而言，其下利必稠黏臭秽而苔黄脉数，故仍宜用大柴胡汤下之。但有的注家则认为本证宜用无大黄之大柴胡汤方，亦可供参考。

"伤寒十三日不解，胸胁满而呕，日晡所发潮热，已而微利。此本柴胡证，下之以不得利，今反利者，知医以丸药下之，

此非其治也。潮热者实也，先宜服小柴胡汤以解外，后以柴胡加芒硝汤主之。"（107）

柴胡加芒硝汤方

柴胡二两十六铢，黄芩一两，人参一两，甘草一两炙，生姜一两切，半夏二十铢（本云五枚洗），大枣四枚擘，芒硝二两。

上八味，以水四升，煮取二升，去滓，内芒硝，更煮微沸，分温再服，不解更作。

本条伤寒十三日不解，证现胸胁满而呕，日晡所发潮热，显属少阳与阳明同病，法当和与下兼施。故程郊倩说："本证经而兼腑，自是大柴胡，能以大柴胡下之，本证自罢，何有于已而下利。乃医不以柴胡之辛寒下，而以丸药之毒热下，虽有所去而热益热，遂复留中而为实，所以下利自下利，而潮热仍潮热，盖邪热不杀谷，而逼液下利，谓协热利是也。潮热者实也，恐人疑攻后之下利为虚，故复指潮热以证之，此实得之攻后，究竟非胃实，不过邪热搏结而成，只须于小柴胡解外后，但加芒硝一洗涤之，以从前已有所去，大黄并不可用，盖节制之兵也。"所谓"丸药之毒热下"，当系指含有巴豆类丸药而言。故汪苓友说："医用丸药，此是许学士所云巴豆小丸子药，强迫溏粪而下。夫巴豆辛烈大伤胃气，若仍用大柴胡，则枳实、大黄之峻，胃中之气已不堪受其削矣。故易以小柴胡加芒硝汤，用人参、甘草以扶胃气，且微利之后，溏者已去，燥者自留，加芒硝者，能胜热攻坚，又其性速下而无碍胃气，乃一举而两得也。"

由此可见，大柴胡汤证和柴胡加芒硝汤证的主要区别是：大柴胡汤所主治的是少阳阳明的实证，故在小柴胡汤方中去人参而加苦寒峻下的大黄；柴胡加芒硝汤所主治的是少阳阳明的虚实相兼证，故在小柴胡汤方中留人参而加咸寒润下的芒硝。

《通俗伤寒论》中的柴胡陷胸汤证，亦属少阳病并阳明所致，故宜用小柴胡合小陷胸加减（柴胡一钱，黄芩一钱半，姜、半夏三钱，瓜蒌仁五钱，黄连八分，桔梗一钱，枳实一钱半，生姜汁四滴分冲）以主治之。本证除以胸胁、心下痞硬满痛、拒按为主症外，还多伴有往来寒热、舌苔黄腻、脉弦滑数等症。《伤寒论》（142）条"小结胸病，正在心下，按之则痛，脉浮滑者，小陷胸汤主之"是因太阳病邪内陷，痰热结于胸胃所致，实属太阳病陷阳明之候。而本证则属少阳病陷阳明之候。二者虽有来自太阳或少阳之别，但归于陷胸则一。

"阳明病，发潮热，大便溏，小便自可，胸胁满不去者，与小柴胡汤。"（232）

"阳明病，胁下硬满，不大便而呕，舌上白胎者，可与小柴胡汤。上焦得通，津液得下，胃气因和，身濈然汗出而解。（233）

阳明病兼少阳，而病机重点在少阳的，宜从少阳论治。（232）阳明病从潮热上见；（233）条阳明病从不大便上见。由于两条都现有胸胁满的少阳主症，而无腹胀满痛的阳明主症，可见少阳证重于阳明，故用小柴胡汤主治。如成无己说："阳明病潮热，为胃实，大便硬而小便数；今大便溏，小便自可，则胃热未实，而水谷不别也。大便溏者，应气降而胸胁满去；今反不去者，邪气犹在半表半里之间，与小柴胡汤，以去表里之邪。"又说："阳明病，腹满，不大便，舌上苔黄者，为邪热入腑，可下；若胁下硬满，虽不大便而呕，舌上白苔者，为邪未入腑，在表里之间，与小柴胡汤以和解之。"程郊倩也说："舌上白苔犹带表寒故也。若苔不滑而涩……热已耗及津液，此汤不可主矣。"钱天来也指出："若热邪实于胃，则舌苔非黄即黑，或干硬，或芒刺矣。"这两条阳明病胃家尚未成实，是从大便溏和舌苔白上看出。至其所谓"上焦得通，津液得下，胃气因和，身濈然汗出而解"，程郊倩注解比较明确，他说："不大便与胁下硬满之症兼见，是为上焦不通，上焦不通则气不下降，故不但满而且呕，上焦既窒，则津液为热搏结，徒熏蒸于膈上，不得下滋于胃腑，故舌上白苔而不大便……推其原，只因上焦不通，夫不通属下焦者从导，不通属上焦者从升，小柴胡汤主之。达土中之木而顺其性，使上焦得通，则津液得下，胃气因和，诸症皆愈矣……身濈然汗出者，阳明病多汗，窒则汗不得越，一通之则津液不窒，自能四布矣。"又本条服小柴胡汤后"身濈然汗出而解"应与（104）和（154）条"复与柴胡汤"后的"必蒸蒸而振，却发热汗出而解"对照，彼因其人本元较虚，故必战而汗解；此因其人本元不虚，故不战而汗解。

又这两条阳明病兼少阳，究属阳明病传少阳，抑属少阳病传阳明，注家见解不一。有的认为是属阳明病传少阳，如喻嘉言说："潮热本胃实之候，若大便溏小便自可，则胃全不实，

更加胸胁满不去，则证已转少阳矣。"有的认为是属少阳病传
阳明，如张云岐说："此是邪从少阳而入阳明者，何以见之？
潮热者，阳明证也，然阳明犹未实也，又何以见之？曰大便溏
小便自可，岂有胃已实而二便如此者乎？胸胁苦满而用小柴胡
和之，使邪仍自少阳而解，可不复入阳明也。"以上两种见解，
都有临床实际意义，若先见阳明证而后见少阳证的，为阳明病
传少阳；若先见少阳证而后见阳明证的，为少阳病传阳明。因此，
两说可以并存，不必偏执。

"阳明中风，脉弦浮大而短气，腹都满，胁下及心痛，久
按之气不通，鼻干不得汗，嗜卧，一身及目悉黄，小便难，有潮热，
时时哕，耳前后肿。刺之小差，外不解。病过十日，脉续浮者，
与小柴胡汤；脉但浮，无余证者，与麻黄汤。"（234）

一般认为，本条证情复杂，虽名阳明中风，实为三阳合病。
脉弦浮大，弦为少阳，浮为太阳，大为阳明，此三阳合病之脉。
短气腹满、鼻干、面目悉黄、有潮热、嗜卧、时时哕等症，是
阳明邪热郁闭所致；胁下及心痛、久按之气不通、小便难、耳
前后肿等症，为少阳经邪热壅聚不通所致；不得汗又是太阳肌
表闭塞之征。当此三阳合病之际，宣泄阳热之邪实为当务之急，
但因病涉三阳，汗下和解势难单行，故先采用针刺之法，以行
阳气而泄经络闭郁之热。"刺之小差，外不解"，可知针刺以后，
脉症稍平而外邪犹未去。"病过十日，脉续浮"，是余邪仍有
外解之势，从其与小柴胡汤以解外来看，当是因为胁下及心痛、
耳前后肿等症偏重。若单纯见到脉浮而无余症，必其人尚未得
汗，表闭仍甚，故可用麻黄汤发汗。若见不尿而其腹满不大便，

时时哕加重的，则为气机窒塞，邪无出路，故为不治之证。如今看来，本条实属急黄重证，当以"一身及目悉黄"为主症。本证不仅寓有三阳合病（偏重在阳明）之机，而且现有由气入血之象，这可从其"嗜卧"看得出来。因为阳明湿热壅盛，剧者必致邪入厥阴营血分，闭塞神明，甚至引动肝风之故。本证显然非但用针刺或小柴胡汤所能奏效，必须从仲景治黄诸方和温病学家治黄诸法以及近今治疗急黄的经验来全面考虑，才有可能挽救危亡。

第四节　少阳兼三阴证治

《温病条辨》："太阴脾疟，脉濡，寒热，疟来日迟，腹微满，四肢不暖，露姜饮主之。"（中焦篇80）

露姜饮方

人参一钱，生姜一钱。

水两杯半，煮成一杯，露一宿，重汤温服。

吴氏自注："此偏于太阴虚寒，故以甘温补正。其退邪之妙，全在用露，清肃能清邪热，甘润不伤正阴，又得气化之妙谛。"

"太阴脾疟，脉弦而缓，寒战，甚则呕吐、噫气，腹鸣溏泄，苦辛寒法不中与也；苦辛温法，加味露姜饮主之。"（中焦篇81）

加味露姜饮方

人参一钱，生姜二钱，半夏二钱，草果一钱，广皮一钱，青皮一钱醋炒。

水二杯半，煮成一杯，滴荷叶露三匙，温服，渣再煮一杯服。

吴氏自注："上条纯是太阴虚寒。此条邪气更甚，脉兼弦，则土中有木矣，故加温燥泄木退邪。"

"舌白脘闷，寒起四末，渴喜热饮，湿蕴之故，名曰湿疟，厚朴草果汤主之。"（中焦篇 85）

厚朴草果汤方

厚朴一钱五分，草果一钱，杏仁一钱五分，半夏二钱，茯苓块三钱，广皮一钱。

水五杯，煮取二杯，分二次温服。

吴氏自注："此热少湿多之证。舌白脘闷，皆湿为之也。寒起四末，湿郁脾阳，脾主四肢，故寒起于此。渴，热也，当喜凉饮，而反喜热饮者，湿为阴邪，弥漫于中，喜热以开之也。故方法以苦辛通降，纯用温开，而不必苦寒也。"

"太阴三疟，腹胀不渴，呕水，温脾汤主之。"（下焦篇 60）

温脾汤方

草果二钱，厚朴三钱，桂枝三钱，生姜五钱，茯苓五钱，蜀漆三钱炒。

水五杯，煮取二杯，分二次温服。

吴氏自注："三疟本系深入脏真之痼疾，往往经年不愈，现脾胃症，犹属稍轻。腹胀不渴，脾寒也，故以草果温太阴独胜之寒，辅以厚朴消胀。呕水者，胃寒也，故以生姜降逆，辅以茯苓渗湿而养正。蜀漆乃常山苗，其性急走疟邪，导以桂枝，外达太阳也。"

"少阴三疟，久而不愈，形寒嗜卧，舌淡脉微，发时不渴，

气血两虚，扶阳汤主之。"（下焦篇61）

扶阳汤方

鹿茸五钱_{生锉末，先用黄酒煎得}，熟附子三钱，人参二钱，粗桂枝三钱，当归二钱，蜀漆三钱_{炒黑}。

水八杯，加入鹿茸酒，煎成三小杯，日三服。

吴氏自注："《疟论》篇黄帝问曰：时有间二日，或至数日发，或渴或不渴，其故何也？岐伯曰：其间日者，邪气客于六腑，而有时与卫气相失，不能相得，故休数日乃作也。疟者，阴阳更胜也，或甚或不甚，故或渴或不渴。《刺疟》篇曰：足少阴之疟，令人呕吐甚，多寒热，热多寒少，欲闭户牖而处，其病难已。夫少阴疟，邪入至深，本难速已。三疟又系积重难返，与卫气相失之证，久不愈，其常也。既已久不愈矣，气也血也，有不随时日耗散也哉！形寒嗜卧，少阴本证，舌淡脉微不渴，阳微之象。故以鹿茸为君，峻补督脉，一者八脉丽于肝肾，少阴虚，则八脉亦虚；一者督脉总督诸阳，为卫气之根本。人参、附子、桂枝，随鹿茸而峻补太阳，以实卫气；当归随鹿茸以补血中之气，通阴中之阳；单以蜀漆一味，急提难出之疟邪，随诸阳药努力奋争，由卫而出。阴脏阴证，故汤以扶阳为名。"

"厥阴三疟，日久不已，劳则发热，或有痞结，气逆欲呕，减味乌梅丸法主之。"（下焦篇62）

减味乌梅丸法

半夏、黄连、干姜、吴萸、茯苓、桂枝、白芍、川椒_{炒黑}、乌梅。

　　吴氏自注："凡厥阴病甚，未有不犯阳明者，邪不深不成三疟，三疟本有难已之势，既久不已，阴阳两伤。劳则内发热者，阴气伤也；痞结者，阴邪也；气逆欲呕者，厥阴犯阳明，而阳明之阳将惫也。故以乌梅丸法之刚柔并用，柔以救阴，而顺厥阴刚脏之体，刚以救阳，而充阳明阳腑之体也。"

　　《伤寒论》少阳病篇指出："伤寒三日，三阳为尽，三阴当受邪"，故少阳病可兼涉三阴。但少阳病兼三阴的辨证论治，《伤寒论》不够详备，当于后世温病学中求之。上引《温病条辨》少阳兼三阴的疟疾证治，即其例证。先师姚国美治疟亦遵六经法，尤对少阳兼三阴的疟疾证治论述较详。如他在《诊断治疗学》中说："寒热往来，口苦，胁痛，喜呕，甚则身体解㑊，此属少阳，宜小柴胡汤以和解之。兼太阳，则寒多热少，脉象浮弦，宜兼温散，与柴胡桂姜汤；兼太阴，则胸膈满闷，便溏脉迟，宜柴平汤（柴胡、半夏、黄芩、人参、甘草、苍术、厚朴、广皮、生姜、红枣）以化湿浊。惨然太息，腹满恶食，病至善呕，呕已乃衰，病属太阴湿盛者，寒多热少，身重脉迟，法宜大建中汤（川椒、干姜、人参、饴糖）加苍术、半夏、草果之类温脾燥湿；夹热者，热多寒少，口苦溺赤，宜清脾饮（青皮、厚朴、草果、柴胡、黄芩、茯苓、半夏、甘草、生姜、红枣）清热化浊。若久疟不已，脾胃受伤，运化失职，而停痰积饮者，宜四兽饮（人参、白术、茯苓、甘草、半夏、陈皮、草果、乌梅）助正祛邪。但热不寒，少气烦冤，手足热而欲吐，此热邪深入少阴，宜黄连阿胶汤加橘皮、竹茹、蛇胆、半夏之类育阴清热；若无热恶寒，或虽热而引被自覆，口中和，小便自利者，乃阳气式微，阴寒内伏，宜四逆汤加当归、桂枝、生姜、红枣以温和之。面色苍苍，手足厥寒，脉象沉细，腰痛，少腹满，小便数而不利者，病属厥阴，法宜和血通阳，当归四逆汤主之；若呕吐涎沫，厥寒较甚，宜吴茱萸汤加花椒之类温化阴寒；若恐惧不安，腹中惕惕，热多厥少，脉象沉细而数者，乃肝阴受伤，法宜养阴清热，知母鳖甲汤（知母、鳖甲、地骨皮、竹叶、石膏、常山）主之，何人饮（何首乌、人参、当归、陈皮、生姜）亦主之。至于阴阳夹杂，寒热互现，以致气上冲胸，胸中疼热，饥而不欲食，甚或消渴吐蛔者，法当调其虚实，适其寒温，乌梅丸主之。”这都是对《伤寒论》的继承和发展。

《伤寒论》：“伤寒八九日，下之，胸满烦惊，小便不利，谵语，一身尽重，不可转侧者，柴胡加龙骨牡蛎汤主之。”（110）

柴胡加龙骨牡蛎汤方

柴胡四两，龙骨、牡蛎熬、黄芩、生姜切、铅丹、人参、桂枝去皮、茯苓各一两半，半夏二合半洗，大黄二两，大枣六枚擘。

上十一味，以水八升，煮取四升，内大黄切如棋子，更煮一二沸，去滓，温服一升。本云柴胡汤，今加龙骨等。

本条伤寒经过八九日不解，病由少阳内传厥阴，风木不宁，内扰肝魂，故现烦惊谵语等症。又其胸满而至一身尽重不可转侧，可知必因胸胁满痛所致，如张路玉说：“一身尽重者，邪气结聚痰饮于胁中，故令不可转侧。主以小柴胡汤和解内外，逐饮通津，加龙骨、牡蛎以镇肝胆之惊。”又徐灵胎说：“此方能治肝胆之惊痰，以之治癫痫必效。”

柴胡加龙骨牡蛎汤方有二，一为小柴胡汤方加牡蛎、龙骨；一为小柴胡汤方去甘草，加牡蛎、龙骨、桂枝、茯苓、大黄、铅丹。临床可据病情灵活掌握，不必拘执。

"少阴病，四逆，其人或咳，或悸，或小便不利，或腹中痛，或泄利下重者，四逆散主之。"（318）

四逆散方

柴胡、芍药、枳实破，水渍炙干、甘草炙各十分。

上四味，捣筛，白饮和，服方寸匕，日三服。咳者，加五味子、干姜各五分，并主下利。悸者，加桂枝五分。小便不利者，加茯苓五分。腹中痛者，加附子一枚，炮令坼。泄利下重者，先以水五升，煮薤白三升，煮取三升，去滓，以散三方寸匕，内汤中，煮取一升半，分温再服。

四肢逆冷有寒厥和热厥之分，并有虚实之别。寒厥实证，如痰厥的瓜蒂散证和水厥的茯苓甘草汤证；寒厥虚证，如太阴阳虚的甘草干姜汤证、少阴阳虚的四逆汤证、厥阴阳虚的当归四逆汤证；热厥实证，如牛黄丸、紫雪丹所主治的厥阴病热厥和白虎汤、承气汤所主治的阳明病热厥；热厥虚证，如复脉、定风珠所主治的少阴、厥阴病热厥。本条四逆散所主治的四逆，则属于少阳、厥阴气郁不能通达四肢的热厥。如《医宗金鉴》说："方名四逆散，与四逆汤均治手足逆冷，但四逆汤治阴邪寒厥，此则治阳邪热厥……此则少阳厥阴，故用柴胡以疏肝之阳，芍药以泄肝之阴，甘草以缓肝之气，枳实以破肝之逆，三物得柴胡，能外走少阳之阳，内走厥阴之阴，则肝胆疏泄之性遂，而厥可通也。"可见本证四逆是肝胆木郁所致，而木郁往往导致土困水滞，故不仅现有气郁不能通达四肢的厥证，还多兼有水气逆于上的咳、悸，阻于中的腹痛，滞于下的小便不利、泄利下重等证，而治宜宣畅气机、透达郁阳为主，并随症加用温化（如附子、干姜、桂枝等）通利（如茯苓、薤白等）之药。由此可知，本条列在少阴篇，显然不是主文，只不过为了与少阴病寒厥的四逆汤证作鉴别而已。

由于四逆散具有疏泄肝胆郁气、柔木和土、升清降浊的作用，故对肝胆气郁胁痛久而不已之证，有较好疗效。但如郁火伤阴较甚者，必须加重白芍、甘草的用量，并酌加养阴药。若属气郁血瘀的实证，则常合用金铃子散或失笑散。

第四章　里热虚实证治

凡因温邪直中入里，或由表传里，或伏温自发于里，或由寒转化为热，正邪相争于里，而现但热不寒等症的，为里热证。本证有虚实之分，治以清法为主，但实证宜清而攻之，虚证宜清而补之。

第一节　里热实证治

里热实证治分为温热和湿热两类，在温热证治中，又分为气分温热证治、营分温热证治和血分温热证治；在湿热证治中，又分为上焦湿热证治、中焦湿热证治和下焦湿热证治。

一、温热证治

温热邪深在里，正邪相争于内，而现但热不寒、壮热恶热、热不为汗减、烦渴便闭尿赤、喘息鼻煽、昏谵痉厥瘛疭、斑疹吐衄便血、舌苔黄燥焦黑、舌质绛干、脉洪实滑数等症的，为温热里证。本证有气、营、血分的阳明、太阴、少阴、厥阴之分，治有清解气热、清营透热、凉血散血、清宫开窍和凉肝息风之别。

（一）气分温热证治

气分温热里证多由太阳卫分表证传变而来，但也有因热伏气分而发病的，其病变多在阳明与太阴。

太阴肺气分和阳明胃气分的温热里证，同现有五大（大热、大汗、大烦、大渴、脉洪大）一黄（舌苔黄燥）症，都宜用白虎汤清解气热。只是太阴肺气分温热证还必须具有喘息鼻煽的特征，可与阳明胃气分温热证相鉴别而已。

气分温热里证的病机有外蒸和内结的不同，气热外蒸的，多现五大一黄症，宜用白虎法清解；气热内结的，多现痞满燥实坚症，宜用承气法攻下。

《伤寒论》和《温病条辨》对此论述甚详，这里先就《伤寒论》阳明病理和主症主脉条文加以讨论。

"阳明之为病，胃家实是也。"（185）

本条为阳明病里热实证的病机提纲。"胃家"包括胃和肠。"胃家实"是阳明病里热实证的病理基础，不仅是指胃家邪热炽盛，同时也指胃家正阳亢旺。必须指出，阳明病"胃家实"是邪正双方相互作用的共同体现，决不能断章取义地根据《内经》"邪气盛则实"即认为"胃家实"只是邪热盛实于胃家，而无视于胃家的正阳亢旺。因为《内经》所谓"邪气盛则实，精气夺而虚"是彼此关联而互文见义的。如日人丹波元简在其所著《素问识》中指出："邪气之客于人身，其始必乘精气之虚而入，已入而精气旺，与邪俱盛则为实，如伤寒胃家实是也。若夫及邪入而客，精气不能与之相抗，为邪气所夺则为虚，如伤寒直中证是也"。可见疾病的虚实，并非邪气单方面所能决定，而是由邪气和正气双方相互作用来体现的，并且起决定作用的往往在于正气方面，而不在于邪气方面。前人对阳明病"胃家实"的见解不一，有的但着眼于阳明腑证，如尤在泾说："胃家实者，邪热入胃，与糟粕相结而成实……凡伤寒腹满便闭、潮热、转矢气、手足濈濈汗出等证，皆是阳明里实之证也。"有的则放眼于阳明经、腑两证，如章虚谷说："胃家者，统阳明经腑而言也。"陆渊雷说："然古人又以大热属胃，热与实混言又不别，则胃家实亦可包括白虎证矣。"柯韵伯更具体地说："阳明之为病，悉从胃实上得来，故以胃家实为阳明一经之总纲也。然致实之由，最宜详审，有实于未病之先者，有实于得病之后者，有风寒外束热不得越而实者，有妄汗吐下，重亡津液而实者，有从本经热盛而实者，有从他经转属而实者。此只举其病根在实，而勿得以胃实即为可下之症……胃实不是竟指燥屎坚硬。"以上两种看法，自应以后者为是。还应明确的是，阳明病里热实证，无论是后世所谓经或腑证，都是以胃家实为其病理基础的。一般认为白虎汤所主治的阳明经五大（大热、大汗、大烦、大渴、脉洪大）一黄（舌苔黄燥）症，是因邪热散漫于阳明之经所致，并非邪热结实于阳明之腑而成。胃家实只是指腑证，而非指经证。其实，从大渴引饮、舌苔黄燥来看，明显地与胃家热炽津伤有关；即使从大热、大汗、大烦来看，大热、大汗是因胃热向外熏蒸，大烦是因胃热乘胃络通心而上扰心神，也都是以胃家实热作为根据的。至于竟指"胃家实"为燥屎坚硬，也不尽然。因为"胃家实"是阳明病的本质，而"燥屎"只是阳明病的现象之一。阳明病用承气汤攻下的目的，主要是逐邪，非专为燥屎。有燥屎的固适宜，无燥屎的亦可用。《温疫论》有云："殊不知承气本为逐邪而设，非专为燥屎而设也。必俟其粪结，血液为热所搏，变证迭起，是犹养虎贻患，医之咎也。况多有溏粪失下，但蒸作极臭如败酱，或如藕泥，临死不结者，但得秽恶一去，邪毒从此而消，脉证从此而退，岂徒孜孜粪结而后行哉！假如经枯血燥之人，或老人血液衰少，多生燥结……在经所谓不更衣十日无所苦，有何妨害，是知燥结不致损人，邪毒之为殒命也。"这种认识是比较深刻的。从《伤寒论》有关承气汤证的全部条文来看，其中明言有燥屎者固多，不言有燥屎者亦不少，既多大便秘结的，也有大便下利的，必须全面深入领会，不可拘执。但也应看到，在阳明病机中，"燥化"的特点是很突出的，这是因为阳明胃主津液，邪热炽盛于胃肠，必致耗伤津液而化燥。故仲景自为问答指出："何缘得阳明病……此亡津液，胃中干燥，因转属阳明。"（186）由此可知，阳明病燥化的阳盛阴虚，阳盛是指邪热炽盛而正阳亢旺，阴虚是指津液耗伤。但因前者占据主导地位，后者处于从属地位，故属实证，而非虚证。所以《伤寒例》有"阳盛阴虚……下之则愈"之说，即阳明病燥化的阳盛阴虚，只有清下其阳盛的邪热，才能补救其阴虚的津液，使邪去正安，津液自回而燥化自解。如果误认实证为虚证，直滋其阴以闭真邪，则必使邪热深固难解，而正阴终不可复。

"问曰：阳明病，外证云何？答曰：身热，汗自出，不恶寒，反恶热也。"（187）

"问曰：病有得之一日，不发热而恶寒者，何也？答曰：虽得之一日，恶寒将自罢，即自汗出而恶热也。"（188）

"问曰：恶寒何故自罢？答曰：阳明居中，主土也，万物所归，无所复传。始虽恶寒，二日自止，此为阳明病也。"（189）

"伤寒三日，阳明脉大。"（191）

这四条是论述阳明病的主症主脉。身热，即通身发热；汗自出，即不因发汗而自然汗出。汗自出，不恶寒反恶热，表示阳明里热极盛，向外熏蒸，其身热汗出必是大热大汗。至于恶寒，或认为是属太阳证，如黄坤载说："得阳明病之一日，太阳表证未罢，则犹见恶寒……迟则胃热隆盛，毛窍蒸开，恶寒将自罢，即自汗出而恶热也。"或认为是属阳明证，如柯韵伯说："此因本经自受寒邪，胃阳中发，寒邪即退，反从热化故耳……本经受病之初，其恶寒虽与太阳同，而无头项强痛为可辨。"两说似以后者比较符合条文精神，但阳明病恶寒并不一定是由于本经自受寒邪，因为阳明里热实证，在热势蒸腾之前，往往有一个短暂的阳热郁伏过程，当其郁而未伸，伏而未透的时候，即可出现一过性的恶寒。脉大是因阳明里热亢盛，向外熏蒸，热主丰隆，故脉应之而洪大。如其阳明邪热与燥屎结聚于内，则脉体反小而实。

"问曰：何缘得阳明病？答曰：太阳病，若发汗、若下、若利小便，此亡津液，胃中干燥，因转属阳明，不更衣，内实，大便难者，此名阳明也。"（186）

"本太阳初得病时，发其汗，汗先出不彻，因转属阳明也。伤寒发热无汗，呕不能食，而反汗出濈濈然者，是转属阳明也。"（190）

"伤寒转系阳明者，其人濈然微汗出也。"（193）

陈修园说："上文历言阳明本经之自为病，此复申明太阳转属阳明之病，除过汗亡津液外，又有此汗出不彻而转属，不因发汗而转属，合常变而并言之也。"由于太阳主皮肤，阳明主肌肉，接壤相连，故太阳病容易转属阳明。但从上述太阳病发汗太过，或发汗不彻，或不因发汗，都可转属阳明来看，可见太阳病之所以转属阳明，并不决定于太阳误治，而是决定于阳明伏热。即当新寒在太阳时，便有阳明伏热内应，其病由太阳传阳明，已成必然趋势，只不过是由于治不得法而加速或加剧其进程罢了。如其阳明并无伏热，则其太阳病一般是不会传入阳明的。故仲景有"伤寒一日，太阳受之，脉若静者，为不传；颇欲吐，若躁烦，脉数急者，为传也"之说。又从（186）条所谓太阳病经过汗、下、利小便而转属阳明来看，可见其太阳病时，必有可汗、下、利小便的里证伴随存在。由于医者当时辨证粗疏，或但见其可汗之证而单汗，或但见其可下或可利小便之里证而单下或单利小便，都无济于事。而其太阳病兼阳明的表里相兼证仍然按自身规律向前发展，但因汗、下、利小便耗伤了津液，促进了燥化，于是由太阳病转变成为阳明病，这就显然不能完全责之于药误了。

"伤寒四五日，脉沉而喘满。沉为在里，而反发其汗，津液越出，大便为难，表虚里实，久则谵语。"（223）

"脉阳微而汗出少者，为自和也；汗出多者，为太过。阳脉实，因发其汗出多者，亦为太过。太过者为阳绝于里，亡津液，大便因硬也。"（247）

"脉浮而芤，浮为阳，芤为阴，浮芤相搏，胃气生热，其

阳则绝。"（248）

这三条应与（191）条"伤寒三日，阳明脉大"结合起来讨论，并着重讨论阳明病的脉象。

阳明病分经、腑两证，所谓阳明病经证，实属阳明气热外蒸所致，其脉多见洪象（浮大充实有力）；如其气热外蒸，伤津耗气，以致津气空虚的，则其脉多见芤象（浮大中空无力），并多伴有大热、大汗、大烦、大渴等症。所谓阳明病腑证，实属阳明气热内结所致，其脉多见沉实之象（脉体反小而实），并多伴有潮热、腹胀满痛、不大便等症。

"阳明病，口燥，但欲漱水不欲咽者，此必衄。（207）

"脉浮发热，口干鼻燥，能食者则衄。"（230）

阳明经脉起于鼻，络于口，阳明病燥热尤盛，津液耗伤，故口鼻干燥。如其病在气分，阳津受伤，则必大渴引饮，而且饮难解渴；如其病由气分进入营血分，阴液受伤，则虽口舌干燥，反不渴饮。故《温病条辨》有"太阴温病……舌绛而干，法当渴，今反不渴者，热在营中也"和"时欲漱口不欲咽"者，"邪在血分，不欲饮水，热邪燥液口干，又欲求救于水，故但欲漱口不欲咽也"之说。以上两条都说明阳明邪热由气及血，必使热伤阳络而致衄，教人见微知著，防患未然。但（230）条应结合（207）条来全面领会，不应但凭口干、鼻燥、能食来断其必衄，而且衄的发生只能认为是可能，不能认为是必然。

"伤寒呕多，虽有阳明证，不可攻之。"（209）

阳明病气热结实于腑，病机向内向下，故治宜顺其病势而攻下之。今虽有阳明证，但呕多则病机向上，如果违反病机趋势而攻下之，则为逆治，所以说"不可攻之"。

"阳明病，心下硬满者，不可攻之，攻之，利遂不止者死，利止者愈。"（210）

阳明病气热结实于腑，以致地道不通，而现腹胀满痛拒按、不大便等症的，治宜攻下通腑法以泄其实热。今其硬满不见于腹而见于胸（心下属胸部范围），病机主要在上，故不可用攻下法。从其攻下后或死或愈的转归来看，可见其"利遂不止者死"，必因其心下硬满属虚寒证；而"利止者愈"，则必因其心下硬满属实热证。

这里还应结合（211）条"阳明病，面合色赤，不可攻之"来讨论，阳明经脉布于面，故阳明热盛多见面赤，尤多见于病机向上向外的阳明病经证。故其面赤如不伴有潮热、腹胀满痛、不大便等腑证的，只宜清解，不可攻下。当然，如果伴有上述腑证的，则属经腑同病，自可攻下，或清下并行。

"夫实则谵语，虚则郑声，郑声者，重语也。直视谵语，喘满者死，下利者亦死。"（215）

谵语必语言错乱而声高气粗，多因表邪化热入里，以致阳盛里实，燥火相并，胃络上通于心（包络），神明被其扰乱，其证属实，法当攻邪；郑声亦语言错乱，但郑重反复，声低息短，多因汗下过多，损伤阳气，以致阳虚阴胜，正气衰则声音轻微，精神夺则语句频繁，其证属虚，法当补正。故本条指出"实则谵语，虚则郑声"。邪热由表入里，热扰心包则谵语，热动肝风则直视，这种内闭实证，尚可用清宫开窍和凉肝息风法取效；如其证属内闭而外脱，或阳从上脱而喘满，或阴从下脱而下利的，那就难以救治了。

"发汗多，若重发汗者，亡其阳，谵语脉短者死，脉自和者不死。"（216）

喻嘉言说："此言太阳经得病时发汗过多，及传阳明时重发其汗，亡阳而谵语之证也。亡阳之人，所存者阴气耳，故神魂无主而妄见妄闻，与热邪乘心之候不同。况汗多则大邪必从汗解，止虑阳神飞越难返，故脉短则阴阳不附，脉和则阴阳未离，其生死但从脉定耳。"由此可见，谵语虽多属热邪乘心（包络）的实证，但也有属于亡阳而神魂无主之虚证者。两证谵语声高气粗虽同，但实证多脉实数有力，虚证多脉虚数无根。本条所谓"脉短者死"，是因短脉上不至寸，下不至尺，乃阴阳竭绝之象，故其病危。如其脉自和，则阴生阳长，尚可挽救。

"阳明病，初欲食，小便反不利，大便自调，其人骨节疼，翕翕如有热状，奄然发狂，濈然汗出而解者，此水不胜谷气，与汗共并，脉紧则愈。"（197）

阳明病初欲食，而大便自调，足见阳明胃气尚强；今小便反不利，且骨节疼，翕翕如有热状，脉紧，是因水湿郁滞，不从小便去，流入关节，郁而化热所致。但因其人胃气尚强，正气抗邪有力，故在邪正剧争时，患者有忽然发狂之状，随即汗出，而其水湿之邪与汗共并，泄出于体外。这种狂汗而病解，与战汗而病解，其表现形式虽不同，但都属正气自然驱邪外出的自愈证。

"阳明病，欲解时，从申至戌上。"（198）

阳明之气，旺于申酉戌，此时正气得助，正能胜邪，故其病自解。如尤在泾说:"申酉戌时,日晡时也。阳明潮热发于日晡;阳明病解亦于日晡。则申酉戌为阳明之时,其病者邪气于是发,其解者正气于是复也。"又如舒驰远说:"申酉戌时,阳明之旺时也。凡病欲解之时,必从其经气之旺,以正气得所旺之时,则能胜邪,故病解。乃阳明之潮热独作于申酉戌者,又以腑邪盛实,正不能胜,惟乘旺时而仅与一争耳。是以一从旺时而病解,一从旺时而热潮,各有自然之理,学者识之。"

1. 气热外蒸证治

气热外蒸一般以"五大一黄"为主症,并以白虎汤为主方。《伤寒论》和《温病条辨》对此论述甚详。

《伤寒论》说:

"服桂枝汤,大汗出后,大烦,渴不解,脉洪大者,白虎加人参汤主之。"(26)

"伤寒,若吐、若下后,七八日不解,热结在里,表里俱热,时时恶风,大渴,舌上干燥而烦,欲饮水数升者,白虎加人参汤主之。"(173)

"伤寒无大热,口燥渴,心烦,背微恶寒者,白虎加人参汤主之。"(174)

"伤寒脉浮,发热无汗,其表不解,不可与白虎汤;渴欲饮水,无表证者,白虎加人参汤主之。"(175)

"伤寒脉浮滑,此以表有热,里有寒,白虎汤主之。"(181)

"三阳合病,腹满身重,难以转侧,口不仁,面垢,谵语遗尿。发汗则谵语,下之则额上生汗,手足逆冷。若自汗出者,白虎汤主之。"(224)

"阳明病，脉浮而紧，咽燥口苦，腹满而喘，发热汗出，不恶寒，反恶热……若渴欲饮水，口干舌燥者，白虎加人参汤主之。"（226）

"伤寒脉滑而厥者，里有热，白虎汤主之。"（350）

白虎汤方

石膏一斤碎，知母六两，甘草二两炙，粳米六合。

上四味，以水一斗，煮米熟，汤成，去滓，温服一升，日三服。

白虎加人参汤方

石膏一斤碎、绵裹，知母六两，甘草二两炙，粳米六合，人参三两。

上五味，以水一斗，煮米熟汤成，去滓，温服一升，日三服。

《温病条辨》说：

"太阴温病，脉浮洪，舌黄，渴甚，大汗，面赤，恶热者，辛凉重剂白虎汤（生石膏一两，知母五钱，生甘草三钱，白粳米一合）主之。"（上焦篇7）

"太阴温病，脉浮大而芤，汗大出，微喘，甚至鼻孔扇者，白虎加人参汤主之；脉若散大者，急用之，倍人参。"（上焦篇8）

"白虎本为达热出表，若其人脉浮弦而细者，不可与也；脉沉者，不可与也；不渴者，不可与也；汗不出者，不可与也。常须识此，勿令误也。"（上焦篇9）

"形似伤寒，但右脉洪大而数，左脉反小于右，口渴甚，面赤，汗大出者，名曰暑温，在手太阴，白虎汤主之；脉芤甚者，白虎加人参汤主之。"（上焦篇22）

"手太阴暑温,或已经发汗,或未发汗,而汗不止,烦渴而喘,脉洪大有力者,白虎汤主之;脉洪大而芤者,白虎加人参汤主之;身重者,湿也,白虎加苍术汤主之;汗多脉散大,喘喝欲脱者,生脉散主之。"(上焦篇26)

"太阴伏暑……脉洪大,渴甚,汗多者,仍用白虎法;脉虚大而芤者,仍用人参白虎法。"(上焦篇40)

"面目俱赤,语声重浊,呼吸俱粗,大便闭,小便涩,舌苔老黄,甚则黑有芒刺,但恶热,不恶寒,日晡益甚者,传至中焦,阳明温病也。脉浮洪躁甚者,白虎汤主之。"(中焦篇1)

"下后无汗,脉浮者,银翘汤主之;脉浮洪者,白虎汤主之;脉洪而芤者,白虎汤加人参汤主之。"(中焦篇13)

《伤寒论》共有八条白虎汤证,其中应以(26)条为主文。一般所谓阳明病"五大"(大热、大汗、大烦、大渴、脉洪大)症,主要就是以此为据。大热二字虽不见于(26)条,但可从(226)条"发热汗出,不恶寒,反恶热",亦即(187)条所谓"身热,汗自出,不恶寒,反恶热"的"阳明病外证"中看得出来,即发热而至于不恶寒反恶热,其为大热;也可从(174)条"伤寒无大热,口燥渴,心烦,背微恶寒"的"无大热"上反证出来,即阳明病本有大热之症,但在病初起时,由于表寒郁遏里热,寒尚未全罢,热尚未大发,故"背微恶寒"(或如173条的"时时恶风"),身"无大热"如果进一步发展,则寒全罢,本来应有的大热就出现了。可见大热为阳明病的主症之一,是符合仲景原意的。并可知阳明病本应但热不寒,但初起也有恶风寒的。阳明病本应大热,但初起也有无大热的(只要其他"四大"

症存在，就仍属于阳明病）。大汗、大烦、大渴、脉洪大均明言于（26）条，其为阳明病主症更无疑义。但"五大"症的病理，除大渴（口、舌、咽干燥）可用胃家实热伤津化燥、大烦可用胃热乘胃络通心而上扰心神的理论来解释外，其余大热、大汗和脉洪大都非阳明胃肠的理论所能解释，而应从整体阴阳盛衰的理论来阐明，即伤寒六经阴阳病理。一般来说，三阳处于阳盛阶段，多见表、热、实证；三阴处于阳衰阶段，多见里、寒、虚证。就三阳病而言，阳明病处于阳盛阶段的高峰，由于体内阳热极盛（邪热与正阳俱盛），里热向外熏蒸，故见大热、大汗之症（亦即250条所谓"蒸蒸发热者，属胃也"之意）。由于里热丰隆外蒸，正阳抗邪有力，故见洪大之脉（亦即191条所谓"伤寒三日，阳明脉大"之意）。

从上述"五大"症的病理来看，可见其阳明里热的趋势主要是向外熏蒸的。因此，必须因势利导采用白虎汤以清透之。本方主药生石膏，既能大清胃热，又能"达热出表"（《温病条辨》上焦篇指出："白虎本为达热出表"），深合本证里热外蒸的病机。佐药知母、粳米、甘草，能生津润燥、养胃和中，也与本证胃热伤津化燥的病机吻合，故能主治本证。至于本方是否加人参的临床使用标准，必须承认，在《伤寒论》中是不够明确的。虽然有些注家随文衍义地认为，白虎汤证渴者则加人参，不渴者则不加人参。但证之临床实际，白虎汤证未有不渴的，如果以此作为本方是否加人参的临床使用标准，显然难以令人满意。这就很有必要求之于温病学说，如《温病条辨》在上焦篇指出："太阴温病，脉浮洪，舌黄，渴甚，大汗，面赤，

恶热者，辛凉重剂白虎汤主之。"（7）"太阴温病，脉浮大而
芤（可与《伤寒论》248条'脉浮而芤……胃气生热，其阳则绝'
合参），汗大出，微喘，甚至鼻孔扇者，白虎加人参汤主之；
脉若散大者，急用之，倍人参。"（8）又在中焦篇指出："面
目俱赤，语声重浊，呼吸俱粗，大便闭，小便涩，舌苔老黄，
甚则黑有芒刺，但恶热，不恶寒，日晡益甚者，传至中焦，阳
明温病也。脉浮洪躁甚者，白虎汤主之……"（1）"下后无汗，
脉浮者，银翘汤主之；脉浮洪者，白虎汤主之；脉洪而芤者，
白虎汤加人参汤主之。"（13）吴氏自注："若浮而且洪，热
气炽甚，津液立见消亡，则非白虎不可；若洪而且芤，金受火克，
元气不支，则非加人参不可矣。"显而易见，他对白虎汤是否
加人参的临床使用标准是很明确的。太阴或阳明温病气分热证
而脉浮洪（浮大而充实有力）的，宜白虎汤；若脉浮芤（浮大
而空虚无力）的，宜白虎汤加人参汤。这是因为前者邪热虽盛，
元气未伤，故其脉浮大充实有力，而必须用白虎汤以清热生津，
不必加人参以益气；后者邪热既盛，元气又伤，故其脉浮大空
虚无力，而必须在白虎汤清热生津的同时，加人参以益气（脉
呈散大的，则其元气有虚脱之势，必须倍加人参大补元气或改
用生脉散敛补津气以固脱）。

　　这里还要谈到的是白虎证的表寒里热问题。首先必须明确，
阳明病里热证多由太阳病表寒证传变而来。从《伤寒论》八条
白虎证来看，五条列在太阳病篇，其中（26）条是太阳病表寒
完全转化为阳明病里热的白虎证，故其证突出而典型。（173）
和（174）条是太阳病表寒基本转化为阳明病里热的白虎证，本

证阳明里热虽已炽盛，太阳表寒尚未尽除（如"时时恶风""背微恶寒"），但因病情矛盾的主要方面在于阳明里热，故可用白虎以清透之。至于（175）条所谓"伤寒，脉浮，发热无汗，其表不解，不可与白虎汤"，则是因为病情矛盾的主要方面在于太阳表寒。而其下文所谓"渴欲饮水，无表证者，白虎加人参汤主之"，则是因为病情矛盾的主要方面在于阳明里热。其"无表证"的表证，当是指无太阳表寒的脉浮紧、恶寒发热、无汗等症而言。也就是说，只有在无此显著的太阳表寒证的情况下，才能使用此方。这和上述太阳表有余寒未尽而"时时恶风""背微恶寒"的残余表证是不能相提并论的。由此不难看出，（181）条所谓"伤寒，脉浮滑，此表有热，里有寒，白虎汤主之"的"表有热，里有寒"，显然是"表有寒，里有热"的差误。所以林亿等校正《伤寒论》时指出："前篇云，热结在里，表里俱热者，白虎汤主之。又云，其表不解，不可与白虎汤。此云脉浮滑，表有热，里有寒者，必表里字差矣。"又其"里有寒"是"里有热"之误，也可从（350）条"伤寒脉滑而厥者，里有热，白虎汤主之"清楚地看出来。又白虎汤所主治的（224）条的"手足逆冷"和（350）条的"脉滑而厥"，即一般所谓内伏真热而外显假寒的热深厥深，也可以说是表有假寒而里有真热的阳盛格阴。这是因为阳明热极，阳郁于内而不通于外所致。白虎汤方主药生石膏辛甘大寒，大清肺胃气分燥热，并能使里热透达出表；知母也能清解肺胃燥热，并有养阴作用；甘草和粳米都能养胃生津，故能主治太阴肺和阳明胃的气分大热之证。《寒温条辨》有："按白虎汤乃温病主方也。虽为阳明解利之药，实解胃本内蒸之热，非徒治在经之热也，以邪热伤胃，所以必需……设热郁胃里，已成燥结，而徒用白虎，既无逐结之能，且以刚悍而伐胃气，反抑邪气内郁，致脉不行，因而沉伏微细，便谓阴脉，益不敢议下，日惟进白虎、解毒以为稳妥，愈投愈危，至死不悟，此承气、凉膈之所以必需也。"由此可见，白虎汤主要是清阳明胃热，并不只是清阳明经热。阳明胃热是其本，阳明经热是其标，本热既清，标热自解。且其所清的是胃家"蒸"热，与承气所下的是胃家"结"热不同，不可混淆。《寒温条辨》载："又按以石膏一物之微，入甘温队中则为（大）青龙，从清凉同气则为白虎。设伤寒在表之风寒未除，当用（大）青龙而反用白虎，温病在里之热渴已逼，当用白虎而反用（大）青龙，则用者之误不少。"这和柯韵伯所谓"麻杏甘石汤是大青龙汤的变局和白虎汤的先着"之说，是相得益彰的。

这里还须讨论的白虎汤加减法是：

《金匮要略》说："温疟者，其脉如平，身无寒但热，骨节疼烦，时呕，白虎加桂枝汤主之。"

白虎加桂枝汤方

石膏一斤，知母六两，甘草二两炙，粳米二合，桂枝三两去皮。

上锉末，每五钱，水一盏半，煎至八分，去滓，温服，汗出愈。

《素问·疟论》以先热后寒为温疟，但热不寒为瘅疟。《金匮要略》则以但热不寒为温疟和瘅疟的主症。瘅疟仲景未出方治，后人认为亦可用白虎加桂枝汤。疟邪本在少阳，此则热邪熏蒸于胃为甚，故宜用白虎汤清解（亦可加柴胡）。更就"骨节疼烦"来看，可见仍有表邪存在，故加桂枝于白虎汤中以兼解其表；

又本方临床用于热痹关节烦疼有效。

《温病条辨》说："骨节疼烦，时呕，其脉如平，但热不寒，名曰温疟，白虎加桂枝汤主之"。（上焦篇50）

白虎加桂枝汤方

生石膏一两六钱，知母六钱，粳米一合，炙甘草二钱，桂枝木三钱。

水八碗，煮取三碗，先服一碗，得汗为知。不知再服，知后仍服一剂，中病即已。

吴氏自注："阴气先伤，阳气独发，故但热不寒，令人消烁肌肉……治以白虎加桂枝汤者，以白虎保肺清金，峻泻阳明独胜之热，使不消烁肌肉。单以桂枝一味，领邪外出，作向导之官，得热因热用之妙。"

《通俗伤寒论》中的柴胡白虎汤，为"和解偏重清降法"。何秀山按："柴胡达膜，黄芩清火，本为和解少阳之主药，而辅以白虎汤法者，以其少阳证少而轻，阳明证多而重也。花粉为救液而设，荷叶为升清而用，合而为和解少阳阳明，寒轻热重，火来就燥之良方。"

柴胡白虎汤方

柴胡一钱，生石膏八钱研，知母四钱，生粳米三钱，生甘草八分，天花粉三钱，黄芩一钱半，鲜荷叶一片。

《温病条辨》说："手太阴暑温……身重者，湿也，白虎加苍术汤主之。"（上焦篇26）

白虎加苍术汤方

即于白虎汤内，加苍术三钱。

手太阴暑温，证现烦渴而喘、脉洪大有力而兼身重，可见既有热炽于肺，又有湿困在脾，故用白虎汤以清肺热，并加苍术以祛脾湿。

2. 气热内结证治

气热内结一般以痞满燥实坚为主症，并以承气汤为主方。《伤寒论》和《温病条辨》对此论述甚详。

《伤寒论》说：

"阳明病脉迟，虽汗出，不恶寒者，其身必重，短气腹满而喘，有潮热者，此外欲解，可攻里也。手足濈然汗出者，此大便已硬也，大承气汤主之；若汗多，微发热恶寒者，外未解也，其热不潮，未可与承气汤；若腹大满不通者，可与小承气汤，微和胃气，勿令至大泄下。"（213）

"阳明病，潮热，大便微硬者，可与大承气汤；不硬者，不可与之。若不大便六七日，恐有燥屎，欲知之法，少与小承气汤，汤入腹中，转矢气者，此有燥屎也，乃可攻之；若不转矢气者，此但初头硬，后必溏，不可攻之，攻之必胀满不能食也。欲饮水者，与水则哕。其后发热者，必大便复硬而少也，以小承气汤和之。不转矢气者，慎不可攻也。"（214）

"伤寒若吐、若下后，不解，不大便五六日，上至十余日，日晡所发潮热，不恶寒，独语如见鬼状。若剧者，发则不识人，循衣摸床，惕而不安，微喘直视，脉弦者生，涩者死；微者，但发热谵语者，大承气汤主之。若一服利，则止后服。"（217）

"阳明病，其人多汗，以津液外出，胃中燥，大便必硬，硬则谵语，小承气汤主之。若一服谵语止者，更莫复服。"（218）

"阳明病，谵语，发潮热，脉滑而疾者，小承气汤主之。因与承气汤一升，腹中转矢气者，更服一升；若不转气者，勿更与之。明日又不大便，脉反微涩者，里虚也，为难治，不可更与承气汤也。"（219）

"阳明病，谵语，有潮热，反不能食者，胃中必有燥屎五六枚也。若能食者，但硬耳，宜大承气汤下之。"（220）

"汗出谵语者，以有燥屎在胃中，此为风也，须下者，过经乃可下之。下之若早，语言必乱，以表虚里实故也。下之则愈，宜大承气汤。"（222）

"二阳并病，太阳证罢，但发潮热，手足漐漐汗出，大便难而谵语者，下之则愈，宜大承气汤。"（225）

"阳明病，下之，心中懊憹而烦，胃中有燥屎者可攻。腹微满，初头硬，后必溏，不可攻之。若有燥屎者，宜大承气汤。"（240）

"病人烦热，汗出则解，又如疟状，日晡所发热者，属阳明也。脉实者，宜下之；脉浮虚者，宜发汗。下之与大承气汤，发汗宜桂枝汤。"（242）

"大下后，六七日不大便，烦不解，腹满痛者，此有燥屎也。所以然者，本有宿食故也，宜大承气汤。"（243）

"病人小便不利，大便乍难乍易，时有微热，喘冒不能卧者，有燥屎也，宜大承气汤。"（244）

"太阳病三日，发汗不解，蒸蒸发热者，属胃也，调胃承气汤主之。"（250）

"伤寒吐后，腹胀满者，与调胃承气汤。"（251）

"阳明病，不吐不下，心烦者，可与调胃承气汤。"（212）

"太阳病，若吐、若下、若发汗后，微烦，小便数，大便因硬者，与小承气汤和之愈。"（252）

"得病二三日，脉弱，无太阳柴胡证，烦躁，心下硬，至四五日，虽能食，以小承气汤少少与，微和之，令小安，至六日，与承气汤一升。若不大便六七日，小便少者，虽不能食，但初头硬，后必溏，未定成硬，攻之必溏，须小便利，屎定硬，乃可攻之，宜大承气汤。"（253）

"伤寒六七日，目中不了了，睛不和，无表里证，大便难，身微热者，此为实也。急下之，宜大承气汤。"（254）

"阳明病，发热汗多者，急下之，宜大承气汤。"（255）

"发汗不解，腹满痛者，急下之，宜大承气汤。"（256）

"腹满不减，减不足言，当下之，宜大承气汤。"（257）

大承气汤方

大黄四两酒洗，厚朴半斤炙、去皮，枳实五枚炙，芒硝三合。

上四味，以水一斗，先煮二物，取五升，去滓，内大黄，更煮取二升，去滓，内芒硝，更上微火一两沸，分温再服。得下，余勿服。

小承气汤方

大黄四两酒洗，厚朴二两炙、去皮，枳实三枚大者炙。

上三味，以水四升，煮取一升二合，去滓，分温二服。初服汤，当更衣，不尔者，尽饮之；若更衣者，勿服之。

调胃承气汤方

大黄四两去皮、清酒洗，甘草二两炙，芒硝半升。

上三味，以水三升，煮取一升，去滓，内芒硝，更上火微煮，令沸，少少温服之。

《温病条辨》说：

"面目俱赤，语声重浊，呼吸俱粗，大便闭，小便涩，舌苔老黄，甚则黑有芒刺，但恶热，不恶寒，日晡益甚者，传至中焦，阳明温病也。脉浮洪躁甚者，白虎汤主之；脉沉数有力，甚则脉体反小而实者，大承气汤主之。"（中焦篇1）

"阳明温病，诸证悉有而微，脉不浮者，小承气汤微和之。"（中焦篇3）

"阳明温病，汗多，谵语，舌苔老黄而干者，宜小承气汤。"（中焦篇4）

"阳明温病，无汗，小便不利，谵语者，先与牛黄丸；不大便，再与调胃承气汤。"（中焦篇5）

"阳明温病，面目俱赤，肢厥，甚则通体皆厥，不瘛疭，但神昏，不大便七八日以外，小便赤，脉沉伏，或并脉亦厥，胸腹满坚，甚则拒按，喜凉饮者，大承气汤主之。"（中焦篇6）

"阳明暑温，湿气已化，热结独存，口燥咽干，渴欲饮水，面目俱赤，舌燥黄，脉沉实者，小承气汤各等分下之。"（中焦篇40）

大承气汤方

大黄六钱，芒硝三钱，厚朴三钱，枳实三钱。

水八杯，先煮枳、朴，后内大黄、芒硝，煮取三杯。先服一杯，约二时许，得利止后服；不知，再服一杯；再不知，再服。

小承气汤方

大黄五钱，厚朴二钱，枳实一钱。

水八杯，煮取三杯，先服一杯，得宿粪，止后服，不知，再服。

调胃承气汤方

大黄三钱，芒硝五钱，生甘草二钱。

一般所谓"痞满燥实"的承气汤证，是因阳明里热内结所致。这就是说，阳明里热内结则燥化成实，即（186）条所谓"此亡津液，胃中干燥，因转属阳明，不更衣，内实，大便难者，此名阳明也"之意。阳明里热内结则气滞为满，即（213）条所谓"若腹大满不通者，可与小承气汤微和胃气"之意。因此，承气三方都用大黄为主药以攻下其热结，并随着"痞满燥实"的病情轻重不同，而有大、小、调胃之分。偏重"痞满"的，宜配枳实、厚朴以行气导滞，即小承气汤证；偏重"燥实"的，宜配芒硝以润燥软坚与甘草以和中，即调胃承气汤证；"痞满燥实"并重的，则宜既配枳、朴以行气导滞，又宜配芒硝以润燥软坚，即大承气汤证。但"痞满燥实"四字是密切相关，必须联系起来看的。如果认为小承气汤证但痞满而不燥实，调胃承气汤证但燥实而不痞满，那就不够全面了，也就不便于解释（218）条小承气汤证的"胃中燥，大便必硬"和（251）条调胃承气汤证的"腹胀满"。

还须提出讨论的是"承气"的含义问题。一般认为"承气"就是顺气的意思。如柯韵伯说："诸病皆因于气，秽物之不去，由于气之不顺，故攻积之剂，必用行气之药以主之，亢则害，承乃制，此承气之所由名。又病去而元气不伤，此承气之义也。夫方分大小，有二义焉。厚朴倍大黄，是气药为君，名大承气；大黄倍厚朴，是气药为臣，名小承气。味多性猛，制大其服，欲令泄下也，因名曰大；味少性缓，制小其服，欲微和胃气也，因名曰小。"但仅从枳、朴行气来理解"承气"的含义，不仅无法解答调胃承气汤方不用枳、朴的原因，而且对承气汤证病机的认识也是望文生义而不够深刻的。如上所述，承气汤证的病机是阳明里热内结，燥化成实，气滞为满。可见是因热结燥实导致气机壅滞，并非由于气机壅滞而导致热结燥实。因此，热结燥实处于主导地位，而气机壅滞则处于从属地位，二者是有主次之分的。如果仅望"承气"之文，而生"顺气"之义，只是强调行气导滞，而置热结燥实于次要地位，那就显属主次颠倒了。应该承认，胃主降，其气以下行为顺，"胃家实"则其气机为之壅滞，不能顺行而下，致使地道闭塞，失其主降之职，而"承气"的名义，是承顺其失常的胃气，以恢复其主降的职能。但应看到，胃气之所以不顺，实因邪热内结，只有泄其邪热，才能顺其胃气。而承气汤中用大黄泄其邪热以承顺胃气显然是主要的，至其用、枳朴以行气导滞则是次要的。所以承气三方都必须用大黄泄热，但不一定都要用枳、朴行气。上引柯氏所谓承气之剂，"必用行气之药以主之"，虽然不够全面，但其所谓"病去而元气不伤"，则是比较深刻的。因为三承气汤方中的主药大黄、芒硝虽属攻下逐邪之峻剂，但或配厚朴、枳实以行气，或配甘草以和中，都对胃有一定的保护作用，这也是仲景方中攻邪护正之法，不可忽略。

　　在明确了上述"痞满燥实"和"承气"的含义后，还须明确的是，由于阳明里热内结证和外蒸证的病机是既有区别又有联系的，所以在里热内结的承气证中并不完全排除里热外蒸的白虎证，反之亦然。只是随着病机的主要趋向不同，现证有所偏重而已。例如上述（213）（243）（251）（256）（257）条的大、小、调胃承气汤证中，虽然是以腹胀满痛、大便不通和潮热、手足汗出、大便硬等里热内结之症为主，但也间有如（250）条所谓"蒸蒸发热"的里热外蒸之症；又如前述八条白虎汤证中，虽然是以里热外蒸的"五大"症为主，但也间有如（224）和（226）条所谓"腹满"的里热内结之症（其中173条更明言"热结在里"）。还应看到的是，《伤寒论》阳明里热内结的主要临床表现虽然是比较清楚的，但承气三证的鉴别则是含糊的，这就有必要作进一步的分析。我认为承气三证的鉴别可从三方面来看：

（1）腹症：一般来说，由于阳明胃家热结气滞，大便不通，故多见腹胀满痛拒按之症。但因热结气滞有深浅，故其腹胀满痛有轻重。大承气汤证是因热结气滞已极所致，故其腹胀满痛拒按不可近手（可与141条"从心下至少腹，硬满而痛，不可近"的大陷胸汤证合参，并可结合《温病条辨》中焦篇"胸腹满坚，甚则拒按"的大承气汤证来看。因此有人在"痞满燥实"四字之外，再加一"坚"字，属之于大承气汤证，亦可供参考）；小承气汤证是因热结不甚而气滞较甚所致，故虽腹满痛拒按，但尚未达到不可近手的程度；调胃承气汤证是因热结较甚而气滞不甚所致，故虽腹胀满，但多不痛或按之始痛。

（2）脉象：阳明里热外蒸的白虎汤证多见浮大有力的洪（数）脉，或浮大无力的芤脉，已如上述。阳明里热内结的承气汤证多见沉（如223条）实（如242、247条）或迟（如213条）

或滑数（如219、258条）等脉。但在阳明病篇二十二条承气汤证中，仅有六条大、小承气汤证提到脉象，至于调胃承气汤证条则都未提到。《温病条辨》在中焦篇阳明温病证治中，首先提出"面目俱赤，语声重浊，呼吸俱粗，大便闭，小便涩，舌苔老黄，甚则黑有芒刺，但恶热，不恶寒，日晡益甚"的共同症，然后提出"脉浮洪躁甚者，白虎汤主之；脉沉数有力，甚则脉体反小而实者，大承气汤主之"的不同脉。其所谓"脉体反小而实"，充分反映出阳明里热内结的病机，较之《伤寒论》阳明病篇所谓脉实更为具体。但从其"阳明温病……脉实或滑疾者，小承气汤主之"来看，仍然是以《伤寒论》（242）（247）（219）（258）条为依据。由此可见，三承气汤证的脉象只有大小之分，即大承气汤证脉多沉实或迟（应是有力之迟，是因阳明气机滞甚，经隧阻塞所致。如程郊倩说："迟脉亦有邪聚热结，腹满胃实，阻住经隧而成者，又不可不知。"）；小承气汤证脉多滑数；至于调胃承气汤证的脉象，《伤寒论》和《温病条辨》虽然都未明言，但从三承气汤证的病情轻重并结合临床实际来体会，也多是滑数的。

（3）舌苔：《伤寒论》辨证略于舌苔，这是一大缺陷。后世医家尤其是温病学家，对此论述甚详，贡献颇大。一般来说，阳明病里热伤津化燥，舌苔多见黄燥之象，并随其里热的不断进展，逐渐深化而成为深黄干燥，老黄干燥，甚至焦黑起刺等舌象。这是阳明病里热伤津化燥病情轻重最鲜明、最重要的标志。以此来观察胃家燥热病情的轻重深浅，并结合上述腹症和脉象，即可作出正确的判断，从而准确地使用三承气汤。

必须指出，阳明气热内结的痞满燥实证，大都同时现有身热恶热不恶寒而汗自出、面目俱赤、语声重浊、呼吸俱粗、大便闭、小便赤涩、渴喜凉饮、烦躁甚至神昏谵语、循衣摸床、直视、目中不了了、睛不和、肢厥甚至通体皆厥、舌苔老黄干燥甚至焦黑起刺、脉象沉实滑数或弦或涩等热毒充斥于上下内外之症。其中尤应注意的是神志方面的证候，由于胃络通心（心包络），故阳明热毒可以上冲心包甚至引动肝风，轻则烦躁不宁，重则昏谵痉厥瘛疭，这种热毒猖獗的险恶病候，必须急用大承气汤釜底抽薪以泻阳救阴。如其脉不实而细数，舌尖红而绛干，则其病机重点已由气分深陷于营血分，又当从营血分论治。或先与牛黄丸凉开，而后与承气汤攻下，如《温病条辨》中焦篇所谓"阳明温病，无汗，小便不利，谵语者，先与牛黄丸；不大便，再与调胃承气汤"（5）是其例。或凉开与攻下兼施，如《温病条辨》中焦篇所谓"阳明温病，下之不通……邪闭心包，神昏舌短，内窍不通，饮不解渴者，牛黄承气汤主之"（17）是其例。

阳明气热内结，故多大便不通，但也间有大便下利者。《伤寒论》说：

"阳明少阳合病，必下利……脉滑而数者，有宿食也，当下之，宜大承气汤。"（258）

"下利，谵语者，有燥屎也，宜小承气汤。"（373）

"少阴病，自利清水，色纯青，心下必痛，口干燥者，急下之，宜大承气汤。"（321）

《温病条辨》说：

"阳明温病，纯利稀水无粪者，谓之热结旁流，调胃承气汤主之。"（中焦篇7）

"阳明温病，下利，谵语，阳明脉实或滑疾者，小承气汤主之；脉不实者，牛黄丸主之，紫雪丹亦主之。"（中焦篇9）

一般所谓阳明病下利的"热结旁流"证，是因阳明胃家热实，燥屎结于大肠，小肠泌别失职，水入大肠，从燥屎的空隙间流出所致。其症纯利稀水（必灼热而臭秽）、腹胀满痛拒按、舌苔黄燥、脉象沉实滑数、当随宜选用三承气汤攻下燥屎，则下利自止。

这里还有必要提出的是《伤寒论》少阴病"三急下"的问题。

"少阴病，得之二三日，口燥咽干者，急下之，宜大承气汤。"（320）

"少阴病，自利清水，色纯青，心下必痛，口干燥者，急下之，宜大承气汤。"（321）

"少阴病六七日，腹胀不大便者，急下之，宜大承气汤。"（322）

这三条少阴病急下证应与（254）条"伤寒六七日，目中不了了，睛不和，无表里证，大便难，身微热者，此为实也，急下之，宜大承气汤"和（255）条"阳明病，发热汗多者，急下之，宜大承气汤"以及（256）条"发汗不解，腹满痛者，急下之，宜大承气汤"三条阳明病急下证合参。

一般来说，伤寒热病在三阳的多属实，在三阴的多属虚；并以实到阳明为极而宜急攻其邪，虚到少阴为极而宜急补其正。

阳明病胃家实热已造其极，邪气猖獗之至，邪热内焚，阳盛阴虚，有如釜底之火愈炽，釜中之水渐干，因而欲救釜中之水，必须急抽釜底之薪以去其火，才是最有效的措施。这就是阳明病胃家实证用大承气汤"釜底抽薪"以急下存阴的妙喻。必须指出，这里所谓正阴之水，虽然首先是指胃所主的后天之津液，但因肾主五液而藏先天之元精，后天之津液伤亡太甚，势必及于先天之精。例如（254）条因阳明热极而致"目中不了了，睛不和"，就是因为目中瞳神属肾，肾之精阴为胃热所灼伤，而不足以上注于目以养其瞳神所致。此时只有用大承气汤急下其猖獗之邪热，才能保存其欲竭之正阴。若不急下其邪热，而先急滋其正阴，则不但滋不胜滋，随滋随干，而且必使邪热内闭难解，正阴亦终不可复。由此可以推知，阳明病并少阴的（254）条用大承气汤急下存阴是救其已然（故应并入少阴病三急下证中讨论），而（255）和（256）条用大承气汤急下存阴则是防其未然（这两条论述阳明病胃家实证太简略，应从全篇去领会其精神实质）。从少阴病篇的（320）（321）（322）条来看，虽然阳明证已具备，但少阴证不明确，当结合（285）条"少阴病，脉细沉数，病为在里，不可发汗"和（303）条"少阴病，得之二三日以上，心中烦，不得卧，黄连阿胶汤主之"以及（319）条"少阴病，下利六七日，咳而呕渴，心烦不得眠者，猪苓汤主之"等来全面领会。即邪热直犯少阴，由于热炽阴伤而但见心烦、不寐、脉细沉数、舌绛苔黄等少阴证的，则宜用黄连阿胶汤在清泻火热中兼养其阴，或猪苓汤在清利湿热中兼养其阴；如其病并阳明，又见口燥咽干、腹胀满痛、不大便等阳明证的，则无论是初得之二三日或久延至六七日，都应用大承气汤急下存阴，决不可迟疑瞻顾以坐失机宜，听任其火灼水竭而危及生命。至于（321）条的"自利清水，色纯青"，注家说理虽不一，但认为属于热利则是没有异议的。有人因此而联系到后世所谓"疫痢"来领会，认为由于"疫痢"火毒猖獗，危及肾水，如不急泻其火，则肾水有立竭之虞，故宜大承气汤急下存阴。亦可供参考。

这里有必要附及的是葛根黄芩黄连汤证。

《伤寒论》说："太阳病，桂枝证，医反下之，利遂不止，脉促者，表未解也；喘而汗出者，葛根黄芩黄连汤（葛根半斤，黄芩、黄连各三两，甘草二两炙。以水八升，先煮葛根，减二升，内诸药，煮取二升，去滓，分温再服）主之。"（34）

本条为太阳邪热陷入阳明表里同病而里热偏重者。其下利不止，即《内经》所谓"暴注下迫，皆属于热"的热利，所下之物必稠黏臭秽，故宜用葛根芩连汤以清阳明里热为主。成无己认为"与葛根芩连汤，散表邪，除里热"。

还须讨论的是承气汤的加减法：

《温病条辨》指出："温病三焦俱急，大热大渴，舌燥，脉不浮而躁甚，舌色金黄，痰涎壅盛，不可单行承气者，承气合小陷胸汤主之。"（中焦篇10）

承气合小陷胸汤方

生大黄五钱，厚朴二钱，枳实二钱，半夏三钱，瓜蒌三钱，黄连二钱。

水八杯，煮取三杯，先服一杯，不下；再服一杯，得快利，止后服；不便，再服。

"阳明温病，下之不通……喘促不宁，痰涎壅滞，右寸实大，肺气不降者，宣白承气汤主之。"（中焦篇 17）

宣白承气汤方

生石膏五钱，生大黄三钱，杏仁粉二钱，瓜蒌皮一钱五分。

水五杯，煮取二杯，先服一杯，不知，再服。

这两条都属阳明气热内结而痰涎壅盛之证，故合并讨论。前条吴氏自注："三焦俱急，谓上焦未清，已入中焦阳明，大热大渴，脉躁苔焦，阳土燥烈，煎熬肾水，不下则阴液立见消亡，下则引上焦余邪陷入，恐成结胸之证，故以小陷胸合承气汤，涤三焦之邪，一齐俱出。"从上焦未清而痰涎壅盛来看，可知其痰涎在肺而不在胃。如果痰涎在胃，则多不渴，舌必滑腻而不燥。今大热、大渴、脉躁、舌燥、苔色金黄、大便不通，可见热邪已入中焦，阳明热结已成。但既痰涎壅肺，必当有咳喘痰多、胸膈满痛等症，自不可单用承气汤，故合用小陷胸汤以泄热涤痰。

后条所谓"阳明温病，下之不通"，当是指阳明气热内结之证。"喘促不宁"是因痰涎壅肺，腑气不通，使肺气宣降不利所致。从"右寸实大"来看，病机重点在肺，以肺气壅塞不得宣降为主，故用宣白承气汤宣肺化痰泄热。方名宣白，即开宣肺气之意。

上述两证，虽然都属阳明气热内结而兼痰涎壅盛所致，但其病机前者重在阳明内结，后者重在肺气不宣，故治法同中有异。

"阳明温病，下之不通……左尺牢坚，小便赤痛，时烦渴甚，导赤承气汤主之。"（中焦篇 17）

导赤承气汤方

赤芍三钱，细生地五钱，生大黄三钱，黄连二钱，黄柏二钱，芒硝一钱。

水五杯，煮取二杯，先服一杯，不下，再服。

本证是因阳明热结于中而少阴火炽于下所致。导赤承气汤方既用大黄和芒硝以清泄阳明胃肠实热，又用黄连、黄柏、生地、赤芍以清解少阴心肾火邪，故能主治本证。但本方如用导赤散（生地、木通、甘草梢、竹叶）加大黄和芒硝，则不仅名实更相符，而且导赤散对心烦、小便赤痛也更有效。

"阳明温病，下之不通……邪闭心包，神昏舌短，内窍不通，饮不解渴者，牛黄承气汤主之。"（中焦篇 17）

牛黄承气汤方

即用安宫牛黄丸二丸，化开，调生大黄末三钱，先服一半，不知，再服。

本证是因热结胃肠而邪闭心包所致，但因病机偏重在上焦，故用安宫牛黄丸开通内窍为主，而以大黄清泄实热为辅。

叶天士在《温热论》中指出："温邪上受，首先犯肺，逆传心包。肺主气属卫，心主血属营……卫之后方言气，营之后方言血。在卫汗之可也，到气才可清气，乍入营血，犹可透热转气而解……入于血……直须凉血散血。"这就是温热病机的总纲。一般来说，温病多从上焦太阴肺卫分开始，进一步发展则传入上焦太阴肺气分或中焦阳明胃气分，更进一步则由气分传入营、血分，而现少阴或厥阴之证。由于心主血属营，所以营、血分的病机主要在于手少阴心。但因心包络为心君之宫城，温邪入心，必先犯手厥阴心包络（前人且有心不受邪，包络代受之说）。而少阴心与肾，厥阴心包络与肝，一脉相通，关系极为密切，温邪传入心包络与心，势必牵连及肝与肾。这是就新感温病由表入里的营、血分病机而言，若就由里出表的伏邪温病来说，则因温热邪伏营血，自内而发，故起病即现营、血分里热证，而无卫分表热证。如果起病既有营、血分里热证又有卫分表热证的，则属新感引动伏邪所致。如果气、营、血分都有伏邪，又加新感，则起病就可同时出现卫、气、营、血分的全部证候。但应指出，这类表里同病的温热证，大都由于伏邪深重而以里热证为主，治疗应着重于清解里热。

营分和血分的温热证都是以身热夜甚、口干反不渴、舌绛、脉细数为其共同特征，但营分证时有谵语（半昏迷）、斑疹隐隐、舌红绛；血分证时时谵语（全昏迷）、斑疹显露、咳吐衄便血、舌紫绛，同中有异，必须细辨。

（二）营分温热证治

叶天士在《温热论》中指出："营分受热，则血液受劫，心神不安，夜甚无寐，或斑点隐隐，即撤去气药……急速透斑为要。""其热传营，舌色必绛。绛，深红色也。初传，绛色中兼黄白色，此气分之邪未尽也。""入营犹可透热转气"这可以说是营分温病证治的纲领。吴鞠通继承叶氏之说，在《温病条辨》中对此论述更为具体。如：

"太阴温病，寸脉大，舌绛而干，法当渴，今反不渴者，

热在营中也，清营汤去黄连主之。"（上焦篇 15）

"脉虚，夜寐不安，烦渴舌赤，时有谵语，目常开不闭，或喜闭不开，暑入手厥阴也。手厥阴暑温，清营汤主之。舌白滑者，不可与也。"（上焦篇 30）

清营汤方

犀角三钱，生地五钱，元参三钱，竹叶心一钱，麦冬三钱，丹参二钱，黄连一钱五分，银花三钱，连翘二钱连心用。

水八杯，煮取三杯，日三服。

热入营分的主症是身热夜甚，心烦不寐，时有谵语，斑点隐隐，舌绛，口干反不渴。由于热入营阴，而昼属阳，夜属阴，故身热夜甚。由于营属于心，心主神明，热入心包，扰乱神明，故心烦不寐，时有谵语。所谓时有谵语，即有时不谵语可知，这是因为邪热初入营分，尚未深陷血分，心包阻塞未甚，神志时昏时清的缘故。由于营热初伤血络，故斑点隐隐于皮下而尚未显露。热在营血分之所以口干反不渴，是因人身津液有浅深浓淡之分，浅而淡，浸润于卫气分的，为阳津；深而浓，涵养于营血分的，为阴液。热在卫气分而伤阳津的，由于阳津为淡薄的水，故口干渴饮以得水为快；热在营血分而伤阴液的，由于阴液浓厚，不同于淡薄的水，虽然感到口舌干燥，但因水不能直接补充阴液，饮亦不能解渴，所以反不渴饮。营血分温热证之所以脉多细数，是因热灼营血，阴液受伤而不能充盈血脉所致。上述两条所谓"寸脉大"和"脉虚"，都不能说是营分温热证的本脉，如其营分证而现脉大，则为气分热邪未尽；若现脉虚，则其暑热不仅伤阴而且耗气。至于从气分传入营分，其气分之邪是否退尽，其邪热是否夹湿，都可从舌上辨知。即邪热入营而舌绛无苔的，为气分之邪已净；舌绛而兼有黄白苔的，为气分之邪尚在；舌绛苔黄而干燥的，为纯热不夹湿；舌绛苔黄白而润滑的，为热邪夹湿。

营分热证的治法宜清营透热，主方是清营汤。从叶氏所谓"入营犹可透热转气，如犀角、元参、羚羊角等物"来看，可见咸寒药也有清营透热的作用，但应指出，这类药是清营有余而透热不足的。吴氏师承叶氏之说而创制的清营汤方则弥补了叶氏之不足，因为它既用犀角、丹参、黄连以清营安神，又用生地、麦冬、玄参以滋养阴液，并用银花、连翘、竹叶以轻清透热，完全符合营分热证病机的缘故。此外，清宫开窍等方药也能清营透热，并不局限于清营汤。

（三）血分温热证治

温热邪深入血，病情极为严重，除现有营分证外，还多现有热闭心包的神昏谵语、热盛动风的痉厥瘛疭，以及热伤血络的斑疹、吐衄、便血等症。若病由上、中二焦深入下焦，热伤肝肾阴液，则多现阴虚阳亢风动之证。

1. 热闭心包证治

《温病条辨》说：

"太阴温病……神昏谵语者，清宫汤主之，牛黄丸、紫雪丹、局方至宝丹亦主之。"（上焦篇16）

"邪入心包，舌謇肢厥，牛黄丸主之，紫雪丹亦主之。"（上焦篇17）

"手厥阴暑温，身热，不恶寒，精神不了了，时时谵语者，

安宫牛黄丸主之，紫雪丹亦主之。"（上焦篇31）

"阳明温病……神昏谵语者，安宫牛黄丸主之。"（中焦篇36）

"暑温……邪气久留，舌绛苔少，热搏血分者，加味清宫汤主之；神识不清，热闭内窍者，先与紫雪丹，再与清宫汤。"（中焦篇41）

安宫牛黄丸方

牛黄一两，郁金一两，犀角一两，黄连一两，朱砂一两，梅片二钱五分，麝香二钱五分，真珠五钱，山栀一两，黄芩一两，雄黄一两，金箔衣。

上为极细末，炼老蜜为丸，每丸一钱，金箔为衣，蜡护。脉虚者，人参汤下；脉实者，银花薄荷汤下，每服一丸。兼治飞尸卒厥、五痫、中恶、大人小儿痉厥之因于热者。大人病重体实者，日再服，甚至日三服；小儿服半丸，不知再服半丸。

紫雪丹方

滑石一斤，石膏一斤，寒水石一斤，磁石水煮二斤捣煎去渣，入后药，羚羊角五两，犀角五两，木香五两，沉香五两，丁香一两，升麻一斤，元参一斤，炙甘草半斤。

以上八味，并捣锉入前药汁中煎，去渣，入后药：朴硝、硝石各二斤，提净，入前药汁中，微火煎，不住手将柳木搅，候汁欲凝，再加入后二味：辰砂三两，研细麝香一两二钱，研细入前药拌匀。合成，退火气，冷水调服一二钱。

局方至宝丹方

犀角一两镑，朱砂一两飞，琥珀一两研，玳瑁一两，牛黄五钱，麝香五钱。

以安息重汤炖化，和诸药为丸一百丸，蜡护。

清宫汤方

元参心三钱，莲子心五分，竹叶卷心二钱，连翘心二钱，犀角尖二钱磨冲，连心麦冬三钱。

热痰盛,加竹沥、梨汁各五匙; 咯痰不清,加瓜蒌皮一钱五分; 热毒盛加金汁、人中黄; 渐欲神昏，加银花三钱，荷叶二钱，石菖蒲一钱。

温热邪入心包，秽浊蒙蔽心神，必致神昏谵语。当其邪闭未深时，多呈半昏迷状态，即营分证神志时昏时清的"时有谵语"; 如其邪已由营入血，热闭内窍已深，则现"时时谵语"的全昏迷状态。今就上述条文分释之：

（16）条的"神昏谵语"，吴氏认为是："火能令人昏，水能令人清，神昏谵语，水不足而火有余，又有秽浊也"。并认为清宫汤是"清膻中（即心包络）之方"，方中犀角善通心气，辟秽解毒，清火补水; 莲心由心走肾，能使心火下通于肾，肾水上潮于心，具有交通心肾的作用; 连翘心能退心热而解热结; 竹叶心能通窍清火; 麦冬心能散心中秽浊之结气，故能主治此证。

从吴氏"方论"来看安宫牛黄丸为"芳香化秽浊而利诸窍，咸寒保肾水而安心体，苦寒通火腑而泻心用之方"。方中犀角、珍珠、牛黄、辰砂、金箔清火补水，解毒辟秽，通心气，镇心神，化热痰; 麝香、冰片、郁金、雄黄四香合用，能"使闭锢之邪热，温毒深在厥阴之分者，一齐从内透出，而邪秽自消，神明可复";

"黄连泻心火，栀子泻心与三焦之火，黄芩泻胆、肺之火，使邪火随诸香一齐俱散"。

紫雪丹用"诸石（滑石、石膏、寒水石）利水火而通下窍"；"诸香（麝香、木香、沉香、丁香）化秽浊，或开上窍，或开下窍"，使心神不致为秽浊之邪所蒙蔽；犀角、羚羊角泻心肝之火而凉血息风；辰砂镇心安神；元参、磁石补肝肾之阴而上济心火；硝石泻火而散结；升麻散火而解毒；甘草解毒而和诸药。

局方至宝丹"能补心体，通心用，除邪秽，解热结"。方中用犀角、牛黄清心解毒化痰；麝香开窍；辰砂、琥珀、玳瑁镇心安神。

"大抵安宫牛黄丸最凉，紫雪次之，至宝又次之，主治略同，而各有所长"。近人称之为"三宝"，是温病邪深入血、热闭心包、神识昏迷的急救良方，都具有清宫开窍、辟秽解毒的作用。但安宫牛黄丸合用芳香、咸寒、苦寒三法，而紫雪丹和至宝丹则以芳香、咸寒两法为主。所以凉血清宫、解毒化痰的作用以安宫牛黄丸为强，而凉肝息风作用则以紫雪丹为优。至于至宝丹，因其既无苦寒泻火之品，又无诸石通利之味，故其力稍逊，但较为平稳。还应指出的是，"三宝"不仅适用于血分温热邪闭心包之证，也适用于血分湿热邪闭心包之证。

（17）条的"舌謇肢厥"，吴氏认为："伤寒之厥，足厥阴病也。温热之厥，手厥阴病也。舌卷囊缩，虽同系厥阴现证，要之舌属手、囊属足也。盖舌为心窍，包络代心用事。肾囊前后皆肝经所过，断不可以阴阳二厥混而为一，若陶节庵所云，冷过肘膝，便为阴寒，恣用大热。再热厥之中亦有三等：有邪在（包）络居多，而阳明证少者，则从芳香，本条所云是也；有邪搏阳明，阳明太实，上冲心包，神迷肢厥，甚至通体皆厥，当从下法，本论载入中焦篇；有日久邪杀阴亏而厥者，则从育阴潜阳法，本论载入下焦篇。"由此可见，热厥一证有气分和血分之别，而血分热厥又有虚实之分。气分热厥宜用白虎汤、承气汤清下阳明实热；血分热厥实证宜用牛黄丸、紫雪丹清宫开窍，虚证宜用三甲复脉汤育阴潜阳。至于舌謇，其语言必滞涩不利，甚至不能言语，可见心窍闭塞尤甚，较之上条病情更为严重。

（36）条的阳明温病神昏谵语，吴氏认为："心居膈上，胃居膈下，虽有膜隔，其浊气太甚，则亦可上干心包络。且病自上焦而来，故必以芳香逐秽开窍为要也。"由于阳明胃络通心，故阳明温病可由胃气分传入心包营血分而现神昏谵语之症。

（41）条的"热搏血分""热闭内窍"，而"神识不清"，吴氏认为"紫雪丹开内窍而清热最速"，故用以配合清宫汤。

2. 热动肝风证治

《温病条辨》说：

"小儿暑温，身热，卒然痉厥，名曰暑痫，清营汤主之，亦可少与紫雪丹。"（上焦篇33）

"大人暑痫，亦同上法。热初入营，肝风内动，手足瘛疭，可于清营汤中加钩藤、丹皮、羚羊角。"（上焦篇34）

小儿稚阴稚阳之体，抵抗力弱，一得暑温，往往迅速地由卫分进入（或直中）气、营、血分，而呈现壮热、痉厥、瘛疭的暑痫急证。这是因为暑温邪入心包营血分而引动肝风所致。

吴氏认为："血络受火邪逼迫，火极而内风生，俗名急惊……惟以清营汤清营分之热而保津液，使液充阳和，自然汗出而解……可少与紫雪者，清包络之热而开内窍也。"并认为大人暑痫亦同上法，加钩藤、丹皮、羚羊角以凉肝息风。《通俗伤寒论》化裁此法为羚角钩藤汤，方用羚羊角、钩藤、桑叶、菊花凉肝息风为主；并用茯神木安心神而定肝风；川贝、竹茹以清化痰热，竹茹还能入络舒筋，川贝还能主治风痉目眩项强；鲜生地、白芍、甘草酸甘化阴，滋血液而缓肝急。此方配伍更精，故尤有良效。

3.热伤血络证治

热伤血络而迫血妄行，则现斑疹吐衄便血等症。由于血络有阴阳之分，热伤阳络，则从上而外出，如斑疹和吐衄血，热伤阴络，则从内而下出，如大小便血。今分述之：

（1）斑疹证治

《温病条辨》说：

"太阴温病……发斑者，化斑汤主之；发疹者，银翘散去豆豉，加细生地、丹皮、大青叶、倍元参主之。禁升麻、柴胡、当归、防风、羌活、白芷、葛根、三春柳。"（上焦篇16）

"阳明斑者，化斑汤主之。"（中焦篇21）

化斑汤方

石膏一两，知母四钱，生甘草三钱，元参三钱，犀角二钱，白粳米一合。

水八杯，煮取三杯，日三服。渣，再煮一杯，夜一服。

"阳明温病，下后疹续出者，银翘散去豆豉加细生地大青

叶元参丹皮汤主之。"（中焦篇 22）

"斑疹,用升提则衄,或厥,或呛咳,或昏痉,用壅补则瞀乱。"
（中焦篇 23）

"斑疹,阳明证悉具,外出不快,内壅特甚者,调胃承气
汤微和之,得通则已,不可令大泄,大泄则内陷。"（中焦篇
24）

吴氏在银翘散加减方后指出:"考温病中发疹者十之
七八,发斑者十之二三。盖斑乃纯赤或大片,为肌肉之病,故
主以化斑汤,专治肌肉;疹系红点高起,麻、瘄、痧皆一类,
系血络中病,故主以芳香透络,辛凉解肌,甘寒清血也。"化
斑汤即白虎汤加犀角、元参。可见本证实属气血两燔所致,与
玉女煎去牛膝加元参治温病气血两燔之方（生石膏、知母、元
参、细生地、麦冬）基本相同。吴氏在化斑汤"方论"中指出:
"前人悉用白虎汤作化斑汤者,以其为阳明证也。阳明主肌肉,
斑家遍体皆赤,自内而外,故以石膏清肺胃之热,知母清金保
肺而治阳明独胜之热,甘草清解热毒和中,粳米清胃热而保胃
液……加元参、犀角者,以斑色正赤,木火太过,其变最速,
但用白虎燥金之品,清肃上焦,恐不胜任,故加元参启肾经之
气,上交于肺,庶水天一气,上下循环,不致泉源暴绝也。犀
角咸寒……救肾水以济心火,托斑外出,而又败毒辟瘟也;再
病至发斑,不独在气分矣,故加二味凉血之品。"叶天士也在
《温热论》中说道:"若斑出热不解者,胃津亡也,主以甘寒,
重则如玉女煎,轻则梨皮、蔗浆之类。"若斑出不快而兼有承
气证者,则为阳明腑热内壅所致,又当用调胃承气汤以通下之,

但得通则止，不可大泄，大泄则斑毒内陷，反使病情恶化。至于发疹，前人认为属于太阴，由肺经热毒入于血络而成，其治法以疏达为先，宜轻宣凉解使之透发，吴氏用银翘散去豆豉加生地、丹皮、大青叶、元参主治。银翘散能轻宣肺卫以透毒，加生地、丹皮、大青叶、元参以凉血解毒，故能主治温热毒邪发疹。但去豆豉则大可不必，因为豆豉的发散不同于麻、桂、羌、独的辛温燥热，实为温病透邪外出的良药。又吴氏按："吴又可有托里举斑汤，不言疹者，混斑疹为一气也……其托里举斑汤方中用归、升、柴、芷、穿山甲，皆温燥之品，岂不畏其灼津液乎？且前人有痘宜温，疹宜凉之论，实属确见，况温疹更甚于小儿之风热疹乎！其用升、柴，取其升发之义，不知温病多见于春夏发生之候，天地之气，有升无降，岂用再以升药升之乎？且经谓：冬藏精者，春不病温。是温病之人，下焦精气久已不固，安庸再升其少阳之气，使下竭上厥乎？"再按："时人发温热之表，二三日汗不出者，即云斑疹蔽伏，不惟用升、柴、羌、葛，且重以山川柳发之。不知山川柳一岁三花，故得三春之名……其性大辛大温，生发最速，横枝极细，善能入络，专发虚寒白疹，若温热气血沸腾之赤疹，岂非见之如雠仇乎？夫善治温病者，原可不必出疹，即有邪郁二三日或三五日，既不得汗，有不得不疹之势，亦可重者化轻，轻者化无。若一派辛温刚燥，气受其灾而移热于血，岂非自造斑疹者乎？再时医每于疹已发出，便称放心，不知邪热炽甚之时，正当谨慎，一有疏忽，为害不浅。再，疹不忌泻，若里结，须微通之，不可令大泄致内虚下陷。"

余师愚《疫疹一得》对斑疹证治颇有独到之处。如他说："至论大者为斑，小者为疹，赤者胃热极，五死一生；紫黑者胃烂，九死一生；余断生死，则又不在斑之大小紫黑，总以其形之松浮紧束为凭耳。如斑一出，松活浮于皮面，红如朱砂点纸，黑如墨涂肤，此毒之松活外见者，虽紫黑成片，可生；一出虽小如粟，紧束有根，如履透针，如矢贯的，此毒之有根锢结者，纵不紫黑亦死。"他认为疫疹总因暑热疫毒所致，特创制清瘟败毒饮（生石膏大剂六至八两，中剂二至四两，小剂八钱至一两；生地大剂六钱至一两，中剂三至四钱，小剂二至四钱；犀角大剂六至八钱，中剂三至五钱，小剂二至四钱，磨冲；黄连大剂四至六钱，中剂二至四钱，小剂一钱至一钱五分，栀子、黄芩、连翘、竹叶、赤芍、丹皮、知母、玄参、桔梗、甘草各适量，水煎服）一方随证加减以统治之。如他在论疹形治法中说："松浮洒于皮面，或红或赤，或紫或黑，此毒之外见者，虽有恶症不足虑也。若紧束有根，如从皮里钻出，其色青紫，宛如浮萍之背，多见于胸背，此胃气将烂之候，即宜大清胃热兼凉其血，以清瘟败毒饮加紫草、红花、桃仁、归尾，务使松活色淡，方可挽回，稍存疑虑，即不能救。"又在论疹色治法中指出："血之体本红，血得其畅，则红而活，荣而润，敷布洋溢，是疹之佳境也。淡红有美无疵，色淡而润，此色之上者也。若淡而不荣，或娇而艳，干而滞，血之最热者。深红者，较淡红为稍重，亦血热之象，凉其血即转淡红。色艳如胭脂，此血热之极，较深红为更恶，必大用凉血，始转深红，再凉其血而淡红矣。紫赤类鸡冠花而更艳，较艳红为火更甚，不急凉之，必至变黑，须服清瘟败毒饮加紫草、桃仁。"又在论疫疹之脉时指出："疫疹之脉，未有不数者，有浮大而数者，有沉细而数者，有不浮不沉而数者，有按之若隐若现者，此《灵枢》所谓阳毒伏匿之象也。诊其脉即知其病之吉凶，浮大而数者，其毒发扬，一经凉散，病自霍然；沉细而数者，其毒已深，大剂清解，犹可扑灭；至于若隐若现或全伏者，其毒重矣，其证险矣……即用大剂清瘟败毒饮重加石膏，或可挽回。"这些经验和理论都是切实可贵的。

总之，斑疹的辨证要点：一是从其形态的松活明润和紧束枯晦以及神清与否观察邪正的胜负。斑疹形态松活明润而神清的，为正胜邪透，病较轻而易治；紧束枯晦而神昏的，为正败邪结，病较重而难治。二是从其色泽的红赤紫黑观察热毒的浅深轻重。斑疹色红赤的热毒较为轻浅；色紫的热毒较为深重；色黑的热毒极为深重。三是必须把色泽和形态结合起来。斑疹色红赤，但枯晦而形态紧束神昏的，虽然热毒较为轻浅，仍属正败邪结之征，不可轻视；斑疹色紫，但明润而形态松活神清的，虽然热毒较为深重，仍属正胜邪透之征，虽重可救；若黑而枯晦紧束神昏的，则不仅热毒极为深重，而且正气已告衰败，这就险而难治了。所以叶天士在《温热论》中指出："斑黑而光亮者，热毒极炽，虽属不治，然其人气血充者，依法治之，或有可救；若黑而晦者，必死。"

斑疹的论治要点是一个"透"字，但发斑宜"清透"，即在清解中透斑，如化斑汤等；发疹宜"宣透"，即在宣散中透疹，如银翘散加减方等。尤应重视的是清瘟败毒饮，此方包括白虎汤、黄连解毒汤、清营汤、犀角地黄汤等方在内，具有清气、清营透热、凉血散血以解毒的综合作用，故为温热疫毒深重而起病即现气、营、血分里热重证的良方，对斑疹重证尤有良效。其加减法：一是斑疹而神昏谵语者，宜合用神犀丹或安宫牛黄丸、紫雪丹、至宝丹以开窍泄热。二是斑疹色青紫而紧束有根者，此为热毒极盛，血气郁滞不行所致，可加紫草、归尾、桃仁、红花以活血清热。三是斑疹外出不快，而兼腹满胀痛不大便者，此为阳明腑实热结所致，当合用调胃承气汤以泻热结，腑气得通，伏毒即出，而斑疹自透。叶天士说："若加烦躁，大便不通，金汁亦可加入。老年及平素有寒者，以人中黄代之，急速透斑为要。"四是热毒伤筋而筋惕肉𥉂者，去桔梗之开肺，加菊花、龙胆草以凉肝。五是呃逆者，宜加柿蒂、竹茹、枇杷叶以清胃止呃。

温病发斑发疹，还应与麻疹和风疹鉴别。一般认为，大而成片者为斑，小而成点者为疹。斑由肌肉泛于皮肤之下，并不高出皮面，摸之无碍手之感；疹由血络透出皮肤之上，摸之有碍手之质。还有发斑带疹的所谓疹（即《疫疹一得》中所论的疹），实即斑之小者，故斑疹并提，但摸之不碍手，与麻疹、风疹之碍手者有别。又麻疹和风疹虽摸之都碍手，但麻疹疹点密集成爪，风疹疹点散漫不成爪，又有所不同。风疹多因风热夹湿，郁于皮肤腠理之间，不能透达所致，治法以疏风清热利湿为主。斑疹和麻疹主要是因温热疫毒邪犯营血，从内达外，出于肺胃气分，透于肌肉皮肤所致，治疗以清透为法。

这里还需讨论的是斑疹禁用表散而麻疹宜用表散的问题。

由于发斑（或发斑带疹）邪在气、营、血分，不在卫分，外无表邪郁遏，内有热毒充斥，故严禁表散，而只宜清热解毒以透发斑疹，如化斑汤、清瘟败毒饮等方。麻疹虽有热毒内伏，但常因新感外邪引发，故初起多见表证，而宜用表散之法，以解除外邪的束缚，并为内蕴的热毒敞开出路。其外邪如属风寒，亦可用辛温发散，即曹炳章所谓麻疹治宜疏达，使之透发，可用紫苏、升麻、葛根、羌活、独活、秦艽等味的理由所在。至于吴氏所谓禁用升麻、柴胡、葛根、白芷、羌活、防风、三春柳（即西河柳）等药，则显然是指温热毒邪发斑带疹者而言。而叶霖非议吴氏之说，认为"升麻、防风、三春柳升散之品，不可多用，亦须监制得宜，何妨收其臂助，安得便在禁例"，当是指麻疹初期感受风寒之证而言。至于余氏所谓"火者疹之根，疹者火之苗也。如欲其苗之外透，非滋其根何能畅茂，一经表散，燔灼火焰，如火得风，其焰不愈炽乎？焰愈炽，苗愈遏矣，疹之因表而死者比比然也。其有表而不死者，乃麻疹、风疹之类"。则是指温热暑疫毒邪从内达外发为斑疹而毫无表证者而言。它和麻疹初起兼有表邪，必须表散者，是大不相同的。

又吴氏所谓斑疹禁用升提、壅补，当是指辛温或甘温之药而言。因为误用辛温升提或甘温壅补之药，会使热毒愈炽或内闭而化火生风，或灼肺金而致咳呛衄血，或闭心包而致昏厥瞀乱，或动肝风而致发痉的缘故。

必须指出的是，斑有寒热虚实之分，实热者称为阳斑，已如上述；虚寒者称为阴斑，阴斑状如蚊迹，多见于胸背手足间，斑点稀少而色淡红，且多伴有四肢冷、口不渴、脉不洪数，甚至面赤足冷、下利清谷等虚寒症状。这是由于阴寒内盛，阳气浮越于上与外所致。治法急宜温阳以引火归原，切不可与上述阳斑混同。

4. 吐衄便血证治

《温病条辨》说："太阴温病，血从上溢者，犀角地黄汤合银翘散主之。其中焦病者，以中焦法治之。"（上焦篇11）

犀角地黄汤方

干地黄一两，生白芍三钱，丹皮三钱，犀角三钱。

水五杯，煮取二杯，分二次服，渣再煮一杯服。

吴氏自注："血从上溢，温邪逼迫血液，上走清道，循清窍而出，故以银翘散败温毒，以犀角地黄清血分之伏热，而救水即所以救金也。"

《寒温条辨》说："温病吐血与衄血，皆属热毒内郁，经络火盛，火载血液而妄行……犀角地黄汤合泻心汤；有瘀血紫黑成块者，加桃仁、大黄以利之。"

"阳明病……脉数不解，下利不止，协热便脓血者，地榆散。"

地榆散方

地榆二钱，当归四钱，白芍四钱，黄芩、黄连、栀子炒黑、犀角磨汁各二钱，薤白四钱。

水煎去渣，入犀角汁冷服。

《湿热条辨》说："湿热证，上下失血或汗血，毒邪深入营分，走窜欲泄，宜大剂犀角、生地、丹皮、赤芍、连翘、紫草、茜根、银花等味。"薛生白自注："热逼而上下失血、汗血，势极危而犹不即坏者，以毒从血出，生机在是，大进凉血解毒之剂，以救阴而泄邪，邪解而血自止矣。血止后，须进参芪善后乃得。汗血即……所谓肌衄也。《内经》谓'热淫于内，治以咸寒'。方中当增咸寒之味。"

《伤寒论》说："少阴病，八九日，一身手足尽热者，以热在膀胱，必便血也。"（293）柯韵伯认为本条："热在膀胱而便血，是指小便言。轻则猪苓汤，重则黄连阿胶汤可治。"

猪苓汤方

猪苓去皮、茯苓、滑石碎、泽泻、阿胶各一两。

上五味，以水四升，先煮四味，取二升，去滓，内阿胶烊消，温服七合，日三服。

综上所述，可见热伤血络而致吐衄便血的来路主要有两条：一条是清道，即肺所主的由肺而喉而鼻的呼吸道，如咳血、鼻衄；另一条是浊道，即水谷之道，如胃肠消化道的吐血、便血和肾与膀胱泌尿道的尿血等。

《温病条辨》所谓"太阴温病，血从上溢者，犀角地黄汤合银翘散主之"，就是血从清道而出，当包括咳血和鼻衄在内。但因太阴肺和阳明胃关系密切，热伤阳络而致吐衄的，往往肺胃同病，所以接着又说"其中焦病者，以中焦法治之"，但未出方。《寒温条辨》指出温病吐血与衄血宜用犀角地黄汤合泻心汤。泻心汤（《金匮要略》方：大黄二两，黄连、黄芩各一两）对肺胃热伤阳络的吐衄血证有良效。至于《寒温条辨》所谓热在阳明的便血和《伤寒论》所谓热在膀胱的尿血，则是血从浊道而出。从肠道出的便血，可用犀角地黄汤，也可用地榆散，治伤寒温病热毒不解，日晡壮热腹痛，便利脓血。从尿道出的尿血，可用猪苓汤或黄连阿胶汤，亦可用导赤散加白茅根等。还有热伤血络而血蓄不行的，名为蓄血。《伤寒论》对此论述较详；《温病条辨》对此也略有论及。

《伤寒论》说："太阳病不解，热结膀胱，其人如狂，血自下，下者愈。其外不解者，尚未可攻，当先解其外。外解已，但少腹急结者，乃可攻之，宜桃核承气汤。"（109）

"太阳病六七日，表证仍在，脉微而沉，反不结胸，其人发狂者，以热在下焦，少腹当硬满，小便自利者，下血乃愈。所以然者，以太阳随经，瘀热在里故也，抵当汤主之。"（128）

"太阳病，身黄，脉沉结，少腹硬，小便不利者，为无血也；小便自利，其人如狂者，血证谛也，抵当汤主之。"（129）

"伤寒有热，少腹满，应小便不利；今反利者，为有血也，当下之，不可余药，宜抵当丸。"（130）

"阳明证，其人喜忘者，必有蓄血。所以然者，本有久瘀血，故令喜忘，屎虽硬，大便反易，其色必黑者，宜抵当汤下之。"（239）

桃核承气汤方

桃仁五十个去皮尖，大黄四两，桂枝二两去皮，甘草二两炙，芒硝二两。

上五味，以水七升，煮取二升半，去滓，内芒硝，更上火微沸。下火，先食温服五合，日三服，当微利。

抵当汤方

水蛭熬、虻虫去翅足，熬各三十个，桃仁二十个去皮尖，大黄三两酒洗。

上四味，为末以水五升，煮取三升，去滓，温服一升，不下，更服。

抵当丸方

水蛭二十个熬，虻虫二十个去翅足，熬，桃仁二十五个去皮尖，大黄三两。

上四味，捣分四丸，以水一升，煮一丸，取七合服之，晬时，当下血；若不下者，更服。

《温病条辨》说："少腹坚满，小便自利，夜热昼凉，大便闭，脉沉实者，蓄血也，桃仁承气汤（即桃核承气汤去桂枝、甘草，加当归、芍药、丹皮）主之，甚则抵当汤。"（下焦篇21）

伤寒注家对蓄血证的病位问题见解不一，如吴谦说："太阳病不解，不传阳明，邪热随经入里，谓之犯本，犯本者，谓犯膀胱之腑也……热入而犯气分，气化不行，热与水结者……五苓散证也；热入而犯血分，血蓄不行，热与血结者……桃核承气汤证也。"这是认为血蓄膀胱者。钱天来说："历见蓄血必从大便而出，未见有伤寒蓄血而出于小便者。若果出于小便，因何反用桃仁承气及抵当通其大便乎？恐有识者，必不以为然也。"这是认为血蓄回肠者。陈修园说："膀胱在少腹之间，经曰：膀胱者，胞之室也。胞为血海，居膀胱之外，热结膀胱，熏蒸胞中之血。血，阴也，阴不胜阳，故其人如狂。"唐容川也说："热结膀胱，则小便不通，今小便自利，知不在膀胱，乃在血室中，当攻下其结血，使从大肠浊道而出，乃愈。"这是认为血蓄血室者。以上三种见解，都可作为参考，临床还须全面参合脉证来判定，不必拘执。今就上述条文分释之。

《伤寒论》太阳病篇（109）（128）（129）（130）条的蓄血证，是因邪热由表入里，伤及血络，与血相结，蓄积于内而成，故现少腹急结或少腹硬满等症。其所以如狂或发狂者，是因热结血瘀，血中瘀浊干扰神魂所致。但（109）条少腹急结、其人如狂，轻于（128）条少腹硬满、其人发狂。如沈芊绿说："此条少腹虽急结，尚未硬满，故不用抵当，只须承气。"尤在泾说："其人如狂者，为未至于狂，但不宁耳。"若发狂则妄言骂詈，不避亲疏，甚则登高而歌，弃衣而走。其所以身黄者，是因血中瘀热郁蒸所致。它和湿热郁蒸的身黄不同，湿热发黄必小便不利，蓄血发黄必小便自利。故（129）条在"身黄"句下明确指出："小便不利者，为无血也；小便自利，其人如狂者，血证谛也。"其所以"脉微而沉"或"脉沉结"者，是因热结血瘀导致阳郁气滞所致，不可作阳衰寒凝解。这里应指出的是，太阳篇的蓄血证都属表里同病，但从（109）条明言"其外不解者，尚未可攻，当先解外，外解已，但少腹急结者，乃可攻之"，可知其表证必急重于里证，故宜采用先表后里法；又从（128）条虽明言"表证仍在"，但其少腹硬满，其人如狂，显然重于（109）条的少腹急结、其人如狂，可知其里证必急重于表证，故可采用先攻其里法。这和前面所说的"本发汗而复下之，此为逆也，若先发汗，治不为逆。本先下之而反汗之，为逆，若先下之，治不为逆"的治疗原则是完全符合的。又从其阳明病篇（239）条"本有久瘀血"来看，足见其蓄血是痼疾，而非猝病，也说明《伤寒论》中的蓄血证是包括内伤杂病在内的，而以上三方也适用于内伤杂病的蓄血证。如《金匮要略》

所谓"妇人宿有癥病……当下其癥，桂枝茯苓丸（桂枝、茯苓、牡丹去心、桃仁去皮尖，熬、芍药各等分。上五味，末之，炼蜜和丸，如兔屎大。每日食前服一丸，不知，加至三丸）主之"就应与桃核承气汤证对照，并从中确认桃核承气汤方用桂枝是配合桃仁等以行瘀下血，并非用以走表解肌。又其所谓"妇人经水不利，抵当汤主之"（亦治男子膀胱满急有瘀血者）和"产妇腹痛……腹中有干血着脐下，宜下瘀血汤（大黄三两，桃仁二十枚，䗪虫二十枚去足，熬。上三味，末之，炼蜜和为四丸，以酒一升，煎一丸，取八合，顿服之，瘀血下如豚肝）主之。亦主经水不利"，就应与《伤寒论》抵当汤（丸）证合看，其中下瘀血汤方即抵当汤方去水蛭。

《温病条辨》下焦篇（21）条的蓄血证治，吴氏自为注解说："少腹坚满，法当小便不利，今反自利，则非膀胱气闭可知。夜热者，阴热也；昼凉者，邪气隐伏阴分也。大便闭者，血分结也。故以桃仁承气通血分之闭结也。若闭结太甚，桃仁承气不得行，则非抵当不可。"这和上述《伤寒论》的蓄血证治是相得益彰的。又本证夜热昼凉还可与其下焦篇（12）条的青蒿鳖甲汤所主治的夜热早凉对照，彼属阴虚伏热，故宜养阴清透之；此属血瘀生热，故宜攻瘀清泄之。

又《伤寒论》阳明病篇（239）条蓄血证的"屎虽硬，大便反易，其色必黑者"，还应与《温病条辨》下焦篇（20）条"时欲漱口不欲咽，大便黑而易者，有瘀血也，犀角地黄汤主之"合参。蓄血证而血不下的，宜用桃核承气汤或抵当汤等方以下其瘀血；蓄血证而血自下的，有的热随血去而自愈，有的则宜用犀角地黄汤方以凉血散血、化瘀生新。

二、湿热证治

湿热邪深在里，正邪相争于内，而现但热不寒、身热不扬、汗出不透、神识迟钝或昏蒙、口腻、呕恶、不渴或渴不欲饮、胸闷咳喘、脘痞腹胀、大便溏而不爽或大便不通、小便不利、舌苔白黄厚腻或舌绛而润滑、脉象濡数等症的，为湿热里证。本证有上、中、下三焦的气营血分之分，治有芳香、苦温、苦寒、淡渗之别。

湿热证治的范围广泛而内容复杂，《伤寒论》《温热论》《温病条辨》和《湿热条辨》对此都有所论述，其中尤以《湿热条辨》论述为详。

《湿热条辨》说："湿热证，始恶寒，后但热不寒，汗出，胸痞，舌白或黄，口渴不引饮。"薛氏自注："此条乃湿热证之提纲也。湿热病属阳明太阴经者居多，中气实则病在阳明，中气虚则病入太阴……始恶寒者，阳为湿遏而恶寒，终非若寒伤于表之恶寒，后但热不寒，则郁而成热，反恶热矣。热甚阳明则汗出，湿蔽清阳则胸痞，湿邪内甚则舌白，湿热交蒸则舌黄，热则液不升而口渴，湿则饮内留而不引饮……胸痞为湿热必有之证，四肢倦怠，肌肉烦疼，亦必并见……湿热之邪从表伤者十之一二，由口鼻入者十之八九。阳明为水谷之海，太阴为湿土之脏，故多由阳明太阴受病……太阴内伤，湿饮停聚，客邪再至，内外相引，故病湿热。此皆先有内伤，再感客邪，非由腑及脏之谓。"

湿热为病，缠绵难以速愈，其病机关键主要在于中焦太阴脾和阳明胃，并由中焦而弥漫到上、下二焦，且随湿热邪气的偏胜而有太阴湿偏重或阳明热偏重之分，结果有伤阳和伤阴之别。在治法上，太阴湿偏重的，应以祛湿为主，使湿祛热孤而易解，祛湿之法，主要有芳香化湿、苦温燥湿和淡渗利湿三法；阳明热偏重的，应以苦寒清热燥湿法为主。一般来说，湿热病在初期，多见太阴湿偏重证，多用芳香、苦温、淡渗合法，苦寒法宜少用或不用，恐太寒凉，反而使湿难化。中期多见阳明热偏重证，多用苦寒、淡渗、芳香合法，苦温法宜少用或不用，恐太温燥，反而使热愈炽。由于中期多见阳明热偏重证，而土燥必致水竭，故末期多见伤阴证，但也间或有因中期清热太过，而在末期偶见伤阳证的。伤阴证宜用甘寒法救阴，伤阳证宜用甘温法救阳，而在救阴或救阳时，又应注意湿热余邪未净，严防补正助邪，波平又起。所以叶天士在《温热论》中明确地指出："湿邪害人最多，如面色白者，须要顾其阳气，湿胜则阳微也。如法应清凉，用到十分之六七，即不可过凉，恐成功反弃，何以故耶？湿热一去，阳亦衰微也。面色苍者，须要顾其津液，清凉到十分之六七，往往热减身寒者，不可便云虚寒而投补剂。恐炉烟虽熄，灰中有火也，须细察精详，方少少与之，慎不可漫然而进也。又有酒客，里湿素盛，外邪入里，与之相抟，在阳旺之躯，胃湿恒多；在阴盛之体，脾湿亦不少，然其化热则一。热病救阴犹易，通阳最难。救阴不在补血，而在养津与测汗；通阳不在温，而在利小便。"在温热病过程中，使用救阴法的机会是很多的，而通阳法的应用则常在湿热病过程中。由于湿热留连，气化郁阻，气机不易舒展，既不可过于寒凉清热以助其湿，亦不可过于苦燥化湿以助其热，所以说"通阳最难"。救阴的目的并不在于滋补阴血，而在于生津养液与测汗之有无或多少；通阳的目的并不在于运用热药温补阳气，而在于利小便，因为小便利则湿邪去，而为湿所困的阳气自通的缘故。

湿热病一般分上、中、下三焦辨证论治，并以中焦太阴脾和阳明胃为其病变中心，但初期多见上焦太阴肺卫气分证；中期则或显现中焦阳明胃热偏重证，或显现中焦太阴脾湿偏重证；末期则或因热偏重证日久伤阴而见下焦虚热证，或因湿偏重证日久伤阳而见下焦虚寒证，但也有因湿热邪滞下焦而见实证的。

（一）上焦湿热证治

湿热病初起，多见上焦太阴肺卫气分证。若邪由卫气分逆传营血分，则多兼见厥阴心包证。

1. 上焦卫气分湿热证治

《温病条辨》说："头痛，恶寒，身重疼痛，舌白不渴，脉弦细而濡，面色淡黄，胸闷不饥，午后身热，状若阴虚，病难速已，名曰湿温。汗之则神昏耳聋，甚则目瞑不欲言；下之则洞泄；润之则病深不解。长夏、深秋、冬日同法，三仁汤主之。"（上焦篇 43）

三仁汤方

杏仁五钱，飞滑石六钱，白通草二钱，白蔻仁二钱，竹叶二钱，厚朴二钱，生薏仁六钱，半夏五钱。

甘澜水八碗，煮取三碗，每服一碗，日三服。

本条为湿温初起湿偏重证治主文。本证由于湿重热轻，而湿为阴邪，其性黏腻，不似寒邪之得温则解，热邪之得凉则退，其病来势缓慢，缠绵难以速愈。由于湿重热轻，热为湿遏，故身热不扬；湿热郁阻气机，肺气不宣，故胸闷（并常见咳嗽等症）；脾胃中气不运，则不饥不渴；湿热熏蒸，故面色淡黄垢秽。但从恶寒、头身重痛、苔白来看，可见其邪郁遏在卫分之表，这和上述《湿热条辨》所谓"始恶寒"而"舌白"是一致的。至于湿温之脉，多呈濡象，这是因为湿性黏腻的缘故。本证病机虽然是以中焦脾胃湿遏热伏为主，但初起则常侧重在上焦肺气分兼卫分，并以身热不扬、微恶风寒、胸闷微咳、苔白脉濡为着眼点。如果进一步发展，则由恶寒而但热不寒，由舌苔白而舌苔黄，那就完全进入气分了。《湿热条辨》强调指出"胸痞为湿热必有之症"。临床常见湿温病的胸部痞闷确实是比较显著的，但胸部痞闷一症，上、中二焦病都可出现。上焦病的胸部痞闷，主要是因肺气失宣所致，故常伴有咳嗽等症；中焦病的胸部痞闷，主要是因脾胃中气失运所致，其胸部痞闷是因脘腹胀满而引起。尽管二者常相互联系，但上焦湿温以手太阴肺为主，中焦湿温以足太阴脾为主，同中有异。

三仁汤为湿温初起病偏上焦肺卫气分的主方。此方以杏仁开上为主，厚朴疏中和通滑渗下为佐，其中包含着芳香(白蔻仁)、苦温（厚朴、半夏）和淡渗（生薏苡仁、白通草、滑石、竹叶）三法，故对湿温初起，湿邪偏重，病偏上焦肺卫气分之证有良效。又藿朴夏苓汤（即三仁汤方去通草、滑石、竹叶，加藿香、香豉、赤茯苓、猪苓、泽泻），方以藿香宣化湿浊为主，并配香豉以透表泄卫，杏仁、白蔻仁以开上焦，厚朴、半夏以运中焦，生薏苡仁、赤苓、猪苓、泽泻以渗下焦。不仅一方具备芳香、苦温、淡渗三法，且用藿香配合香豉以解表，更适用于湿温初起湿偏重而上焦肺卫分证比较显著者。

湿温虽多见于长夏湿盛热蒸之时，但其他季节也可出现，只要病证相同，治法就是一致的。所以说湿温"长夏、深秋、冬日同法"。但因本病湿热错杂，往往由于辨证不清，而施治不当。例如：①湿温午后身热较甚，"状若阴虚"，切忌滋阴，若误用之，必致湿邪胶着，更加深锢难解。但内伤虚劳的午后潮热、骨蒸、颧红、五心烦热、舌干红瘦薄、脉细数，必毫无外感湿温的湿遏热伏之象，是不难鉴别的。②湿温初起，虽亦有表证，但只宜芳香宣透，不可辛温发汗，若误用之，不但不能去其外遏之湿，而且能够助长内伏之热，使湿热浊邪进一步向里发展，以致内蒙心包而见神昏、耳聋、目瞑、不言等症。③湿温虽有中满不饥、大便不爽甚至不通等症，是因湿热中阻，脾胃失运所致，并不同于单纯阳明病热结气滞之证，切不可用苦寒攻下之药。若误用之，必致损伤脾阳，而变成洞泄寒中之证。

《湿热条辨》说："湿热证，恶寒无汗，身重头痛，湿在表分，宜藿香、香薷、羌活、苍术皮、薄荷、牛蒡子等味。头不痛者去羌活。"薛氏自注："身重恶寒，湿遏卫阳之表证，头痛必夹风邪，故加羌活，不独胜湿，且以祛风，此条乃阴湿伤表之候。"由于阴湿伤表，故用芳香辛散之品以透邪外出。如湿盛身体重痛者，即使头不痛，羌活仍可用。

《湿热条辨》又说："湿热证，恶寒发热，身重关节疼痛，湿在肌肉，不为汗解，宜滑石、大豆黄卷、茯苓皮、苍术皮、藿香叶、鲜荷叶、白通草、桔梗等味。不恶寒者，去苍术皮。"薛氏自注："此条外候与上条颇同，惟汗出独异，更加关节疼痛，乃湿邪初犯阳明之表……此乃阳湿伤表之候。"本条恶寒发热不为汗解、身重关节疼痛的阳湿伤表证，与上条恶寒不发热而无汗、身重头痛的阴湿伤表证不同，前证湿未化热，而本证则湿已化热，所以前证不发热，而本证则发热，因此用药同中有异。由于湿邪在表，故用藿香和苍术皮芳香宣化表湿，但前证是阴湿伤表，故用羌活、藿香辛温宣散；本证是阳湿伤表，故用豆卷、滑石、茯苓、通草清透渗利。本条阳湿伤表的恶寒发热不为汗解而身重关节疼痛，还应与"湿热证，胸痞发热，肌肉微痛，始终无汗者，腠理暑邪内闭，宜六一散一两，薄荷叶三四分，泡汤调下即汗解"条合参。湿热暑邪闭于肌表，故发热无汗而肌肉微疼、胸膈痞闷。六一散清利湿热暑邪，薄荷辛凉解表，故能主治。还可与《温病条辨》"手太阴暑温，如上条证（指"形似伤寒"之发热恶寒、身重而疼痛、右脉洪大、左脉反小、面赤口渴而言），但汗不出者，新加香薷饮（香薷二钱，鲜扁豆花三钱，厚朴二钱，银花三钱，连翘二钱。水五杯，煮取二杯，先服一杯，得汗，止后服；不汗，再服；服尽不汗，再作服）主之"（上焦篇24）合参。吴氏自注："证如上条……但以汗不能自出，表实为异，故用香薷饮发暑邪之表也。按香薷辛温芳香，能由肺之经而达其络。鲜扁豆花，凡花皆散，取其芳香而散，且保肺液，以花易豆者，恶其呆滞也。夏日所生之物，多能解暑，惟扁豆花为最。如无花时，用鲜扁豆皮。若再无此，用生扁豆皮。厚朴苦温，能泻实满，厚朴，皮也，虽走中焦，究竟肺主皮毛，以皮从皮，不为治上犯中。若黄连、甘草，纯然里药……故易以连翘、银花，取其辛凉达肺经之表，纯从外走，不必走中也。"这都是相得益彰的。

《温病条辨》说："太阴湿温，喘促者，《千金》苇茎汤加杏仁、滑石主之。"（上焦篇47）

千金苇茎汤加滑石杏仁汤方

苇茎五钱，薏苡仁五钱，桃仁二钱，冬瓜仁二钱，滑石三钱，杏仁三钱。

水八杯，煮取三杯，分三次服。

"湿温喉阻咽痛，银翘马勃散主之。"（上焦篇45）

银翘马勃散方

银花五钱，连翘一两，牛蒡子六钱，马勃二钱，射干三钱。

上杵为散，服如银翘散法。不痛但阻甚者，加滑石六钱、桔梗五钱、苇根五钱。

"太阴湿温，气分痹郁而哕者，宣痹汤主之。"（上焦篇46）

宣痹汤方

枇杷叶二钱，郁金一钱五分，射干一钱，白通草一钱，香豆豉一钱五分。

水五杯，煮取二杯，分二次服。

上焦篇（47）条，其证是因湿热郁滞肺气而热饮阻塞肺络所致。其喘促多兼胸痛，并多伴有身热、渴不欲饮、舌苔黄而润滑、脉象滑数等症。吴氏加味千金苇茎汤具有宣肺利气通络、清热渗湿涤饮的作用，故能主治本证。本证极易由气分侵入血分而伤及肺之血络以致咳血，若见咳血，轻则在本方中加入白茅根、茜草根、大小蓟、藕节等药；重则合用犀角地黄汤。

上焦篇（45）条，咽喉为肺之门户，湿热邪郁于肺，肺气不得宣通，湿滞热灼于上，故现喉阻咽痛之症。但从湿中之热能够上灼咽喉来看，可见本证是属热重湿轻，所以用银翘马勃散以清热解毒为主。但本证既属湿温，而本方又缺祛湿药，故本方后所谓喉不痛但阻甚者，加滑石、桔梗、芦根，实可并入方中，以弥补方中清热有余而祛湿不足的缺陷。

上焦篇（46）条，吴氏认为上焦清阳膹郁亦能致哕（即呃逆），治法用宣痹汤以轻宣肺气之痹郁。

这里还须提出讨论的是懊侬证治的问题：

《伤寒论》说："发汗吐下后，虚烦不得眠；若剧者，必反复颠倒，心中懊侬，栀子豉汤主之；若少气者，栀子甘草豉汤主之；若呕者，栀子生姜豉汤主之。"（78）

栀子豉汤方

栀子十四个擘，香豉四合绵裹。

上二味，以水四升，先煮栀子，得二升半，内豉，煮取一升半，去滓，分为二服，温进一服。得吐者，止后服。

栀子甘草豉汤方

栀子十四个擘，甘草二两炙，香豉四合绵裹。

上三味，以水四升，先煮栀子、甘草，取二升半，内豉，煮取一升半，去滓，分二服，温进一服，得吐者，止后服。

栀子生姜豉汤方

栀子十四个擘，生姜五两，香豉四合绵裹。

上三味，以水四升，先煮栀子、生姜，取二升半，内豉，煮取一升半，去滓，分二服，温进一服，得吐者，止后服。

"发汗，若下之而烦热，胸中窒者，栀子豉汤主之。"（79）

"伤寒五六日，大下之后，身热不去，心中结痛者，未欲解也，栀子豉汤主之。"（80）

"伤寒下后，心烦、腹满、卧起不安者，栀子厚朴汤主之。"（81）

栀子厚朴汤方

栀子十四个擘，厚朴四两炙，去皮，枳实四枚水浸，炙令黄。

上三味，以水三升半，煮取一升半，去滓，分二服，温进一服，得吐者，止后服。

"伤寒，医以丸药大下之，身热不去，微烦者，栀子干姜汤主之。"（82）

栀子干姜汤方

栀子十四个擘，干姜二两。

上二味，以水三升半，煮取一升半，去滓，分二服，温进一服，得吐者，止后服。

"凡用栀子汤，病人旧微溏者，不可与服之。"（83）

阳明病，脉浮而紧，咽燥口苦，腹满而喘，发热汗出，不恶寒，反恶热，身重。若发汗则躁，心愦愦，反谵语。若加温针，必怵惕烦躁，不得眠。若下之，则胃中空虚，客气动膈，心中懊侬，舌上胎者，栀子豉汤主之。若渴欲饮水，口干舌燥

者，白虎加人参汤主之。若脉浮发热，渴欲饮水，小便不利者，猪苓汤主之。"（226）

"下利后更烦，按之心下濡者，为虚烦也，宜栀子豉汤。"（374）

"大病差后，劳复者，枳实栀子豉汤主之。"（392）

枳实栀子豉汤方

枳实三枚_炙，栀子十四个_擘，豉一升_{绵裹}。

上三味，以清浆水七升，空煮取四升，内枳实、栀子，煮取二升，下豉，更煮五六沸，去滓，温分再服，覆令微似汗。若有宿食者，内大黄如博棋子大五六枚，服之愈。

《温病条辨》说："太阴病得之二三日，舌微黄，寸脉盛，心烦懊侬，起卧不安，欲呕不得呕，无中焦证，栀子豉汤主之。"（上焦篇13）

"下后虚烦不眠，心中懊侬，甚至反复颠倒，栀子豉汤主之。若少气者，加甘草；若呕者，加姜汁。"（中焦篇18）

栀子豉汤方

栀子五枚_{捣碎}，香豆豉六钱。

上二味，水四杯，先煮栀子，数沸后，内香豉，煮取二杯。先温服一杯，得吐止后服。

栀子豉加甘草汤方

即于栀子豉汤内，加甘草二钱，煎法如前。

栀子豉加姜汁汤方

即于栀子豉汤内，加姜汁五匙。

懊侬即烦恼郁闷之意，其症较之一般烦闷为尤甚，所谓"必

反复颠倒"，正是懊恼患者异常难受的临床写照。本症是因邪
郁心胸所致，其邪郁既可以是寒郁热邪（热多寒少），也可以是
湿郁热邪（热多湿少）；而心胸部位属太阳之里，阳明之表，故
其症既有由太阳之表陷入太阳之里者，也有病邪由表入里初传阳
明而尚未入腑者。由于邪郁心胸致使气机滞涩，故"胸中窒"，
甚至气机不通的，则必"心中结痛"。由于邪郁热多，故心烦身
热。至其所谓"虚烦"，是因懊恼烦闷为无形的邪热内郁，而
非有形的食、痰、水、血内结之故，仍是实证，而非虚证。栀子
豉汤具有清宣作用。香豉之宣，既能解寒郁，也能解湿郁。近
代有喜用豆豉治疗外感病者，病在卫分的用葱豉汤（豆豉配葱
白），病在气分的用栀子豉汤（豆豉配栀子），病在营血分的用
黑膏（豆豉配生地），随证加味，颇有效验。豆豉性味和平，其
气芳香，不仅能宣解阴郁之邪，透泄阳伏之热，还能化浊解毒，
开胃和中。栀子之清，能在清热中燥湿。因此，本方不仅适用于
伤寒、温病邪郁上焦的懊恼，也适用于湿热邪郁上焦的懊恼。
如《湿热条辨》说："湿热证，初起壮热，口渴，脘闷懊恼，眼
欲闭，时谵语，浊邪蒙闭上焦，宜涌泄，用生山栀、淡豆豉、桔
梗、枳壳，无汗者加干葛。"即其例证。

《伤寒论》用栀子豉汤主治懊恼的加减法是：

懊恼而兼短气者，是因邪郁心胸而迫及肺气所致。这里所
谓"少气"，应是肺气急促的短气，而非肺气虚弱的少气。故
可用栀子豉汤清宣郁热，并加甘草以缓和肺气之急迫。

懊恼而兼呕吐者，是因邪已由胸下膈犯胃，胃气不和而上
逆所致。故用栀子豉汤加生姜以和胃止呕。

　　懊憹而兼腹满者，是因邪已由胸下膈犯胃及肠而气机壅滞所致。由于邪入已深，故用栀子豉汤不取豆豉的宣透，而加朴、枳的疏利。

　　伤寒瘥后复发，多见"食复"的身热心烦、脘闷恶食、腹满便秘等症，故宜用栀子豉汤以清宣郁热、开胃和中，并加枳实以行气导滞，甚至加入大黄以荡涤胃肠。

　　懊憹而兼便溏者，是因懊憹误下伤及中焦脾阳所致。故宜用栀子干姜汤以清热除烦、温中止泻。如唐容川说："不知干姜是治大下之后利尚未止，故急以干姜温脾……观下文病人旧微溏者，不可与栀子汤，则此方用干姜正是大下微溏泄，故用干姜救之，而仍不废栀子者，以原有身热微烦之症……寒热并用，较量极精。"由此可见，（83）条"病人旧微溏者"，是指平素就有大便溏泄而言，它不同于（82）条因误下而新发生的大便溏泄，且大便溏泄只能视为栀子豉汤的禁忌证，并不能视为栀子干姜汤的禁忌证，如其懊憹兼大便溏泄的，正宜栀子干姜汤主治。

　　由于栀子豉汤方后有"得吐者止后服"之说，因而伤寒注家大都认为本方是吐剂，温病学家亦然。如吴鞠通说："寸脉盛，心烦懊憹，起卧不安，欲呕不得，邪在上焦膈中也。在上者，因而越之，故涌之以栀子，开之以香豉。""邪气半至阳明，半犹在膈，下法能除阳明之邪，不能除膈间之邪。故证现懊憹虚烦，栀子豉汤，涌越其在上之邪也。"但陈元犀则说："此汤旧本有'得吐者止后服'等字，故相传为涌吐之方，高明如柯韵伯亦因其说。惟张隐庵、张令韶极辨其讹，曰瓜蒂散二条本经必曰吐之，栀子汤六条并不言一吐字，且吐下后虚烦，岂有复吐之理乎？此因瓜蒂散内用香豉二合而误传之也。"可见栀子豉汤并非涌吐之方。这也可从栀子生姜豉汤主治懊侬兼呕看得出来，因为在一个方剂中，既要催吐，又要止呕，显然是理所难容的。

2. 上焦营血分湿热证治

《温病条辨》说："湿温邪入心包，神昏肢逆，清宫汤去莲心、麦冬，加银花、赤小豆皮，煎送至宝丹，或紫雪丹亦可。"（上焦篇44）

本条为上焦湿温邪入手厥阴心包营血分的热偏重证。湿热浊邪蒙蔽心包，故神昏。心包为浊邪所蒙蔽，心阳不得通达四肢，故四肢厥逆。本证吴氏认为宜用"清宫汤清包中之热邪，加银花、赤豆以清湿中之热，而又能直入手厥阴也。至宝丹去秽浊，复神明。若无至宝，即以紫雪代之。"从其清宫开窍不取最凉的安宫牛黄丸来看，可见湿温邪闭心包证，即使是热胜于湿，用药也不宜太凉。所以叶子雨更进一步指出，湿温邪入心包，此方宜去元参、银花，加郁金、菖蒲以增强其开窍之力。

本证多伴有身热夜甚、舌绛苔黄而腻、脉濡数等症，治宜上述凉开法。若属湿温邪入心包营血分的湿偏重证，则其神昏多伴有身热不扬、舌绛苔白而滑、脉濡数等症，治宜苏合香丸（苏合香、丁香、安息香、青木香、白檀香、沉香、香附、白术、诃子、犀角、辰砂、熏陆香、冰片、麝香、荜茇）等温开法。这里有必要指出的是，菖蒲郁金汤（菖蒲、郁金、生姜汁、竹沥、玉枢丹、竹叶、连翘、栀子、菊花、丹皮、滑石、牛蒡子）仍属凉开法,不得以温开法论,因而也就不得与苏合香丸相提并论。

　　湿温邪入心包和温热邪入心包的辨证要点是：①病因：湿温有湿有热；温热有热无湿。②证候：湿温神昏,多身热不扬,舌绛而润滑（叶天士《温热论》有"舌绛望之若干,手扪之原有津液,此津亏湿热熏蒸,将成浊痰蒙蔽心包"之说）,舌苔白黄厚腻（叶天士《温热论》有"白苔绛底者,湿遏热伏也,当先泄湿透热"之说）,脉濡数；温热神昏,多壮热恶热,舌绛而干,无苔或少苔,脉细数。③治法：湿温湿偏重者宜温开法,热偏重者宜凉开法；温热则只宜凉开法。而且湿温热偏重的凉开法和温热的凉开法同中有异,即温热的凉开法,宜用清宫汤合牛黄丸、紫雪丹、至宝丹,且多合用最凉的牛黄丸；而湿温热偏重的凉开法,用清宫汤必须加减（减清热药,加祛湿药）,并宜合用不太凉的至宝丹。

（二）中焦湿热证治

　　《温病条辨》上焦篇指出："湿温较诸温病,势虽缓而实重,上焦最少,病势不甚显张,中焦病最多,详见中焦篇,以湿为阴邪故也,当于中焦求之。"又《湿热条辨》说："湿热病属阳明太阴经者居多,中气实则病在阳明,中气虚则病在太阴。"又说："湿热乃阳明太阴同病。"可见中焦太阴脾和阳明胃为湿温病机的关键所在,二者是相互作用,不可执一而论的。今分湿偏重和热偏重讨论其证治。

1. 中焦湿重热轻证治

　　《温病条辨》中焦篇说："三焦湿郁,升降失司,脘连腹胀,大便不爽,一加减正气散主之。"（58）

一加减正气散方

藿香梗二钱，厚朴二钱，杏仁二钱，茯苓皮二钱，广皮一钱，神曲一钱五分，麦芽一钱五分，绵茵陈二钱，大腹皮一钱。

水五杯，煮二杯，再服。

"湿郁三焦，脘闷，便溏，身痛，舌白，脉象模糊，二加减正气散主之"。（59）

二加减正气散方

藿香梗二钱，广皮二钱，厚朴二钱，茯苓皮三钱，木防己三钱，大豆黄卷二钱，川通草一钱五分，薏苡仁三钱。

水八杯，煮三杯，三次服。

"秽湿着里，舌黄脘闷，气机不宣，久则酿热，三加减正气散主之。"（60）

三加减正气散方

藿香三钱连梗叶，茯苓皮三钱，厚朴二钱，广皮一钱五分，杏仁三钱，滑石五钱。

水五杯，煮二杯，再服。

"秽湿着里，邪阻气分，舌白滑，脉右缓，四加减正气散主之。"（61）

四加减正气散方

藿香梗三钱，厚朴二钱，茯苓三钱，广皮一钱五分，草果一钱，楂肉五钱炒，神曲二钱。

水五杯，煮二杯，渣再煮一杯，三次服。

"秽湿着里，脘闷便泄，五加减正气散主之。"（62）

五加减正气散方

藿香梗二钱，广皮一钱五分，茯苓块三钱，厚朴二钱，大腹皮一钱五分，谷芽一钱，苍术二钱。

水五杯，煮二杯，日再服。

湿温乃中焦太阴脾和阳明胃同病，中气实而热胜者则病偏阳明；中气虚而湿胜者则病偏太阴。吴氏所立加减正气散法，就是指后者而言。综合上述五方来看，主要包含着芳香化湿（藿香）、苦温燥湿（苍术、草果、厚朴、陈皮）、淡渗利湿（生薏苡仁、白通草、滑石、茯苓）三法，具有开上（杏仁、藿香）、运中（苍术、草果、厚朴、陈皮、大腹皮、山楂、神曲、麦芽、谷芽）、渗下（生薏苡仁、白通草、滑石、茯苓）的上下分消作用，故能主治中焦湿温病的湿偏重证。但一、二、三方所主治的虽属湿温，而四、五方所主治则属寒湿。先就一、二、三方证来说，它们都以脘闷腹胀、便溏不爽为主症，是因湿热邪困中焦，脾胃升降失调所致。由于湿与热结，气机不利，故大便溏而不爽。如其湿与寒合，则必洞泄无阻（如五加减正气散证的"便泄"）。脘闷腹胀，为邪阻中焦，脾不升清，胃不降浊，气机壅滞所致。但湿温病的脘闷腹胀必大便溏而不爽，舌苔白黄厚腻，脉濡数，多身热不扬；寒湿病的脘闷腹胀必大便洞泄无阻，舌苔白滑，脉迟缓（如四加减正气散证的"舌白滑，脉右缓"），多不发热。舌苔黄白厚腻，不仅白腻苔为湿重，黄腻苔而无显著热象的亦属湿重，不得一见黄腻苔便断为热重。当然，湿偏重证而见黄腻舌苔，则其湿中之热已有蒸蒸日上之势，亦未可忽视。二加减正气散证的"脉象模糊"，似有脉濡而涩意。脉濡是湿温病的主脉，如其湿邪滞于体表经络，即可出现身体重痛而脉象濡涩（可与《伤寒论》所谓"风湿相搏，身体疼烦，不能自转侧，脉浮虚而涩者"合参）。根据以上分析，虽然一、二、三加减正气散所主治的都属中焦湿温病的湿偏重证，但由于一加减正气散证脘连腹胀，大便不爽，中气壅滞较甚，故其方中用大腹皮配合厚朴、陈皮、神曲、麦芽以行气导滞消胀；二加减正气散证兼有湿热邪滞体表经络的身体疼痛，故其方中用木防己配合生薏苡仁、白通草、豆卷以通经络、舒筋脉而祛湿热；三加减正气散证舌现黄苔，可见湿中之热渐起，故其方中用滑石配合茯苓以清利湿热；至于四、五加减正气散所主治的都属寒湿病证，故其方中都用了辛温燥烈的草果或苍术等。这对湿温病证来说，只有在太阴湿邪太盛而阳明热邪极少，或者热从湿化，而由湿热转化为寒湿的情况下，才可使用。

中焦湿温病的湿偏重证，由于湿邪太盛，往往热从湿化，或因误用寒药损伤脾阳，或因脾阳素虚，正不胜邪，以致转变为太阴里寒虚证，这就非用理中等方不可了。

《湿热条辨》说："湿热证初起，发热，汗出，胸痞，口渴，舌白，湿伏中焦，宜藿梗、蔻仁、杏仁、枳壳、桔梗、郁金、苍术、厚朴、草果、半夏、干菖蒲、佩兰叶、六一散等味。"

"湿热证，舌遍体白，口渴，湿滞阳明，宜用辛开，如厚朴、草果、半夏、干菖蒲等味。"

以上两条，都属于中焦湿温病的湿偏重证。这可从其症现舌苔白和方中药多芳香苦温清楚地看出来。

这里还有必要提出讨论的是，《温病条辨》中焦篇（53）条所谓"发痧"的问题。痧证范围广泛，前人有七十二痧或四十九痧等称。一般地说，痧证多见于夏秋之间，突然发病而呈现一派郁遏壅滞的闭塞现象，所以民间称其为"闭痧"。如闭于外则头身沉重疼痛如裹如缚而无汗；闭于内则胸闷脘腹胀痛、欲吐不吐、欲泻不泻、二便不利，甚至唇舌指甲发青，肢厥脉伏等。究其病因病机，不外感受六淫（尤其是湿遏热伏）之邪，而其人浊阴素重，清阳不升，内外相引，心肺为邪气所郁遏，营卫气血不得畅通，清浊出入受到阻碍；同时脾胃为邪气所壅滞，不能升清降浊，水谷之糟粕不行，于是形成内而脏腑，外而经络的郁遏壅滞的闭痧之证。因此，必须针对闭塞的病机，采取开通的治法。所谓开通，从外治法来说，包括刮痧、掐痧、拔痧、擦痧、挑痧、刺痧、焠痧等；从内治法来说，包括开窍解郁、通经活络、行气导滞以及汗、吐、下法等。这里略述内治法，痧证内治法的方药很多，例如雷公救疫丹（细辛、猪牙皂、藿香、薄荷、防风、白芷、木香、陈皮、半夏、桔梗、甘草、贯众、朱砂、雄黄、枯矾），由于方中的辛通香散药占主导地位，极合痧证闭塞的病机，故有良好的疗效。但从本方服后稍睡片刻汗出即愈来看，可见其主要治痧证偏于外闭者。若偏于内闭，脾胃壅滞特甚，而以脘腹胀满疼痛、大便不通为主症的，则宜用《金匮》三物备急丸（大黄、干姜、巴豆）或《外台》走马汤（巴豆、杏仁）等急下以通其内闭。一般治干霍乱（绞肠痧）用盐汤探吐之法，颇有效验。凡痧证闭塞已极，吐法通阳最速。

2.中焦热重湿轻证治

《温病条辨》说:"脉缓,身痛,舌淡黄而滑,渴不多饮,或竟不渴,汗出热解,继而复热,内不能运水谷之湿,外复感时令之湿,发表攻里,两不可施,误认伤寒,必转坏证。徒清热则湿不退,徒祛湿则热愈炽,黄芩滑石汤主之。"(中焦篇63)

黄芩滑石汤方

黄芩三钱,滑石三钱,茯苓皮三钱,大腹皮二钱,白蔻仁一钱,通草一钱,猪苓三钱。

水六杯,煮取二杯,渣再煮一杯,分温三服。

本条为中焦湿温病在气分的热偏重证治主文。它对本证的病因病机和辨证论治均有所论述,内容较为全面。

(1)病因病机:"内不能运水谷之湿,外复感时令之湿",这和薛氏在《湿热条辨》所指出的"太阴内伤,湿饮停聚,客邪再至,内外相引,故病湿热",是完全一致的。根据薛氏见解,湿温是湿遏热伏于太阴阳明两经之证,中气实则病偏阳明,中气虚则病偏太阴,但这只是一方面,即从中气虚实的正气方面来看其变化是这样。在另一方面,从湿热多少的邪气方面来看,则热多湿少的往往病偏阳明;湿多热少的往往病偏太阴。而且太阴湿温也有热胜于湿的;阳明湿温也有湿胜于热的。再从一般的湿温病来看,湿温初起多见湿偏重证,因为湿遏热伏的初期往往湿遏现象比较显著,而湿中之热尚处于郁伏状态,故其热象比较隐微;由此而逐渐进入中期,则湿中伏热逐渐炽盛起来,而转变为热偏重证;继而逐渐进入末期,则湿热邪气逐渐减少,而由实证转变为伤阴或伤阳的虚证。本条是指病偏阳明的热多湿少者。

（2）辨证论治："汗出热解，继而复热"。吴氏认为此"乃湿热相蒸之汗，湿属阴邪，其气留连，不能因汗而退，故继而复热"。热偏重的湿温病身热较高，虽热蒸汗出而热不为汗衰。所谓"汗出热解"，当是汗出之后，身热稍减，而非身热全退。临床常见本证身热早晨较低，午后渐高，傍晚尤甚。

"渴不多饮，或竟不渴"。一般来说，湿温病湿偏重证多不口渴，热偏重证虽渴亦不多饮。这是因为热处湿中，热蒸则湿气弥漫所致，但湿偏重证也有因脾为湿困，不能升布津液而致渴者，其渴多不欲饮，或喜少量热饮；热偏重证也有因热被湿遏，不得发泄，而竟不渴者。因此，不能光凭渴与不渴辨其湿热孰重，还当全面参合脉症来判断。

"身痛"。湿温病身痛多有沉重感，这是因为重浊的湿邪滞于经络所致。本证无论湿热孰重都可出现，但湿胜于热者身体重痛较甚，热重于湿者身体重痛较轻。

"舌苔淡黄而滑"。一般来说，黄苔主热，淡黄者热轻，深黄者热重；黄而干燥者属温热，黄而润滑者属湿热。本条所谓"舌苔淡黄而滑"，显属湿温病热胜于湿而较轻者。若属重证，则多见舌苔深黄润滑。

"脉缓"。这里所谓脉缓，是指脉形松缓，而非脉息迟缓，是因湿性濡缓所致。必须明确，湿温病身热脉必数，只是由于热为湿遏，脉数不甚而已。这和西医所谓肠伤寒的相对缓脉是一致的。

"徒清热则湿不退，徒祛湿则热愈炽"。湿温病因湿热错杂，必须湿热两治，对于湿偏重的，治以祛湿为主，清热为佐；对于热偏重的，治以清热为主，祛湿为佐。本条属于后者，故用黄芩滑石汤主治。此方包括苦寒、淡渗、芳香三法在内，其中以苦寒的黄芩清湿中之炽热为主；并用淡渗的滑石、猪苓、茯苓、通草以清利湿热，芳香的白蔻仁以宣化湿浊为佐。大腹皮味辛性微温，具有通利二便的作用，对中焦气机阻滞的大腹胀满有良效，湿温病在中焦脾胃者多，常见大腹胀满之症，故常用之（大腹皮和厚朴同属行气消胀药，但前者性较和缓，后者性较温燥）。由于本方苦寒和淡渗药占主导地位，故适宜于中焦湿温病的热偏重证。

"发表攻里，两不可施，误认伤寒，必转坏证"。这就是说，如果误认本条发热汗出、身痛脉缓或身热汗出、不恶寒而渴为《伤寒论》的太阳表虚或阳明里实之证，而误投以发表的桂枝汤或攻里的承气汤，就会变成吴氏在自注中所说的坏证。

这里还有必要同时讨论的是杏仁滑石汤证、连朴饮证和甘露消毒丹证。因为它们都属于中焦湿温的热偏重证，必须对照研究。

"暑温、伏暑，三焦均受，舌灰白，胸痞闷，潮热呕恶，烦渴自利，汗出溺短者，杏仁滑石汤主之。"（《温病条辨》中焦篇 42）

杏仁滑石汤方

杏仁三钱，滑石三钱，黄芩二钱，橘红一钱五分，黄连一钱，郁金二钱，通草一钱，厚朴二钱，半夏三钱。

水八杯，煮取三杯，分三次服。

吴氏自注："舌白胸痞，自利呕恶，湿为之也。潮热烦渴，汗出溺短，热为之也。热处湿中，湿蕴生热，湿热交混，非偏寒偏热可治。故以杏仁、通草、滑石，先宣肺气，由肺而达膀胱以利湿；厚朴苦温而泻湿满；芩、连清里而止湿热之利；郁金芳香走窍而开闭结；橘、半强胃而宣湿化痰以止呕恶。俾三焦混处之邪，各得分解矣。"舌苔白而润滑，本为湿邪极盛之象；若由灰白润滑，逐渐变为灰黄干燥甚至灰黑焦枯的，则是湿从热化而成为燥热亢盛之证。本条舌苔灰白（当是润滑而非干燥）、胸痞呕利与潮热汗出、烦渴溺短同时出现，仍属热胜于湿所致，故杏仁滑石汤方以苦寒、淡渗清热为主，苦温、芳香化湿为佐。

湿温邪阻中焦，热胜于湿，症见身热口渴、烦闷呕恶、脘腹痞满、舌苔黄腻、脉象濡数，宜用王氏连朴饮加黄芩、滑石主治。

王氏连朴饮方

川黄连一钱姜汁炒，厚朴二钱，石菖蒲一钱，半夏一钱，淡豆豉三钱，炒山栀三钱，芦根二两。

水煎温服。

湿阻中焦，脾胃升降失常，故见脘腹痞满呕恶；热蒸于里，故见身热口渴而烦闷不宁；里热已盛而湿尚未化，故舌苔黄腻。本方以黄连、黄芩、栀子苦寒清热为主；厚朴、半夏苦温燥湿，菖蒲、淡豆豉芳香化浊，以及芦根、滑石清透渗利湿热为佐，故为中焦湿温热偏重证的良方。

湿热阻滞气机，热胜于湿，症见身热面垢、烦呕溺赤、胸闷腹胀、舌苔黄白浊腻、脉象濡数，宜用甘露消毒丹主治。

甘露消毒丹方（《温热经纬》）

滑石十五两，茵陈十一两，黄芩十两，石菖蒲六两，川贝母、木通各五两，藿香、射干、连翘各四两，薄荷四两，白蔻仁四两。

上药除茵陈外，其余生晒，各取细末。将茵陈煎汤泛丸，如绿豆大，以神曲糊丸。每服三钱，开水调服，或用五钱至一两，绢包煎服。

本证是太阴阳明湿遏热伏，而热胜于湿所致。由于阳明热盛，故见身热面垢、烦呕尿赤、苔黄脉数；由于太阴湿遏，故见胸闷腹胀、苔白浊腻、脉濡。本方以苦寒和淡渗药清热利湿为主，芳香药宣化湿浊为佐。从其不用苦温燥湿来看，可见其亦能主治中焦湿温热偏重证。

"暑温蔓延三焦，舌滑微黄，邪在气分者，三石汤主之；邪气久留，舌绛苔少，热搏血分者，加味清宫汤主之；神识不清，热闭内窍者，先与紫雪丹，再与清宫汤。"（《温病条辨》中焦篇41）

三石汤方

飞滑石三钱，生石膏五钱，寒水石三钱，杏仁三钱，竹茹二钱炒，银花三钱（花露更妙），金汁一酒杯冲，白通草二钱。

水五杯，煮成二杯，分二次温服。

加味清宫汤方

即于前清宫汤内加知母三钱，银花二钱，竹沥五茶匙冲入。

"吸受秽湿，三焦分布，热蒸头胀，身痛呕逆，小便不通，神识昏迷，舌白，渴不多饮，先宜芳香通神利窍，安宫牛黄丸；继用淡渗分消浊湿，茯苓皮汤。"（《温病条辨》中焦篇56）

茯苓皮汤方

茯苓皮五钱，生薏仁五钱，猪苓三钱，大腹皮三钱，白通草三钱，淡竹叶二钱。

水八杯，煮取三杯，分三次服。

这两条都是湿热在中而弥漫于上下，由气分而传入营血分的证治；并应与上焦湿温中的清宫汤去莲心、麦冬，加银花、赤小豆皮，煎送至宝丹或紫雪丹证条合看。（41）条明言是由气分湿热（热偏重）的三石汤证传变为血分湿热（热偏重）的加味清宫汤合紫雪丹证。（56）条则是因为湿热秽浊太甚，充斥于内外上下，即表里三焦同病，乃新感引动伏邪之候。凡新感引动伏邪之病，多见伏邪深重之证，而应以治里为主，常有里得治而表随解者。吴氏自按："此证表里经络脏腑三焦俱为湿热所困，最畏内闭外脱，故急以牛黄丸宣窍清热而护神明。但牛黄丸不能利湿分消，故继用茯苓皮汤。"所谓"内闭外脱"，即邪向内闭而正从外脱之意。由于邪气太盛，内闭心包，必须急祛其邪，以开其闭。但如果在邪气内闭心包的同时，正不胜邪，元气不能内守而外脱，又当急补其正，以固其脱。此时，如欲祛邪开闭，则为正气外脱所当禁；如欲补正固脱，又为邪气内闭所不宜。所以成为难治的危急之证，而吴氏因有"最畏内闭外脱"之说。但本条尚未成为内闭外脱，故先急以牛黄丸开其内闭，继之以茯苓皮汤清利湿热，使邪去而正自安。若已成内闭外脱，必须开闭与固脱并用。如用独参汤送下牛黄丸、紫雪丹、至宝丹等，救治得法而及时者，亦可转危为安。

湿温邪闭心包营血分证，湿偏重的宜用温开法，如苏合香丸等；热偏重的宜用凉开法，如牛黄、紫雪、至宝丹等。牛黄、紫雪、至宝三方，虽然主要适用于温热邪闭心包之证，但因三方都包含有芳香开窍化湿之品在内，故亦适用于湿温邪闭心包的热偏重证。

这里还须提出讨论的是结胸、痞满、黄疸和白㾦的证治问题。

《伤寒论》说：

"问曰：病有结胸，有脏结，其状何如？答曰：按之痛，寸脉浮，关脉沉，名曰结胸也。何谓脏结？答曰：如结胸状，饮食如故，时时下利，寸脉浮，关脉小细沉紧，名曰脏结。舌上白胎滑者，难治。"（132）

"脏结无阳证，不往来寒热，其人反静，舌上胎滑者，不可攻也。"（133）

"病发于阳而反下之，热入，因作结胸；病发于阴而反下之，因作痞也。所以成结胸者，以下之太早故也。"（134）

"结胸者，项亦强，如柔痓状，下之则和，宜大陷胸丸。"（135）

大陷胸丸方

大黄半斤，葶苈子半升熬，芒硝半升，杏仁半升去皮尖，熬黑，甘遂末一钱匕。

上四味，捣筛二味，内杏仁、芒硝，合研如脂，和散，取如弹丸一枚；别捣甘遂末一钱匕，白蜜二合，水二升，煮取一升，温顿服之。一宿乃下，如不下，更服，取下为效，禁如药法。

"结胸证，其脉浮大者，不可下，下之则死。"（136）

"结胸证悉具，烦躁者亦死。"（137）

"太阳病，脉浮而动数，浮则为风，数则为热，动则为痛，数则为虚，头痛发热，微盗汗出而反恶寒者，表未解也。医反下之，动数变迟，膈内拒痛，胃中空虚，客气动膈，短气躁烦，心中懊憹，阳气内陷，心下因硬，则为结胸，大陷胸汤主之。若不结胸，但头汗出，余处无汗，剂颈而还，小便不利，身必发黄。（138）

大陷胸汤方

大黄六两去皮，芒硝一升，甘遂一钱匕。

上三味，以水六升，先煮大黄，取二升，去滓，内芒硝，煮一两沸，内甘遂末，温服一升。得快利，止后服。

"伤寒六七日，结胸热实，脉沉而紧，心下痛，按之石硬者，大陷胸汤主之。"（139）

"伤寒十余日，热结在里，复往来寒热者，与大柴胡汤。但结胸，无大热者，此为水结在胸胁也，但头微汗出者，大陷胸汤主之。"（140）

"太阳病，重发汗，而复下之，不大便五六日，舌上燥而渴，日晡所小有潮热，从心下至少腹硬满而痛，不可近者，大陷胸汤主之。"（141）

"小结胸病，正在心下，按之则痛，脉浮滑者，小陷胸汤主之。"（142）

小陷胸汤方

黄连一两，半夏半升洗，瓜蒌实大者一枚。

上三味，以水六升，先煮瓜蒌，取三升，去滓，内诸药，煮取二升，去滓，分温三服。

"太阳病二三日，不能卧，但欲起，心下必结，脉微弱者，此本有寒分也。反下之，若利止，必作结胸；未止者，四日复下之，此作协热利也。"（143）

"太阳病下之，其脉促，不结胸者，此为欲解也。脉浮者，必结胸；脉紧者，必咽痛；脉弦者，必两胁拘急；脉细数者，头痛未止；脉沉紧者，必欲呕；脉沉滑者，协热利；脉浮滑者，必下血。"（144）

"寒实结胸，无热证者，与三物小陷胸汤，白散亦可服。"（146）

白散方

桔梗三分，巴豆一分去皮心，熬黑，研如脂，贝母三分。

上三味，为散，内巴豆，更于白中杵之，以白饮和服。强人半钱匕，羸者减之。病在膈上者必吐，在膈下者必利，不利进热粥一杯；利过不止，进冷粥一杯。

"病胁下素有痞，连在脐傍，痛引小腹，入阴筋者，此名脏结，死。"（172）

《伤寒论》中的结胸有大小之分，且有热实和寒实之别。

① 热实结胸：证分大小，如（135）（138）（139）（140）（141）条都属大结胸证。本证是因水饮与邪热内结于胸而成，故（134）条说"病发于阳而反下之，热入，因作结胸"；（138）条说"阳气内陷，心下因硬，则为结胸"；（139）条说"结胸热实"；（140）条说"热结在里……此为水结在胸胁也"。正由于本证是因无形邪热与有形水饮内结于胸所致，故（138）条说"心下因硬"；（139）条说"脉沉而紧，心下痛，按之石硬"；

（141）条说"不大便五六日，舌上燥而渴，日晡所小有潮热，从心下至少腹硬满而痛，不可近者"；并可见其病情是较重（疼痛不可近手）而病区是较大（从心下至少腹）的。大陷胸汤方既用大黄和芒硝以荡涤邪热，又用甘遂以攻逐水饮，具有急下作用，故能主治本证。又（135）条的大陷胸丸证，当以钱天来和汪苓友注。如钱氏说："曰如柔痉状，所以状结胸之汗出不恶寒者也。以结胸而状如柔痉之汗出不恶寒，其无表证宜下可知，故曰下之则和。"汪氏说："下之则和者，言邪实去则胸中和而项自舒之意。若不云如柔痉，恐医人误以为太阳经风寒之邪未解，反疑其当用发汗之药，殊不知项虽强，表证已解，里证甚急，治法宜下。"这还可与《金匮要略·痉湿暍病》篇的大承气汤证合参。大陷胸丸方为大陷胸汤方加葶苈子、杏仁、白蜜而成，并改汤剂为丸剂，乃峻药缓攻之法。因为水热结甚，非峻药不能逐饮破结；邪居高位，非缓剂不能祛在上之邪的缘故。至于（142）条的小结胸证，是因痰热互结于胸所致。从其"正在心下，按之则痛"来看，可见不但病区较大结胸证为狭小，且病情也较大结胸为和缓。再从脉象来看，大结胸证脉沉紧，可见邪陷较深；小结胸证脉浮滑，可见邪陷尚浅。小陷胸汤方既用黄连以清热，又用瓜蒌实和半夏以化痰，具有消的作用，故能主治本证。柯韵伯说得好："结胸有轻重，立方分大小。从心下至小腹按之石硬而痛不可近手者，为大结胸；正在心下，未及胁腹，按之则痛，未曾石硬者，为小结胸。大结胸是水结在胸腹，故脉沉紧；小结胸是痰结于心下，故脉浮滑。水结宜下，故用甘遂、葶、杏、硝、黄等下之；痰结可消，故用黄连、瓜蒌、半夏以消之。"

《温病条辨》说：

"脉洪滑，面赤，身热，头晕，不恶寒，但恶热，舌上黄滑苔，渴欲凉饮，饮不解渴，得水则呕，按之胸下痛，小便短，大便闭者，阳明暑温，水结在胸也，小陷胸汤加枳实（黄连二钱，瓜蒌三钱，枳实二钱，半夏五钱。急流水五杯，煮取二杯，分二次服）主之。"（中焦篇38）

吴氏自注："暑兼湿热，热盛则渴，引水求救。湿郁中焦，水不下行，反来上逆，则呕。胃气不降，则大便秘。故以黄连、瓜蒌清在里之热痰，半夏除水痰而强胃。加枳实者，取其苦辛通降，开幽门而引水下行也。"本证是因热痰互结于胃所致，故用小陷胸汤以清热化痰，并加枳实以宽胸下气。本条应与《伤寒论》（142）条"小结胸病，正在心下，按之则痛，脉浮滑者，小陷胸汤主之"合看。

这里须加说明的是：

（134）条"病发于阳而反下之，热入，因作结胸"，可以理解为太阳病发生于阳脏体质而阳明素盛之人，如果误下而致水热内结，则多涉及阳明，而变成结胸证。"病发于阴而反下之，因作痞"，可以理解为太阳病发生于阴脏体质而太阴素虚之人，如果误下而湿热内聚，则多涉及太阴，而变成痞满证。

（139）条太阳表证误下而虚邪（无形寒热）内陷，陷之较浅的，只在膈上胸中，则为懊恼证，所以说"膈内拒痛，胃中空虚，客气动膈，短气躁烦，心中懊恼"。实邪（有形痰饮）内陷，陷之较深的，由胸下膈，则为结胸证，所以说"阳气内陷，心下因硬，则为结胸"。也有外邪内陷，热与湿合，湿热交蒸而成为黄疸的，所以说"若不结胸，但头汗出，余处无汗，剂颈而还，小便不利，身必发黄"。这又当与（238）条阳明病发黄的茵陈蒿汤证合参。

（140）条伤寒表邪传里，陷入胸胁，有现大陷胸汤证的，也有现大柴胡汤证的。大陷胸汤证是因太阳水热内结而涉及阳明所致，其证从心下至少腹硬满疼痛不可近手，并多牵连两胁，且兼潮热便秘等。所谓"但结胸无大热者"，是说结胸热实于里，只有承气汤证的潮热，而无白虎汤证的大热。大柴胡汤证是因太阳病传少阳而兼阳明所致，其证只是心下硬满，牵连两胁，并未涉及少腹，而且多不疼痛，同时还有往来寒热等。此外，还须注意与十枣汤证鉴别。十枣汤证也由水结在胸胁所致，其证心下硬满，虽引胁下痛，但多心下不痛，略异。

②寒实结胸：（146）条"寒实结胸，无热证者，与三物小陷胸汤，白散亦可服。"其所谓"与三物小陷胸汤，白散亦可服"，应从《金匮玉函经》和《千金翼方》改为"与三物小白散"为是。因为热实结胸是因热邪与痰饮内结所致，故宜大小陷胸汤以清泄之；寒实结胸是因寒邪与痰饮内结所致，故宜用三物小白散以温通的缘故。此散用桔梗开提肺气，贝母化痰散结，巴豆辛热通利，三物相配，具有温通作用，故能主治本证。《伤寒论》三物小白散方与《金匮要略》所附《外台秘要》桔梗白散方相同，而主治不同，当合参之。此方治上焦邪实的急证，颇有良效。

至于（136）（137）（143）（144）条，显然简有错脱，

当全面深入领会。如：

（136）条"结胸证，其脉浮大者，不可下，下之则死"和（137）条"结胸证悉具，烦躁者亦死"，其结胸应是脏结之误。脏结而烦躁、脉浮大，阴盛格阳可知，其脉浮大必按之虚空；其烦躁必是与浮大无力而按之虚空的脉象同时并见。正因其属阴盛格阳所致，故虽有心下硬满疼痛等症，不可攻下；若误下之，必致虚脱而死。如属热实结胸而烦躁、脉浮大有力的，正宜采用陷胸汤方，岂有因下致死之理。

（143）条"太阳病二三日，不能卧，但欲起，心下必结，脉微弱者，此本有寒分也"。其"脉微弱"并非少阴阳虚，而是痰饮结于心胸，阳气受到阻遏，不能充达寸口所致，这可从其下文"此本有寒分也"看出。也就是说，太阳病二三日时，便有心下结而不能卧但欲起之症，是因素有痰饮积聚于内所致，乃猝病引发痼疾之候，法当先表后里或表里同治，而反下之，邪热内陷，与痰饮相结，则成结胸。若因一再误下，而下利不止者，则为协热利。

（144）条"太阳病下之，其脉促，不结胸者"，或为（22）条的桂枝去芍药汤证，或为（34）条的葛根黄芩黄连汤证，本应服药才能解除，必无不药而自解之理。下文但凭脉以定证，也必非仲景意。因此，本条必简有错脱，不可曲解。

这里有必要与结胸对照讨论的是脏结问题。一般来说，结胸多见阳热实证，而治宜攻其邪以散其结；脏结多见阴寒虚证，而治宜补其正以化其结。历来注家对脏结的认识不一，有的认为病在少阴，如张隐庵等；有的认为病在太阴，如黄坤载等；

有的认为病在三阴五脏，如柯韵伯等。但从脏结列于太阳病来体会，则应以少阴为主，因为太阳与少阴相表里的缘故。由于少阴经分手足，如其邪内结于手少阴心而阳虚阴凝，其证多在上焦而现心胸硬满疼痛、舌苔白滑、脉小细沉紧，如（132）（133）条是其例；如其邪内结于足少阴肾（并及于足厥阴肝）而阳虚阴凝，其证多在下焦而现脐下硬满疼痛，甚至痛引少腹入阴筋，如（172）条是其例。

但在（132）（133）条中须加说明的是：

（132）条"按之痛，寸脉浮，关脉沉，名曰结胸"，只能理解为小结胸证脉浮滑，大结胸证脉沉紧，而不能理解为凡是结胸证的脉都是同时出现寸浮关沉的。因为结胸证分大小，邪有轻重浅深的不同，脉亦随之而各异的缘故。又其"饮食如故，时时下利"，一般认为是因邪结于少阴，胃无实邪壅滞，所以饮食如常。而胃虽能纳，但因火不生土，脾不能运，故又时时下利。唯曹颖甫则认为"饮食如故"，"此正与厥阴证之除中相类"。亦可供参考。

（133）条"脏结无阳证，不往来寒热，其人反静"是说脏结既非在表的阳证，也非在半表半里的阴阳错杂证，而是在里的阴证。阳主动，故阳证多烦躁；阴主静，故阴证多沉静。

《伤寒论》说："伤寒五六日，呕而发热者，柴胡汤证具，而以他药下之，柴胡证仍在者，复与柴胡汤。此虽已下之，不为逆，必蒸蒸而振，却发热汗出而解。若心下满而硬痛者，此为结胸也，大陷胸汤主之；但满而不痛者，此为痞，柴胡不中与之，宜半夏泻心汤。"（154）

半夏泻心汤方

半夏半升洗，黄芩、干姜、人参、甘草炙各三两，黄连一两，大枣十二枚擘。

上七味，以水一斗，煮取六升，去滓，再煎，取三升，温服一升，日三服。

"太阳中风，下利，呕逆，表解者，乃可攻之。其人漐漐汗出，发作有时，头痛，心下痞硬满，引胁下痛，干呕，短气，汗出不恶寒者，此表解里未和也，十枣汤主之。"（157）

十枣汤方

甘遂，大戟，芫花熬。

上三味，等分，各别捣为散。以水一升半，先煮大枣肥者十枚，取八合，去滓，内药末。强人服一钱匕，羸人服半钱匕，温服之，平旦服。若下少病不除者，明日更服，加半钱匕，得快下利后，糜粥自养。

"心下痞，按之濡，其脉关上浮者，大黄黄连泻心汤主之。"（159）

大黄黄连泻心汤方

大黄二两，黄连一两。

上二味，以麻沸汤二升渍之，须臾绞去滓，分温再服。臣亿等看详大黄黄连泻心汤，诸本皆二味，又后附子泻心汤，用大黄、黄连、黄芩、附子，恐是前方中亦有黄芩，后但加附子也，故后云附子泻心汤，本云加附子也。又《千金翼》注："此方必有黄芩。"又《金匮要略·惊悸吐衄下血胸满瘀血病》篇之泻心汤，即为大黄二两，黄连、黄芩各一两。

"心下痞而复恶寒，汗出者，附子泻心汤主之。"（160）

附子泻心汤方

大黄二两，黄连一两，黄芩一两，附子一枚炮，去皮，破，别煮取汁。

上四味，切三味，以麻沸汤二升渍之，须臾绞去滓，内附子汁，分温再服。

"本以下之，故心下痞，与泻心汤；痞不解，其人渴而口燥，烦，小便不利者，五苓散主之。"（161）

"伤寒汗出，解之后，胃中不和，心下痞硬，干噫食臭，胁下有水气，腹中雷鸣，下利者，生姜泻心汤主之。"（162）

生姜泻心汤方

生姜四两切，甘草三两炙，人参三两，干姜一两，黄芩三两，半夏半升洗，黄连一两，大枣十二枚擘。

上八味，以水一斗，煮取六升，去滓，再煎取三升，温服一升，日三服。

"伤寒中风，医反下之，其人下利日数十行，谷不化，腹中雷鸣，心下痞硬而满，干呕，心烦不得安。医见心下痞，谓病不尽，复下之，其痞益甚。此非热结，但以胃中虚，客气上逆，故使硬也，甘草泻心汤主之。"（163）

甘草泻心汤方

甘草四两炙，黄芩三两，半夏半升洗，太枣十二枚擘，黄连一两，干姜三两。

上六味，以水一斗，煮取六升，去滓，再煎取三升，温服一升，日三服。臣亿等谨按：上生姜泻心汤法，本云理中人参黄芩汤，今详泻心以疗痞，痞气因发阴而生，是半夏、生姜、甘草泻心三方，皆本于理中也，其方必各有人参，今甘草泻心汤中无者，脱落之也。又按《千金》并《外台秘要》，治伤寒蜃食用此方，皆有人参，知脱落无疑。

"伤寒，服汤药，下利不止，心下痞硬，服泻心汤已，复以他药下之，利不止，医以理中与之，利益甚。理中者，理中焦，此利在下焦，赤石脂禹余粮汤主之。复不止者，当利其小便。"（164）

赤石脂禹余粮汤方

赤石脂一斤碎，太一禹余粮一斤碎。

上二味，以水六升，煮取二升，去滓，分温三服。

"伤寒发汗，若吐，若下，解后心下痞硬，噫气不除者，旋覆代赭汤主之。"（166）

旋覆代赭汤方

旋覆花三两，代赭一两，人参二两，生姜五两，半夏半升洗，甘草三两炙，大枣十二枚擘。

上七味，以水一斗，煮取六升，去滓，再煎取三升，温服一升，日三服。

"太阳病，外证未除，而数下之，遂协热而利，利下不止，心下痞硬，表里不解者，桂枝人参汤主之。"（168）

桂枝人参汤方

桂枝四两，甘草四两炙，白术三两，人参三两，干姜三两。

上五味，以水九升，先煮四味，取五升，内桂枝，更煮取三升，去滓，温服一升，日再，夜一服。

"伤寒大下后，复发汗，心下痞，恶寒者，表未解也，不可攻痞，当先解表，表解乃可攻痞。解表宜桂枝汤，攻痞宜大黄黄连泻心汤。"（169）

"病如桂枝证，头不痛，项不强，寸脉微浮，胸中痞硬，气上冲喉咽，不得息者，此为胸有寒也。当吐之，宜瓜蒂散。"（171）

瓜蒂散方

瓜蒂一分_{熬黄}，赤小豆一分，香豉一合。

瓜蒂一分熬黄，赤小豆一分，香豉一合。

上二味，各别捣筛，为散已，合治之，取一钱匕，以香豉一合，用热汤七合，煮作稀糜，去滓，取汁和散，温顿服之。不吐者，少少加，得快吐，乃止。诸亡血虚家，不可与瓜蒂散。

痞满即痞塞不开，满闷不舒之意。病在心下部位，但觉痞塞满闷而不觉疼痛，和上述结胸既觉痞塞满闷又觉疼痛者不同。故（154）条说"若心下满而硬痛者，此为结胸也……但满而不痛者，此为痞"，这就是痞满和结胸的鉴别要点。一般来说，痞有水火交痞、单火痞和单水痞之分，并有虚实之辨。

水火交痞的虚实错杂证：主要是半夏泻心汤证（包括生姜泻心汤证和甘草泻心汤证）。本证是因水（水之气为寒，水流湿）火（火之气为热）交痞于中焦脾胃，寒（湿）热虚实错杂所致。半夏泻心汤方既用半夏、干姜、人参、甘草、大枣温中扶脾以化寒湿，又用黄连、黄芩以清胃热。温清攻补并投，辛开苦降兼施，还包含着理中法（即理中汤方去白术），故能主治本证。本证若因食滞胃脘而兼干噫食臭的，宜加生姜以健胃消食，即生姜泻心汤证。若因火伤心气而兼心烦不安的，宜加甘草以补心安神，即甘草泻心汤证。本证还应与《温病条辨》中焦篇（39）条"阳明暑温，脉滑数，不食不饥不便，浊痰凝聚，心下痞者，半夏泻心汤去人参、干姜、大枣、甘草，加枳实、杏仁（半夏一两，黄连二钱，黄芩三钱，杏仁三钱，枳实二钱。水八杯，煮取三杯，分三次服。虚者复纳人参二钱、大枣三枚）主之"合参。吴氏指出："不饥不便，而有浊痰，心下痞满，湿热互结而阻中焦气分。故以半夏、枳实开气分之湿结，黄连、黄芩开气分之热结，杏仁开肺与大肠之气痹。暑中热甚，故去干姜。非伤寒误下之虚痞，故去人参、甘草、大枣，且畏其助湿作满也。"这和《伤寒论》半夏泻心汤证比较，虽然都属中焦脾胃寒（湿）热错杂证，但一属实证而治宜祛邪为主，一属虚实相兼证而治宜扶正为主，同中有异。又半夏泻心汤去黄芩加桂枝，即黄连汤。《医通》指出："黄连汤治胃中寒热不和，心下痞满。"但必寒胜于热者始可用。

单火痞的实证：主要是大黄黄连泻心汤证（包括附子泻心汤证）。本证是因热壅气滞于中焦阳明胃所致。由于只是无形邪壅，而非有形邪结，故其症"心下痞，按之濡"。但因阳明胃热壅盛，故柯韵伯认为必有不恶寒，反恶热等症伴随。其所以脉关上浮者，正是由于中焦阳明热盛之故。这还可与大小陷胸汤证对照，大陷胸汤证病由胸胃而及肠，故其证从心下至少腹硬满疼痛，不可近手而脉沉紧；小陷胸汤证病在胸胃而未及肠，故其证正在心下，按之则痛而脉浮滑；大黄黄连泻心汤证也是病在胸胃而未及肠，故其证心下痞，按之濡而脉关上浮。但大小陷胸汤证是因无形邪热与有形痰饮互结所致，故其方既用大黄、芒硝、黄连以除邪热，又用甘遂、半夏、瓜蒌以祛痰饮；而大黄黄连泻心汤证则只是因为无形邪热壅盛所致，故其方只需用大黄、黄连、黄芩以清泄之。至于附子泻心汤方即由大黄黄连泻心汤加附子而成。其证"心下痞而复恶寒，汗出者"，是因阳明热盛而少阴阳衰所致，故其方既用大黄、芩、连以清阳明，又加附子以温少阴。由上述可见，单火痞中的大黄黄连泻心汤证属实，治宜泻火；附子泻心汤证属虚实相兼，治宜在泻火中扶阳。

单水痞的实证：主要是十枣汤证。本证以"心下痞硬满引胁下痛"为主症，是因水饮结于胸胁而成。从其"汗出不恶寒"来看，可见证属实热，而非虚寒。其所以头痛、干呕、短气或下利者，是因水气上冲或下趋所致。但必兼现沉弦有力等脉，才可放胆使用逐水峻剂。假使证实而脉虚，必须慎重。惟十枣汤方在大破水结中兼有培土作用，故能履险如夷。如柯韵伯说："仲景利水之剂，种种不同，此其最峻者也……甘遂、芫花、大戟辛苦气寒而秉性最毒，并举而任之，气同味合，相须相济，决渎而大下，一举而水患可平矣。然邪之所凑，其气已虚，而毒药攻邪，脾胃必弱，使无健脾调胃之品主宰其间，邪气尽而元气亦随之而尽，故选枣之大肥者为君，预培脾土之虚，且制水势之横，又和诸药之毒，既不使邪气之盛而不制，又不使元气之虚而不支。此仲景立法之尽善也，用者拘于甘能缓中之说，岂知五行承制之理乎？张子和制溶川、禹功、神佑等方治水肿痰饮，而不知君补剂以护本，但知用毒药以攻邪，所以善全者鲜。"本证还应与《金匮要略》"饮后水气在胁下，咳唾引痛，谓之悬饮"和"病悬饮者，十枣汤主之"合看，二者都是水饮结聚于胁下，故都采用攻逐水饮的十枣汤主治之。至于（166）和（171）条的痞证虽然也可纳入单水痞的范畴，但（171）条

是单水痞的上焦实证，故宜用瓜蒂散以涌吐上焦的实邪。这和
本条是单水痞的中焦实证而治宜攻下者不同。（166）条是单水
痞的中焦虚证，即其"心下痞硬，噫气不除"，是因中虚痰阻
气逆所致，故宜用旋覆代赭汤以补中化痰降逆。这和本条是单
水痞的中焦实证而治法宜攻忌补者不同。又（161）条的"心下
痞"，是因水饮内停，津液不行所致，故"其人渴而口燥，烦，
小便不利"，宜用五苓散化气行水。因其证属有形水邪停聚，
而非无形热邪痞结，故"与泻心汤痞不解"。又（168）条的"心
下痞硬"而"利下不止"，是因表证误下，中气受伤，清阳下陷，
浊阴填中所致，故宜用桂枝人参汤（即理中汤加桂枝）温中解表，
升清阳而化浊阴。又（164）条的"心下痞硬"而"下利不止"，
则是因为病已由中焦而及下焦，故非理中汤所能胜任，必须用
赤石脂禹余粮汤以固涩之，或用五苓散以分利之。

在讨论结胸、痞满证治时，还必须结合叶天士之说。如他
在《温热论》中指出："人之体，脘在腹上，其位居中，按之
痛，或自痛，或痞胀，当用苦泄，以其入腹近也。必验之于舌，
或黄或浊，可与小陷胸汤或泻心汤，随症治之。若白不燥，或
黄白相兼，或灰白不渴，慎不可乱投苦泄。其中有外邪未解，
里先结者，或邪郁未伸，或素属中冷者，虽有脘中痞痛，宜从
开泄，宣通气滞以达归于肺，如近世之杏、蔻、橘、桔等，轻
苦微辛，具流动之品可耳。"叶氏指出开泄和苦泄的区别是很
重要的。一般来说，湿热壅中的痞满胀痛之证，必须分清湿热
孰轻孰重而对证下药。热偏重而舌苔黄浊的，宜用苦泄法，如
小陷胸汤和半夏泻心汤去人参、甘、枣加枳实、杏仁等；湿偏

重而舌苔白或黄白相兼或灰白不燥的，宜用开泄法，如三仁汤等。叶氏杏、蔻、橘、桔的举例，即示人以开而泄之的意思。开泄法的重点是开，因为湿邪郁遏太甚，只有开泄其湿，才能使热邪势孤而易解，如果本应开泄而误投以芩连为主的苦泄，则不仅难以解其湿中之热，且必使湿邪更加郁遏向里而恶化病情。王孟英所谓痰湿内阻的心下痞满拒按之证，虽有舌绛神昏亦不可轻投凉润，而应先以开泄法治之，实为深有体验之谈。又叶氏说："前云舌黄或浊……须要有地之黄。若光滑者，乃无形湿热中有虚象，大忌前法。其脐以上为大腹，或满或胀或痛，此必邪已入里，表证必无，或十之存一。亦须验之于舌，或黄甚，或如沉香色，或灰黄色，或老黄色，或中有断纹，皆当之下，如小承气汤，用槟榔、青皮、枳实、元明粉、生首乌等皆可。若未现此等舌，不宜用此等法，恐其中有湿聚太阴为满，或寒湿错杂为痛，或气壅为胀，又当以别法治之矣。"章虚谷为之注解说："舌苔如地上初生之草，必有根，无根者为浮垢，刮之即去，乃无形湿热，而胃无结实之邪，故云有中虚之象，若妄用攻泻伤内，则表邪反陷，为难治矣……又如湿为阴邪，脾为湿土，故脾阳虚则湿聚腹满，按之不坚，虽见各色舌苔而必滑，色黄为热，色白为寒，总宜扶脾燥湿为主，热者佐凉药，寒者非大温其湿不能去也。若气壅为胀，皆有虚实寒热之不同，更当辨别，以利气和气为主治也。"王孟英认为："章氏所释白为寒，非大温其湿不去，是也。然苔虽白而不燥，还须问其口中和否？如口中自觉黏腻，则湿渐化热，仅可用厚朴、槟榔等苦辛微温之品；口中苦渴者，邪已化热，不但

大温不可用，必改用淡渗苦降微凉之剂矣，或渴喜热饮者，邪
虽化热，而痰饮内盛也，宜温胆汤加黄连。"本条是紧承上条
在辨明湿热孰重的病情而分投开泄或苦泄的治法以后，还须从
腹满胀痛、舌上黄苔辨明湿热是否化燥的病情而定下法的可用
与否。一般来说，湿热壅中的腹胀满痛，必见有根的黄浊舌
苔，才是湿热浊邪滞结于胃的确证，才可投以苦泄之法。如其
苔日益加深，并由润滑垢腻而转变为干燥焦裂，舌苔黄甚而成
老黄色，或如沉香色，或中有断纹，或灰黄干燥的，则为湿
已尽从燥化，其腹胀满痛属于阳明腑实可知，可用承气汤攻
下。若湿未完全化燥，而黄苔润滑垢腻的，就不可妄用承气攻
下了。

《伤寒论》说：

"伤寒脉浮而缓，手足自温者，是为系在太阴。太阴者，
身当发黄，若小便自利者，不能发黄。至七八日，大便硬者，
为阳明病也。"（192）

"阳明病脉迟，食难用饱，饱则微烦，头眩，必小便难，
此欲作谷疸，虽下之，腹满如故。所以然者，脉迟故也。"（200）

"阳明病，无汗，小便不利，心中懊忱者，身必发黄。"（204）

"阳明病，被火，额上微汗出而小便不利者，必发黄。"（205）

"伤寒，发汗已，身目为黄，所以然者，以寒湿在里，不
解故也。以为不可下也，于寒湿中求之。"（260）

"阳明病，发热汗出者，此为热越，不能发黄也。但头汗
出，身无汗，剂颈而还，小便不利，渴引水浆者，此为瘀热在里，
身必发黄，茵陈蒿汤主之。"（238）

茵陈蒿汤方

茵陈蒿六两，栀子十四枚擘，大黄二两去皮。

上三味，以水一斗二升，先煮茵陈，减六升，内二味，煮取三升，去滓，分三服。小便当利，尿如皂荚汁状，色正赤，一宿腹减，黄从小便去也。

"伤寒七八日，身黄如橘子色，小便不利，腹微满者，茵陈蒿汤主之。"（261）

"伤寒身黄，发热，栀子柏皮汤主之。"（262）

栀子柏皮汤方

肥栀子十五个擘，甘草一两炙，黄柏二两。

上三味，以水四升，煮取一升半，去滓，分温再服。

"伤寒瘀热在里，身必黄，麻黄连翘赤小豆汤主之。"（263）

麻黄连翘赤小豆汤方

麻黄二两去节，连翘二两，杏仁四十个去皮尖，赤小豆一升，大枣十二枚擘，生梓白皮一升切，生姜二两切，甘草二两炙。

上八味，以潦水一斗，先煮麻黄再沸，去上沫，内诸药，煮取三升，去滓，分温三服，半日服尽。

以上九条黄疸证治，其中（204）（205）（238）（261）（262）（263）六条是属湿热发黄，主要病在阳明，治宜茵陈蒿汤或栀子柏皮汤或麻黄连翘赤小豆汤；（192）（200）（260）三条是属寒湿发黄，主要病在太阴，仲景未出方治，一般认为应以《金匮要略》茵陈五苓散为主。从仲景论黄疸于阳明病篇而又首先在（192）条中指出"太阴者，身当发黄"来看，可见发黄是病在太阴和阳明的。又从（200）条"阳明病，脉迟，食难用饱，饱则微烦，头眩，必小便难，此欲作谷疸，虽下之，腹满如故"
来看，可见其"欲作谷疸"，并非单纯的阳明病，而是太阴与
阳明同病，且主要是太阴寒湿困脾。这可从其所谓"脉迟"上
清楚地看出来。正由于本证是因太阴与阳明同病，故"虽下之，
腹满如故"。以其腹满并非单纯的阳明病，下法只能祛阳明之
热结，而不能解太阴之湿困。何况病偏寒湿，下法更非所宜，
所以仲景在（260）条中明确指出，寒湿在里的发黄，不可下，
当"于寒湿中求之"。当然这只是就太阴寒湿偏胜的黄疸治法
而言，若就阳明湿热偏胜的发黄来说则不然，因其阳明之热胜
于太阴之湿，病机主要在于阳明，故（238）和（261）条的阳
明病发黄可用茵陈蒿汤以清下之。但应明确认识的是，热胜于
湿的阳明病发黄，也是由于太阴之湿郁遏阳明之热而成，并不
能以单纯阳明病论。反之，寒湿困脾的太阴发黄，也不等于说
完全没有阳明内蕴之热（张山雷说："阴黄一证，虽说虚寒，
然亦内有蕴热，故能发现黄色。"）。因为湿无热蒸，热无湿
遏，一般是不会发黄的，故（238）条说："阳明病，发热汗出
者，此为热越，不能发黄也。"其所以会发黄，必因热为湿遏，
湿被热蒸，湿热郁滞，排泄不畅。这可以从（204）条"阳明病，
无汗，小便不利……身必发黄"；（205）条"阳明病……而小
便不利者，必发黄"；（238）条"阳明病……但头汗出，身无汗，
剂颈而还，小便不利……身必发黄"；（261）条"伤寒七八日，
身黄如橘子色，小便不利"等很清楚地看出来。一般来说，黄
疸是太阴脾湿和阳明胃热郁遏交蒸，由土困而导致木郁，使肝
气不得疏泄，胆液不循常道，而逆流入血以弥漫于全身所致。

但有湿热偏胜之分，热胜于湿的，病机主要在阳明胃，其黄疸色较鲜明，并多伴有发热、身无汗、但头汗出剂颈而还、小便不利、大便闭、腹胀满、口渴、舌苔黄腻、脉象滑数等症，治宜清热为主，祛湿为佐，常用茵陈蒿汤（茵陈蒿为治疗湿热黄疸的专药，具有外透、内清、下渗的作用，深合太阴阳明湿热郁遏交蒸的病机。故本方以此为主药，并辅佐大黄、栀子以加强其清泄阳明湿热的效能）；若兼见恶寒、头身痛等太阳表证，宜合用麻黄连翘赤小豆汤；若见往来寒热、胸胁满痛等少阳半表半里证，宜合用大柴胡汤。湿胜于热的，病机主要在太阴脾，其黄疸色较晦暗，并多伴有微热不渴、小便不利、大便溏而不爽、舌苔白多黄少而腻、脉象濡数等症，治宜祛湿为主，清热为佐，常用茵陈五苓散；若见但寒不热而脉沉等里虚寒证，当按三阴辨证论治，分别采用茵陈理中汤、茵陈四逆汤、茵陈吴茱萸汤等方。由此可见，一般所谓阳黄和阴黄的概念，显然不应把眼光局限在阳明和太阴两经上（甚至把阳明和太阴分割开来看），而应扩大到六经去全面地认识。

《金匮要略》说：

"谷疸之为病，寒热不食，食即头眩，心胸不安，久久发黄，为谷疸，茵陈蒿汤主之。"

"酒黄疸，心中懊憹，或热痛，栀子大黄汤主之。"

栀子大黄汤方

栀子十四枚，大黄一两，枳实五枚，豉一升。

上四味，以水六升，煮取二升，分温三服。

"黄疸病，茵陈五苓散主之。"（一本云：茵陈汤与五苓散并主之。）

茵陈五苓散方

茵陈蒿末十分，五苓散五分。

上二味，和，先食饮方寸匕，日三服。

"黄疸，腹满，小便不利而赤，自汗出，此为表和里实，当下之，宜大黄硝石汤。"

大黄硝石汤方

大黄、黄柏、硝石各四两，栀子十五枚。

上四味，以水六升，煮取二升，去滓，内硝更煮，取一升，顿服。

《金匮要略》分黄疸为三，即谷疸、酒疸、女劳疸。女劳疸即黑疸，属内伤肾病，并非水湿郁热发黄，故有"此女劳之病，非水也"之说。这里仅就谷疸、酒疸结合《伤寒论》有关条文略加讨论。

先就谷疸来说，尤在泾注："谷疸为阳明湿热瘀郁之证。阳明既郁，荣卫之源壅而不利，则作寒热；健运之机窒而不用，则为不食，食入则适以助湿热而增逆满，为头眩、心胸不安而已。茵陈、栀子、大黄苦寒通泄，使湿热从小便出也。"本条应与《伤寒论》（200）条的"欲作谷疸"合参。

再就酒疸来说，喻嘉言注："此治酒热内结，昏惑懊侬之剂。然《伤寒论》中有云：阳明病，无汗，小便不利，心中懊侬者，身必发黄。是则诸凡热甚于内者，皆足致此，非独酒也。"魏荔彤指出："为实热之邪立法也。栀子、大黄大苦寒之品以泄之，枳实以开破之，香豉以升散之。酒家积郁成热，非此不当其施也。"本方与《伤寒论》枳实栀子豉汤加大黄方同，可合参。

　　湿热黄疸多从饮食不洁得之，故有谷疸、酒疸之名，其实辨在湿热之证，而不在谷酒之名。黄疸湿热辨证，热胜于湿的，如茵陈蒿汤证、栀子柏皮汤证、栀子大黄汤证、大黄硝石汤证等；湿胜于热的，如茵陈五苓散证等。以上诸证都属里而不兼表者，若里而兼表者，则有麻黄连翘赤小豆汤证等。又赵以德说："治疸不可不分轻重，如栀子柏皮汤解身热发黄内热之未实者；麻黄连翘赤小豆汤治表寒湿内有瘀热而黄者；大黄硝石汤下内热之实者，栀子大黄汤次之，茵陈汤又次之。"

　　《温病条辨》说："夏秋疸病，湿热气蒸，外干时令，内蕴水谷，必以宣通气分为要，失治则为肿胀，由黄疸而肿胀者，苦辛淡法，二金汤主之。"（中焦篇70）

二金汤方

　　鸡内金五钱，海金沙五钱，厚朴三钱，大腹皮三钱，猪苓三钱，白通草二钱。

　　水八杯，煮取三杯，分三次温服。

　　"诸黄疸小便短者，茵陈五苓散主之。"（中焦篇71）

茵陈五苓散方

　　茵陈末十分，五苓散五分。

　　共为细末，和匀，每服三钱，日三服。

　　"黄疸脉沉，中痞恶心，便结溺赤，病属三焦里证，杏仁石膏汤主之。"（中焦篇72）

杏仁石膏汤方

杏仁五钱，石膏八钱，半夏五钱，山栀三钱，黄柏三钱，枳实汁_{每次三茶匙}，冲，姜汁_{每次三茶匙}，冲。

水八杯，煮取三杯，分三次，服。

二金汤所主治的黄疸而肿胀者，是因湿热壅滞中焦，脾气不能运转所致。故用鸡内金健脾助运；厚朴、大腹皮行气利水消胀；海金沙、白通草、猪苓渗利湿热消肿。

茵陈五苓散通治黄疸气分实证，方中有茵陈蒿汤开郁而清利湿热；五苓散宣通表里之邪而利小便。但因五苓散属温渗法，故本方比较适宜于黄疸湿偏重者。

杏仁石膏汤主治黄疸热偏重证，方用杏仁开上焦；姜、半开中焦；枳实由中驱下；黄柏直清下焦。从全方作用来看，虽遍及三焦，实以中焦为主。

吴鞠通论黄疸说："《金匮》有辨证三十五条，出治一十二方，先审黄之必发不发，在于小便之利与不利；疸之易治难治，在于口之渴与不渴；再察瘀热入胃之因，或因外并，或因内发，或因食谷，或因醋酒，或因劳色，有随经蓄血，入水黄汗；上盛者一身尽热，下郁者小便为难；又有表虚里虚，热除作哕，火劫致黄，知病有不一之因，故治有不紊之法。于是脉弦胁痛，少阳未罢，仍主以和；渴饮水浆，阳明化燥，急当泻热；湿在上，以辛散，以风胜，湿在下，以苦泄，以淡渗；如狂蓄血，势所必攻；汗后溺白，自宜投补；酒客多蕴热，先用清中，加之分利，后必顾其脾阳；女劳有秽浊，始以解毒，继以滑窍，终当峻补真阴；表虚者实卫，里虚者建中；入水火劫，以及治逆变证，各立方论，以为后学津梁。至寒湿在里之治，阳明篇中，惟见一则，不出方论，指人以寒湿中求之。盖脾本畏木而喜风燥，制水而恶寒湿。今阴黄一证，寒湿相搏，譬如卑监之土，须暴风日之阳，纯阴之病，疗以辛热无疑，方虽不出，法已显然……喻嘉言于阴黄一证，意谓仲景方论亡失，恍若无所循从。惟罗谦甫具有卓识，力辨阴阳，遵仲景寒湿之旨，出茵陈四逆汤之治。瑭于阴黄一证，究心有年，悉用罗氏法而化裁之，无不应手取效。间有始即寒湿，从太阳寒水之化，继因其人阳气尚未十分衰败，得燥热药数帖，阳明转燥金之化而为阳证者，即从阳黄例治之"。

"湿郁经脉，身热身痛，汗多自利，胸腹白疹，内外合邪。纯辛走表，纯苦清热，皆在所忌，辛凉淡法，薏苡竹叶散主之。"（中焦篇66）

薏苡竹叶散方

薏苡五钱，竹叶三钱，飞滑石五钱，白蔻仁一钱五分．连翘三钱，茯苓块五钱，白通草一钱五分。

共为细末，每服五钱，日三服。

白疹即白㾦，是一种细小形如水疱的水晶色疹子；多见于颈项与胸腹部，四肢很少见到，头面不会出现，破之有淡黄色水液流出；多由湿热留恋气分瘀滞难解，郁蒸肌肤而成。白㾦每随热与汗而出，未出之前，由于湿郁热蒸，往往胸闷不舒，既出之后，因邪气外透，胸闷即可解除。但湿热黏腻之邪，非一时所能尽透，往往出一身汗，发一批白㾦，不止一次地分批发生。吴氏认为："白疹者，风湿郁于孙络毛窍。此湿停热郁之证，故主以（薏苡竹叶散）辛凉解肌表之热，辛淡渗在里之湿，俾表邪从气化而散，里邪从小便而驱，双解表里之妙法也。"本证内外合邪，治宜本方双解表里，不宜纯辛走表，纯苦清里。因为纯辛走表，则犯汗多之禁，且风湿相搏，非解表所能除；纯苦清里，则药过于入里，对身热胸腹白疹之表来说是不相宜的。

（三）下焦湿热证治

下焦湿热，邪在气分而阻滞气机者，多见二便不利之症；如其湿从热化，由气分进入血分而伤及阴络，则常见二便下血之症。

1. 下焦气分湿热证治

下焦湿热邪滞气分，膀胱气机被阻，以致小便不利的，仲景论之甚详。

《伤寒论》说："太阳病，发汗后，大汗出，胃中干，烦躁不得眠，欲得饮水者，少少与饮之，令胃气和则愈；若脉浮，小便不利，微热消渴者，五苓散主之。"（71）

本条应与《金匮要略·消渴小便不利淋病》"脉浮，小便不利，微热，消渴者，宜利小便，发汗，五苓散主之"合看。

五苓散方

猪苓十八铢去皮，泽泻一两六铢，白术十八铢，茯苓十八铢，桂枝半两去皮。

上五味，捣为散，以白饮和，服方寸匕，日三服。多饮暖水，汗出愈。

"发汗已，脉浮数，烦渴者，五苓散主之。"（72）

"伤寒，汗出而渴者，五苓散主之；不渴者，茯苓甘草汤主之"。（73）

茯苓甘草汤方

茯苓二两，桂枝二两去皮，甘草一两炙，生姜三两切。

上四味，以水四升，煮取二升，去滓，分温三服。

"中风发热，六七日不解而烦，有表里证，渴欲饮水，水入则吐者，名曰水逆，五苓散主之。"（74）

本条应与《金匮要略·消渴小便不利淋病》篇"渴欲饮水，水入则吐者，名曰水逆，五苓散主之"合看。

太阳膀胱为水腑，外应毫毛而主皮肤，故其为病，既可由皮肤之表影响到膀胱之里，也可由膀胱之里影响到皮肤之表。因此，太阳蓄水常常同时现有"表里证"，即既有恶寒发热、无汗、脉浮等表证，又有少腹满、小便不利等里证。但有偏表和偏里之辨，偏表者，寒水在太阳皮肤之表，多用麻黄剂以开表发汗利水；偏里者，寒水在太阳膀胱之里，宜用五苓散以通阳化气利水。

太阳病蓄水有两说：一为水寒说。认为是因伤寒邪入膀胱，阻碍膀胱气化，以致水蓄不行。如唐容川说本证乃膀胱之卫阳不能蒸化其水，水不化气则少腹满、小便不利，津不上升则口渴；并说五苓散为利水化气布津之妙剂。章虚谷且说："若无表证，宜用肉桂，则其化气行水之功更胜也。"顾尚之则在证候上补充说："须知此渴必喜热饮，而脉浮数则必有恶寒之表证。"可见他们都是着眼于水寒的。

一为水热说。认为是因表邪化热，侵入膀胱，水与热结而不行，故现发热、烦渴、脉浮数等症。如尤在泾说："在膀胱者，水与热结。"程郊倩也说："犯本者，热入膀胱，其人必渴，必小便不利。"《医宗金鉴》更明确地指出："是方也，乃太阳邪热入腑，水气不化，膀胱表里药也……夫膀胱者，津液之府，气化则能出矣，邪热入之，与水合化为病……乃膀胱之气化不行，致小便不行也。"并指出"五苓散乃治水热小便不利之主方"。可见他们都是着眼于水热的。

其实，本证是因太阳寒水郁热于膀胱所致，故两说实相得而益彰。但应指出的是，太阳蓄水腑证，无论是由表证演变而成，还是初起即有表里证，必其膀胱素有湿热内蕴。如黄坤载说："膀胱者，太阳之腑，水腑不清，膀胱素有湿热，一因表郁，腑热内发，故表热随经而深结也。"如其膀胱素无湿热内蕴，是不大可能发生本证的。

还须提出讨论的是渴的问题：太阳伤寒、中风的表寒证口不渴；太阳温病、风温的表热证口渴。太阳病由表化热入里，传阳明而燥化的，必大渴喜冷饮而能消水，故亦可称之为消渴，宜用白虎汤清解燥热而滋生津液；若传膀胱而水与热结的，由于膀胱所藏津液，停聚而成蓄水，内水有余，必拒外水，故多不渴，即使因表邪化热入里，热与水结，以致气不布津，而感到烦渴，也多渴喜热饮而不能多饮，甚至"水入则吐"。如黄坤载说："渴欲饮水而水入则吐者，是有里水停瘀也，此名水逆。由于旧水在中，而又得新水，以水济水，正其所恶，两水莫容，自当逆上也"。这就必须用五苓散清利水热而通阳化气。由此可见，（71）条"太阳病，发汗后，大汗出，胃中干，烦躁不得眠，欲得饮水者，少少与饮之，令胃气和则愈"显然是因太阳病由表化热传入阳明胃所致。而其下文的"消渴"，理应归之于上文的"胃中干"，是白虎证，非五苓证。因为消渴是水入则消，乃体内燥化而水不足所致。这和五苓散所主水入则吐的"水逆"是因体内湿化而水有余者相反，因而是不应用利水的五苓散来治水不足的消渴的。但历来注家认为，五苓散所主之消渴，是因水热结于膀胱，以致气化不行，不能升布津液所致。此乃下湿上燥之象，下湿是指水蓄膀胱而少腹满、小便不利；上燥是指津液不升而消渴。因此，只有用利水的五苓散以通阳化气，升布津液，才能止其消渴。虽亦可供参考，但蓄水而反能消水的，临床罕见，尚待验证。

还有汗的问题：太阳病表寒证多恶寒而无汗（即使有汗也不多不透）、口不渴，若由太阳病表寒证传变为阳明病里热证，则必恶热而汗自出、口大渴。太阳蓄水腑证是否汗出，注家见解不一。有的认为是汗出的，如唐容川在（73）条中说："汗出而渴者，是伤寒皮毛开而汗自出，膀胱之卫阳外越，因之水不化气而津不布，故用五苓散化气布津，津升则渴止，气布则寒自去矣。"有的认为是无汗的，如舒驰远在（73）条中说："原文汗出二字有误，疑是无汗，否则不当用桂枝、生姜也。"《医宗金鉴》在（74）条中更明确地说："此病虽未发无汗小便不利之证，若汗出小便利，则渴饮之水得从外越下出，必无水逆之证。仲景用五苓散多服暖水令汗出愈，其意在利水发汗，故知必有无汗小便不利之证也。"其实两说可以并存，不必偏执，也就是说，本证如属表虚，或已经发汗的，则多有汗（但因本证湿热内结，即使有汗也不多不透）；如属表实，又未经发汗的，则多无汗。

五苓散方既用茯苓、猪苓、泽泻的淡渗以清利水热，又用桂枝的温通以助阳化气布津而兼散表邪（若无表证者，可以改用肉桂），故能主治本证。其所以用白术者，意在培土制水。因土之气为湿，湿聚则成水，水湿之病多与脾土失运有关，如脾能健运，则水湿病无由而生，即使病水湿也易治愈。可见本方佐白术是具有深意的。也正因如此，才有人认为五苓散证属太阴病，如黄坤载说："阴盛之人，阳亡土湿，则入太阴而成五苓散证。"当然，我们不应因此而把太阳病蓄水腑证归入太阴病中，只能认为本证与太阴湿土有关，而五苓散不仅适用于本证，也适用于太阴湿土病证。又本方宜用散剂，不宜作汤剂，如徐灵胎说："此乃散方，近人用以作汤，往往鲜效。"不可忽略。又五苓散方去桂枝，名四苓散，后世用以治小便赤少、大便溏泄。五苓散基本属于温渗法；四苓散基本属于清渗法。因此，湿胜于热的宜用五苓，热胜于湿的宜用四苓。

"阳明病……若脉浮发热，渴欲饮水，小便不利者，猪苓汤主之。"（226）

本条应与《金匮要略·消渴小便不利淋病》篇"脉浮发热，渴欲饮水，小便不利者，猪苓汤主之"合看。

猪苓汤方

猪苓去皮、茯苓、泽泻、滑石碎、阿胶各一两。

上五味，以水四升，先煮四味，取二升，去滓，内胶烊消，温服七合，日三服。

"阳明病,汗出多而渴者,不可与猪苓汤,以汗多胃中燥,猪苓汤复利其小便故也。"(227)

"少阴病,下利六七日,咳而呕渴,心烦、不得眠者,猪苓汤主之"。(319)

太阳蓄水证,是因湿热互结于膀胱所致。但有湿胜于热和热胜于湿之分,湿胜于热而阳为所困的,宜用五苓散通阳化气利水;热胜于湿而阴为所伤的,宜用猪苓汤滋阴清热利水。如赵羽皇说:"仲景制猪苓一汤,以行阳明少阴二经水热,然其旨全在益阴,不专利水……是利水而不伤阴之善剂也。故利水之法,于太阳用五苓者,以太阳职司寒水,故以桂温之,是暖肾以行水也;于阳明少阴用猪苓者,以二经两关津液,特用阿胶、滑石以润之,是滋养无形以行有形也。利水虽同,寒温迥异,惟明者知之。"

(226)条阳明病"脉浮发热,渴欲饮水,小便不利"的猪苓汤证和(71)条太阳病"脉浮,小便不利,微热消渴"的五苓散证,方虽异而证则同,必须全面深入领会。一般来说,五苓散证是因湿胜于热而阳为所困所致,其小便不利,多伴有身热不扬而恶风寒、渴喜热饮而不能多饮、甚至水入反吐、脉浮濡数、舌苔白腻或白多黄少而腻等症。猪苓汤证是因热胜于湿而阴为其伤所致,其小便不利,多伴有发热不恶风寒、渴喜冷饮而饮入不吐且能多饮、脉浮滑数、舌苔黄腻等症。又阳明病,大热大汗、大烦大渴、脉洪大、舌苔黄燥的白虎汤证,是因阳明燥热亢盛向外熏蒸所致,故宜白虎汤清热润燥以救津。其大渴,必喜凉饮而引饮不止,饮水虽多而小便自利。若大渴引饮不止而小便不利、舌苔黄腻的，则阳明胃虽燥热偏亢，而太阳腑则湿热互结，这就必须用猪苓汤滋阴清热以行水。而（227）条所谓"阳明病，汗出多而渴者，不可与猪苓汤，以汗多胃中燥，猪苓汤复利其小便故也"则是说阳明胃燥热亢盛向外熏蒸，致现"汗出多而渴"等症，并无湿热互结于太阳腑的，只宜用白虎汤，不可与猪苓汤。因为猪苓汤虽然用了一味阿胶以滋阴救津液，但用了猪苓、泽泻、茯苓、滑石四味以利小便，是一个利水为主，滋阴为佐的方剂。

（319）条少阴病猪苓汤证，是因湿热互结于膀胱，下焦热胜于湿，灼伤少阴肾阴，不能上济心火所致。这应与（226）条阳明病猪苓汤证合参。两条猪苓汤证虽有一伤阳明胃阴和一伤少阴肾阴之不同，但同属湿热互结于膀胱，故应以小便不利为主症。只是少阴病猪苓汤证的"心烦不得眠"比较显著，并多伴有苔黄舌绛、脉细数等症，且应与（303）条少阴病黄连阿胶汤证的"心中烦，不得卧"合参。即前者热胜于湿而伤阴未甚，后者有热无湿而伤阴已甚，有别。至于所谓下利咳呕，则是因为水阻膀胱而分渗大肠或上犯肺胃所致。

下焦湿热邪滞气分，大肠气机被阻，以致大便不利的，在寒温学说中都有所论述。

《伤寒论》说："热利下重者，白头翁汤主之。"（370）

白头翁汤方

白头翁二两，黄柏三两，黄连三两，秦皮三两。

上四味，以水七升，煮取二升，去滓，温服一升；不愈，更服一升。

"下利，欲饮水者，以有热故也，白头翁汤主之。"（372）

这两条热利下重，渴欲饮水，应与（364）条"下利，脉沉弦者，下重也"合看，脉证始备。所谓"下重"，即里急后重之意。下利而里急后重，即《内经》所谓"滞下"，亦即后世所谓痢疾。而其所谓"热利"，亦即湿热痢疾之属于热偏重者。痢疾里急后重，虽因湿热阻滞肠间，实属木郁土中而肝木横强之候，故其热利下重而脉沉弦，这也是后世治痢注重调肝的理由所在。白头翁汤以白头翁疏肝解郁、息风清火为主，并佐以黄连、黄柏、秦皮清解肠中湿热，秦皮并能凉肝固下，故为热痢里急后重的良方。又（177）条黄芩汤所主治的"自下利"，也是热痢，方中所包含的芍药、甘草，具有柔肝缓急的优长，对痢疾腹痛里急后重尤有殊功。常见痢疾服此，里急后重迅速解除而大便畅行，收到"治痢还须利"的良效。又（318）条四逆散所主治的"泄利下重"，也是因为木郁土中而肝木横强所致，故在用柴胡、枳实一升一降以解木郁的同时，用芍药、甘草以柔肝缓急。后世治痢，如张洁古的芍药汤（芍药、甘草、黄芩、黄连、大黄、当归、木香、槟榔、肉桂）和陈士铎的治痢方（白芍、甘草、当归、槟榔、枳壳、莱菔子、车前子）等，也都是以重用芍药、甘草为主的。而且芍药、甘草还具有酸甘合化以养阴的作用，很适宜于热痢伤阴之证。这又当与《金匮要略》治热痢伤阴用白头翁加甘草阿胶汤方合参。

《温病条辨》说："湿温内蕴，夹杂饮食停滞，气不得运，血不得行，遂成滞下，俗名痢疾，古称重证，以其深入脏腑也。初起腹痛胀者易治；日久不痛并不胀者难治。脉小弱者易治；

脉实大数者难治。老年久衰，实大、小弱并难治；脉调和者易治。日数十行者易治；一二行，或有或无者难治。面色便色鲜明者易治；秽暗者难治。噤口痢属实者尚可治；属虚者难治。先滞（俗所谓痢疾）后利（俗谓之泄泻）者易治；先利后滞者难治。先滞后疟者易治；先疟后滞者难治。本年新受者易治，上年伏暑、酒客积热、老年阳虚积湿者难治。季胁少腹无动气疝瘕者易治，有者难治。"（中焦篇 86）

吴氏自注："此痢疾之大纲。虽罗列难治易治十数条，总不出邪机向外者易治；深入脏络者难治也。"

"自利不爽，欲作滞下，腹中拘急，小便短者，四苓合芩芍汤主之。"（中焦篇 87）

四苓合芩芍汤方

苍术二钱，猪苓二钱，茯苓二钱，泽泻二钱，白芍二钱，黄芩二钱，广皮一钱五分，厚朴二钱，木香一钱。

水五杯，煮取二标，分二次温服，久痢不在用之。

吴氏自注："既自利，理当快利，而有不爽者何？盖湿中藏热，气为湿热郁伤，而不得畅遂其本性，故滞。脏腑之中，全赖此一气之转输，气既滞矣，焉有不欲作滞下之理乎！曰欲作，作而未遂也；拘急、不爽之象，积滞之情状也；小便短者，湿注大肠，阑门不分水，膀胱不渗湿也。故以四苓散分阑门，通膀胱，开支河，使邪不直注大肠；合芩芍法宣气分，清积滞，预夺其滞下之路也。此乃初起之方，久痢阴伤，不可分利，故方后云：久痢不在用之。"

"暑湿风寒杂感，寒热迭作，表证正盛，里证复急，腹不

和而滞下者，活人败毒散主之。"（中焦篇88）

吴氏自注："此证乃内伤水谷之酿湿，外受时令之风湿，中气本不足之人，又气为湿伤，内外俱急。立方之法，以人参为君，坐镇中州，为督战之帅；以二活、二胡合芎劳，从半表半里之际，领邪出外，喻氏所谓逆流挽舟者此也；以枳壳宣中焦之气，茯苓渗中焦之湿，以桔梗开肺与大肠之痹，甘草和合诸药，乃陷者举之之法，不治痢而治致痢之源，痢之初起，憎寒壮热者，非此不可也。"

活人败毒散方

羌活、独活、茯苓、川芎、枳壳、柴胡、前胡、人参、桔梗各一两，甘草五钱。

共为细末，每服二钱、水一杯，生姜三片，薄荷少许，煎至七分，顿服之。

"滞下已成，腹胀痛，加减芩芍汤主之。"（中焦篇89）

吴氏自注："此滞下初成之实证，一以疏利肠间湿热为主。"

加减芩芍汤方

白芍三钱，黄芩二钱，黄连一钱五分，厚朴二钱，木香一钱煨，广皮二钱。

水八杯，煮取三杯，分三次温服。忌油腻生冷。

"滞下，湿热内蕴，中焦痞结，神识昏乱，泻心汤主之。"（中焦篇90）

吴氏自注："滞下由于湿热内蕴，以致中痞，但以泻心治痞结之所由来，而滞自止矣。"

"滞下红白，舌色灰黄，渴不多饮，小溲不利，滑石藿香

汤主之。"（中焦篇91）

吴氏自注："此暑湿内伏，三焦气机阻窒，故不肯见积治积，乃以辛淡渗湿宣气，芳香利窍，治所以致积之因，庶积滞不期愈而自愈矣。"

滑石藿香汤方

飞滑石三钱，藿香梗二钱，白通草一钱，猪苓二钱，茯苓皮三钱，厚朴二钱，白蔻仁一钱，广皮一钱。

水五杯，煮取二杯，分二次服。

从上六条五方（活人败毒散、四苓合芩芍汤、加减芩芍汤、泻心汤、滑石藿香汤）来看，可见吴氏治痢，主要是疏利肠间湿热，并从膀胱分利之。又从其多用芩芍汤来看，可见其是效法仲景黄芩汤。

这里应进一步讨论的是痢疾"逆流救舟"的问题。喻嘉言说："在《内经》冬月伤寒，已称病热，至夏秋热暑湿三气交蒸互结之热大倍乎冬月矣。外感三气之热而成下痢，其必从外而出之，以故下痢必从汗先解其外，后调其内，首用辛凉以解其表，次用苦寒以清其里，一二剂愈矣。失于表者，外邪但从里出，不死不休，故虽不日之远，仍用逆流挽舟之法，引其邪而出之于外，则死证可活，危证可安。""又有骤受暑湿之毒，水谷倾囊而出，一昼夜七八十行，大渴引水自救，百杯不止，此则肠胃为热毒所攻，顷刻腐烂……更用逆挽之法，迂矣，远矣。每从《内经》'通因通用'之法，大黄、黄连、甘草一昼夜连进三五十杯，俟其下痢上渴之势少缓，乃始平调于内，更不必挽之于外。"喻氏治痢，主张先用辛凉以解其表，后用苦寒以清其里。但对里热急重之证，则主张采取"通因通用"之法，急投苦寒以清其里，这是符合仲景所谓"本发汗而复下之，此为逆也，若先发汗，治不为逆。本先下之而反汗之，为逆，若先下之，治不为逆"的。喻氏治痢解表，主张用活人败毒散，认为"风湿热三气门中，推此方为第一，三气合邪，岂易当哉！其气互传，则为疫矣。方中所用皆辛平，更有人参大力者扶正以祛邪，病者日服二三剂，使疫邪不复留，讵不快哉！奈何俗医减去人参，曾与他方有别耶？"并指出"嘉靖已未，江淮大疫，用败毒散倍人参，去前胡、独活，服者尽效"。此方不仅能祛风寒湿邪以解表，还能宣利肺气、疏达肝气以和里，故对痢疾初起兼有风寒湿表证者甚效。治痢不仅要注重调肝，还要注重宣肺以利肠。因为肺与大肠相表里，其气相通，而且肺主一身之气，大肠气机不利，宣肺即可利肠。观《金匮要略》肠痈用排脓散（桔梗、枳实、芍药）或汤（桔梗、甘草、生姜、大枣）宣肺利肠以排脓。因此，本方既用柴胡、前胡、川芎、薄荷疏达肝气以解土中之木郁，又用桔梗、枳壳、甘草宣利肺气以通大肠之气滞。同时，此方用于痢疾初起的表里同病，既是表者汗之，也是陷者举之。因为羌活、独活类药，在发散风寒湿邪以解表的同时，并能升发中气以止泻痢的缘故。但此方实属辛温剂，而非辛平剂，更非辛凉剂，故只适用于表寒证，而不适用于表热证。姚国美在《诊断治疗学》中指出："下利后重，腹痛里急，名曰痢疾。乃湿热酝酿而成，热偏胜而伤血分者，所下多赤，日数十行，小便赤涩，法宜和血泄热，黄芩芍药汤（黄芩、芍药、甘草）主之。湿偏胜而伤气分者，所下多白，腹痛较甚，甚则呕逆脉迟，法宜苦温调气，加味除湿汤（苍术、厚朴、陈皮、甘草、藿香、半夏、赤苓、木香、肉桂、生姜、大枣）主之。若湿热两盛，则气血俱伤，赤白杂下，治以芍药汤（芍药、当归、黄连、黄芩、木香、槟榔、肉桂、甘草、大黄）温化苦泄兼理气血。更或身热脉浮头痛，病属夹表，风寒则无汗恶寒，风热则有汗口渴，均宜逆流挽舟，或与仓廪汤（即活人败毒散加陈仓米），或与薄荷、黄芩、槟榔、枳壳、山楂、神曲、木香之类。"这就比较全面了。

"湿温久羁，三焦弥漫，神昏窍阻，少腹硬满，大便不下，宣清导浊汤主之。"（下焦篇 55）

吴氏自注："此湿久郁结于下焦气分，闭塞不通之象，故用能升、能降、苦泄滞、淡渗湿之猪苓，合甘少淡多之茯苓，以渗湿利气；寒水石色白性寒，由肺直达肛门，宣湿清热。盖膀胱主气化，肺开气化之源，肺藏魄，肛门名曰魄门，肺与大肠相表里之义也；晚蚕沙化浊中清气，大凡肉体未有死而不腐者，蚕则僵而不腐，得清气之纯粹者也，故其粪不臭不变色，得蚕之纯清，虽走浊道而清气独全……用晚者，本年再生之蚕，取其生化最速也；皂荚辛咸性燥，入肺与大肠，金能退暑，燥能除湿，辛能通上下关窍，子更直达下焦，通大便之虚闭，合之前药，俾郁结之湿邪，由大便而一齐解散矣。二苓、寒石，化无形之气；蚕沙、皂子，逐有形之湿也。"

宣清导浊汤方

猪苓五钱，茯苓五钱，寒水石六钱，晚蚕沙四钱，皂荚子三钱去皮。

水五杯，煮成两杯，分二次服，以大便通快为度。

本条少腹硬满，大便不下，而神昏窍阻，是因湿毒弥漫神明所致，故宜苦辛淡法的宣清导浊汤以泻温毒。这和上述中焦痞结而神识昏乱，是因热毒弥漫神明所致，故宜苦寒法的泻心汤以泻热毒者是大不相同的。

"湿凝气阻，三焦俱闭，二便不通，半硫丸主之。"（下焦篇 56）

吴氏自注："热伤气，湿亦伤气者何？热伤气者，肺主气而属金，火克金则肺所主之气伤矣。湿伤气者，肺主天气，脾主地气，俱属太阴湿土，湿气太过，反伤本脏化气，湿久浊凝，至于下焦，气不惟伤而且阻矣。气为湿阻，故二便不通，今人之通大便，悉用大黄，不知大黄性寒，主热结有形之燥粪；若湿阻无形之气，气既伤而且阻，非温补真阳不可。硫黄热而不燥，能疏利大肠，半夏能入阴，燥胜湿，辛下气，温开郁，三焦通而二便利矣。按上条之便闭，偏于湿重，故以行湿为主；此条之便闭，偏于气虚，故以补气为主。盖肾司二便，肾中真阳为湿所困，久而弥虚，失其本然之职，故助之以硫黄；肝主疏泄，风湿相为胜负，风胜则湿行，湿凝则风息，而失其疏泄之能，故通之以半夏。若湿尽热结，实有燥粪不下，则又不能不用大黄矣。学者详审其证可也。"

半硫丸方

石硫黄（硫黄有三种：土黄、水黄、石黄也，入药必须用产于石者。土黄土纹，水黄直丝，色皆滞暗而臭；惟石硫黄方棱石纹而有宝光，不臭，仙家谓之黄矾，其形大势如矾。按硫黄感日之精，聚土之液，相结而成，生于艮土者佳。艮土者，少土也，其色晶莹，其气清而毒小。生于坤土者恶，坤土者老土也，秽浊之所归也，其色板滞，其气浊而毒重，不堪入药，只可作火药用。石黄产于外洋，来自舶上，所谓倭黄是也。入莱菔内煮六时则毒去），半夏（制）。

上二味，各等分为细末，蒸饼为丸如梧子大，每服一二钱，白开水送下。（按半硫丸通虚闭，若久久便溏，服半硫丸亦能成条，皆其补肾燥湿之功也。）

本条从"湿凝气阻，三焦俱闭，二便不通"来看，应感实证而非虚证。但湿凝气阻日久，必由困阳而伤阳，于是实中有虚，治法必须攻其湿凝气阻之实，而补其下焦真阳之虚。半硫丸方以石硫黄为主药，是因此药秉纯阳之精，赋大热之性，能补命门真火不足；且其性虽热而疏利大肠，又与燥涩者不同（热药多秘，惟此暖而能通）。这是本证舍之莫属的妙药，吴氏选之，可谓恰到好处。

2. 下焦血分湿热证治

下焦湿热，邪入血分，热伤膀胱或胃肠血络，以致大小便不利而尿血或便血的，在寒温学说中虽有所论述，但略而不详，当于杂病中求之。

《伤寒论》说："少阴病，八九日，一身手足尽热者，以热在膀胱，必便血也。"（293）

太阳膀胱与少阴肾相为表里，太阳膀胱从属于少阴肾。少阴病至八九日，病机由少阴转出太阳，太阳主一身之表，故一身手足尽热；肾移热于膀胱，热伤膀胱血络，故小便血。柯韵伯为之注解说："少阴传阳证有二：六七日腹胀不大便者，是传阳明；八九日一身手足尽热者，是传太阳。轻则猪苓汤，重则黄连阿胶汤可治。"本证后世多用《济生方》小蓟饮子（小蓟根、生地、滑石、通草、蒲黄、淡竹叶、藕节、当归、栀子、炙甘草），颇有效验。

姚国美在《诊断治疗学》中指出："血随小便而出，痛者为血淋，不痛者为溺血。病有虚实之分，实者或心移热于膀胱，必兼舌干咽痛，虚烦不眠，溺赤脉数，宜如神散（阿胶、栀仁、车前子、黄芩、甘草）。或肝热下传，其症少腹胀满，胁肋刺痛，或寒热往来，宜龙胆泻肝汤加郁金、青黛之类。若夏月暑热入心，心不受邪，下传小肠，亦致心烦口渴，小便赤涩不利，脉象虚数，治以生脉散加黄连、滑石、竹叶、生地汁之类。以上皆苦泄淡渗乘势利导之法。若溺出鲜血如注，绝无滞碍者，乃属虚象，治当补正为主。"颇切实用。

《金匮要略》说："下血，先便后血，此远血也，黄土汤主之。下血，先血后便，此近血也，赤小豆当归散主之。"

黄土汤方

甘草、干地黄、白术、附子、阿胶、黄芩各三两，灶中黄土半斤。

上七味，以水八升，煮取三升，分温三服。

赤小豆当归散方

赤小豆三升浸令芽出，曝干，当归十两（《千金》作三两）。

上二味，杵为散，浆水服方寸匕，日三服。（浆，酢也，炊粟米熟，投冷水中，浸五六日，生白花，色类浆者。）

《医宗金鉴》注解本条说："先便后血，此远血也，谓血在胃也，即古之所谓结阴（见《素问·阴阳别论》），今之所谓便血也。先血后便，此近血也，谓血在肠也，即古所谓肠澼，为痔下血，今之所谓脏毒肠风下血也。"唐容川也认为："近血者，即今之脏毒痔疮常带脓血者是也。何以知之？观仲景用赤小豆当归散而知之矣。狐惑有脓者，赤小豆当归散主之，则知先血后便，亦是脏毒有脓，其用赤小豆亦以排脓，即所以行血也。"赤小豆当归散为清热解毒、活血止血之剂，赤小豆能排除痈脓，清利湿热；当归活血止痛，也能排脓止血。后世用此方合地榆散（地榆、茜根、黄芩、黄连、山栀子、茯苓）治湿热入血伤阴络而见先血后便、下血鲜红、大便不畅、舌苔黄腻、脉象濡数的，其效尤著。

《湿热条辨》说："湿热证，十余日后，左关弦数，腹时痛，时圊血，肛门热痛，血液内燥，热邪传入厥阴之证，宜仿白头翁法。"本证可用仲景白头翁加甘草阿胶汤，或合地榆散。

《湿热条辨》又说："湿热证，上下失血或汗血，毒邪深入营分，走窜欲泄，宜大剂犀角、生地、赤芍、丹皮、连翘、紫草、茜根、银花等味。"

薛氏自注："热逼而上下失血、汗血，势极危而犹不坏者，以毒从血出，生机在是，大进凉血解毒之剂，以救阴而泄邪，邪解则血自止矣。血止后，须进参芪善后乃得。"

姚国美在《诊断治疗学》中谓："血从大便出者，当分远近，先便后血，名曰远血，其证多虚；先血后便，名曰近血，其证多实。实者如湿热下注，下血如苏木汁，大便溏，宜平胃散（苍术、厚朴、陈皮、甘草）加地榆、黄柏、槐米之类以苦坚之。火邪逼迫，血色深红，肛门肿痛，宜芍药黄连汤（芍药、黄连、当归、大黄、肉桂、甘草）以苦泄之。"亦可供参考。

第二节　里热虚证治

里热虚证有上、中、下三焦之分，《温病条辨》对此论述较详，今就其主要条文加以讨论。

一、上焦虚热证治

上焦虚热证，病在手太阴肺和手少阴心。如：

"手太阴暑温……汗多脉散大，喘喝欲脱者，生脉散主之。"（上焦篇26）

吴氏自注："汗多而脉散大，其为阳气发泄太甚，内虚不司留恋可知。生脉散酸甘化阴，守阴所以留阳，阳留，汗自止也。以人参为君，所以补肺中元气也。"

生脉散方

人参三钱，麦冬二钱不去心，五味子一钱。

水三杯，煮取八分二杯，分二次服，渣再煎服。脉不敛，再作服，以脉敛为度。

本条"汗多脉散大，喘喝欲脱"，吴氏自注认为是肺中元气内虚不司留恋。但汗乃心之气液，而其"脉散大，喘喝欲脱"，既是肺之气阴欲脱，也是心之气液欲脱。其方以人参为君，既是补肺之元气，也是补心之元气。必须指出，上焦心肺元气是密切相关而不容分割的。临床实践证明，在抢救急性热病心肺气液两脱的危证中，生脉散是大有救死回生之力的。

"燥伤肺胃阴分，或热或咳者，沙参麦冬汤主之。"（上焦篇 56）

沙参麦冬汤方

沙参三钱，麦冬三钱，玉竹二钱，花粉一钱五分，生甘草一钱，冬桑叶一钱五分，生扁豆一钱五分。

水五杯，煮取二杯，日再服。久热久咳者，加地骨皮三钱。

"诸气膹郁，诸痿喘呕之因于燥者，喻氏清燥救肺汤主之。"（上焦篇 58）

清燥救肺汤方

石膏二钱五分，甘草一钱，霜桑叶三钱，人参七分，杏仁七分泥，胡麻仁炒，研一钱，阿胶八分，麦冬二钱不去心，枇杷叶去净毛，炙六分。

水一碗，煮六分，频频二三次温服。痰多加贝母、瓜蒌；血枯加生地黄；热甚加犀角、羚羊角，或加牛黄。

《温病条辨》在上焦篇秋燥中所立"甘寒法"的沙参麦冬汤方，可以说是上焦肺气分虚热证的主方。本证在临床上多见身热、干咳无痰、口鼻咽喉干燥、渴喜凉饮、白苔干薄等症，是因燥伤气分肺津所致。沙参麦冬汤方具有甘寒清肺、生津润燥的良好作用，故能主治本证。本方应与桑杏汤、清燥救肺汤对照研究，桑杏汤属辛凉法，主治燥伤肺卫分证；清燥救肺汤属辛凉甘润法，主治燥伤肺卫气分证；沙参麦冬汤属甘寒法，主治燥伤肺气分证。沈目南在《燥病论》中指出："《内经》失去长夏伤于湿，秋伤于燥，所以燥证湮没，至今不明。先哲虽有言之，皆是内伤津血干枯之证，非谓外感清凉时气之燥……惟近代喻嘉言昂然表出，可为后世苍生之幸；奈以诸气膹郁，诸痿喘呕，咳不止而出白血死，谓之燥病，此乃伤于内者而言，诚于外感燥证不相及也。更自制清燥救肺汤，皆以滋阴清凉之品，施于火热刑金，肺气受热者宜之。若治燥病，则以凉投凉，必反增病剧。殊不知燥病属凉，谓之次寒，病与感寒同类……盖《内经》六气，但分阴阳为治，以风热火三气属阳同治，但药有辛凉苦寒咸寒之异；湿燥寒三气属阴同治，但药有苦热苦温甘热之不同。仲景所以伤寒温病二论为大纲也，盖《性理大全》谓燥属次寒，奈后贤悉谓属热，大相径庭。"但吴氏则认为喻氏清燥救肺汤，"其方用辛凉甘润，乃《素问》所谓燥化于天，热反胜之，治以辛凉，佐以苦甘之法也。"显然此属温燥，和沈氏所谓凉燥是相得益彰的。因为温燥病性属热而治宜凉，即《内经》所谓燥化于天，热反胜之，治以辛凉，佐以苦甘之法；凉燥病性属寒而治宜温，即《内经》所谓燥淫所胜，治以苦温，佐以甘辛之法的缘故。所以吴氏在肯定了治温燥的辛凉甘润法后，又提出了治凉燥的苦温甘辛法，这就比较全面了。

二、中焦虚热证治

中焦虚热证，病在太阴脾和阳明胃。如：

"阳明温病，下后汗出，当复其阴，益胃汤主之。"（中焦篇 12）

吴氏自注："温热本伤阴之病，下后邪解汗出，汗亦津液之化，阴液受伤，不待言矣，故云当复其阴。此阴指胃阴而言。
盖十二经皆禀气于胃，胃阴复而气降得食，则十二经之阴，皆
可复矣。欲复其阴，非甘凉不可。汤名益胃者，胃体阳而用阴，
取益胃用之义也。下后急议复阴者，恐将来液亏燥起，而成干咳、
身热之怯证也。"

益胃汤方

沙参三钱，麦冬五钱，冰糖一钱，细生地五钱，玉竹一钱
五分炒香。

水五杯，煮取二杯，分二次服，渣，再煮一杯服。

从吴氏所谓下后邪解汗出，阴液受伤当复其阴来看，可见
益胃汤是为阳明温病经用承气下后，邪热已退，胃阴受伤而设。
因而可以说是中焦虚热证的主方。

"阳明温病，无上焦证，数日不大便，当下之。若其人阴
素虚，不可行承气者，增液汤主之。服增液汤已，周十二时观之，
若大便不下者，合调胃承气汤微和之。"（中焦篇 11）

增液汤方

元参一两，麦冬八钱连心，细生地八钱。

水八杯，煮取三杯，口干则与饮，令尽，不便，再作服。

吴氏自注："此方所以代吴又可承气养荣汤法也。妙在寓
泻于补，以补药之体，作泻药之用，既可攻实，又可防虚。余
治体虚之温病，与前医误伤津液，不大便，半虚半实之证，专
以此法救之，无不应手而效。"并在"方论"中指出："温病
之不大便，不出热结、液干二者之外。其偏于阳邪炽甚，热结
之实证，则从承气法矣；其偏于阴亏液涸之半虚半实证，则不

可混施承气，故以此法代之。独取元参为君者，元参味苦咸微寒，壮水制火，通二便，启肾水上潮于天，其能治液干，固不待言，《本经》称其主治腹中寒热积聚，其并能解热结可知。麦冬主治心腹结气，伤中伤饱，胃络脉绝，羸瘦短气，亦系能补能润能通之品，故以之为佐。生地亦主寒热积聚，逐血痹，用细者取其补而不腻，兼能走络也。三者合用，作增水行舟之计，故汤名增液，但非重用不为功。"所谓阳明温病的半虚半实证，即其人正阴素虚而阳明邪热结实，各居其半之意。它和上述邪热已退而胃阴受伤未复的益胃汤所主治的纯虚热证同中有异。

"下后数日，热不退，或退不尽，口燥咽干，舌苔干黑，或金黄色，脉沉而有力者，护胃承气汤微和之；脉沉而弱者，增液汤主之。"（中焦篇15）

护胃承气汤方

生大黄三钱，元参三钱，细生地三钱，丹皮二钱，知母二钱，麦冬连心三钱。

水五杯，煮取二杯，先服一杯，得结粪，止后服，不便，再服。

"阳明温病，下后二三日，下证复现，脉不甚沉，或沉而无力，止可与增液，不可与承气。"（中焦篇16）

"阳明温病，下之不通，其证有五：应下失下，正虚不能运药，不运药者死，新加黄龙汤主之。喘促不宁，痰涎壅滞，右寸实大，肺气不降者，宣白承气汤主之。左尺牢坚，小便赤痛，时烦渴甚，导赤承气汤主之。邪闭心包，神昏舌短，内窍不通，饮不解渴者，

牛黄承气汤主之。津液不足，无水舟停者，间服增液，再不下者，增液承气汤主之。"（中焦篇17）

新加黄龙汤方

细生地五钱，生甘草二钱，人参一钱五分另煎，生大黄三钱，芒硝一钱，元参五钱，麦冬五钱连心，当归一钱五分，海参二条，姜汁六匙。

水八杯，煮取三杯，先用一杯，冲参汁五分、姜汁二匙，顿服之。如腹中有响声，或转矢气者，为欲便也；候一二时不便，再如前法服一杯；候二十四刻不便，再服第三杯。如服一杯即得便，止后服，酌服益胃汤一剂，余参或可加入。

吴氏自注："温病下后，邪气已净，必然脉静身凉；邪气不净，有延至数日邪气复聚于胃，须再通其里者，甚至屡下而后净者，诚有如吴又可所云。但正气日虚一日，阴津日耗一日，须加意防护其阴，不可稍有鲁莽，是在任其责者临时斟酌尽善耳。"

汪廷珍按："邪不传不化，传表传里，因势导之。温热之证，有解表之后，邪复聚表；攻里之后，邪复聚里；或解表之后，邪入于里；攻里之后，邪还于表；甚至温疫邪炽，有下至数十次而后愈者，诚如吴氏所云。总要看其邪正虚实，以定清热养阴之进退。大抵滋阴不厌频烦，攻下切须慎重。盖下后虚邪，与未下实邪不同。攻下稍缓，断无大害；元气一败，无可挽回也。邪少正虚，但与滋阴，便可涤邪，增液、益胃之属酌用；邪虚两停，滋阴之中，略佐涤邪，护胃承气主之；即邪炽正未虚者，亦以增液为主；燥结甚者，间服增液承气，约小其制，方合下后治法。

　　吴氏又注："经谓下不通者死。盖下而至于不通，其为危险可知，不忍因其危险难治而遂弃之。兹按温病中下之不通者共有五因：其因正虚不运药者，正气既虚，邪气复实，勉拟黄龙法，以人参补正，以大黄逐邪，以冬、地增液，邪退正存一线，即可以大队补阴而生，此邪正合治法也。其因肺气不降，而里证又实者，必喘促寸实，则以杏仁、石膏宣肺气之痹，以大黄逐肠胃之结，此脏腑合治法也。其因火腑不通，左尺必现牢坚之脉。小肠热盛，下注膀胱，小便必涓滴，赤且痛也，则以导赤去淡通之阳药，加连、柏之苦通火腑，大黄、芒硝承胃气而通大肠，此二肠同治法也。其因邪闭心包，内窍不通者，前五条已有先与牛黄丸，再与承气之法。此条（指 17 条）系已下而不通，舌短神昏，闭已甚矣。饮不解渴，消亦甚矣，较前条仅仅谵语则更急而又急，立刻有闭脱之虞。阳明大实不通，有消亡肾液之虞，其势不可稍缓须臾，则以牛黄丸开手少阴之闭，以承气急泻阳明，救足少阴之消。此两少阴合治法也……其因阳明太热，津液枯燥，水不足以行舟，而结粪不下者，非增液不可。服增液两剂，法当自下。其或脏燥之人，竟有不下者，则以增液合调胃承气汤，缓缓与服，约二时服半杯沃之，此一腑中气血合治法也。"

　　综观上述诸证，除宣白、导赤、牛黄承气三证已详，上节里热实证中不再重复外，益胃汤证和增液汤证都是本节中焦虚热证的主证，尤其是益胃汤证。益胃、增液二方虽然都有滋阴作用，但益胃汤方属"甘凉法"，尤以甘味为胜，长于清补；

而增液汤方属"咸寒苦甘法",长于润通。故前者较适宜于邪退正虚的纯虚热证;而后者则较宜于邪实正虚的半实半虚热证。至于增液承气、护胃承气、新加黄龙三方,虽然都是为阳明温病邪实正虚而设,均是以元参、麦冬、生地黄滋阴和大黄泄热为主。但护胃承气泄热滋阴之力较弱;增液承气滋阴泄热之力较强;而新加黄龙则扶正运药之力尤强。

《温病条辨》中焦篇说:"阳明温病,无汗,实证未剧,不可下,小便不利者,甘苦合化,冬地三黄汤主之。"(29)

"温病,小便不利者,淡渗不可与也,忌五苓、八正辈。"(30)

"温病燥热,欲解燥者,先滋其干,不可纯用苦寒也,服之反燥甚。"(31)

冬地三黄汤方

麦冬八钱,黄连一钱,苇根汁半酒杯冲,元参四钱,黄柏一钱,银花露半酒杯冲,细生地四钱,黄芩一钱,生甘草三钱。

水八杯,煮取三杯,分三次服,以小便得利为度。

阳明温病实证未剧而阴伤已甚,常见身热不大便、烦渴口苦苔黄而咽干舌燥、脉细数、无汗小便不利等症。本证宜用苦甘合化法,即苦寒与甘寒合用之法。冬地三黄汤既用甘寒的麦冬、生地、玄参、生甘草、苇根汁、银花露以滋水为主,又稍用苦寒的黄连、黄芩、黄柏以泻火为佐,故亦能治疗热结、液干之证。本证不可单纯使用苦寒和淡渗二法,所以说:"温病小便不利者,淡渗不可与也","温病燥热,欲解燥者,先滋其干,不可纯用苦寒也,服之反燥甚。"因为温热病证有余于火,不足于水,治宜滋水泻火，不宜淡渗利水更伤其津液。苦寒虽然泻火清热，但苦能化燥，而化燥即伤阴的缘故。

对于温热伤津而热渴甚者，还可采用饮食疗法，尤其新鲜水果汁大有助于津液的恢复。如《温病条辨》说："太阴温病，口渴甚者，雪梨浆沃之。吐白沫黏滞不快者，五汁饮沃之。"（上焦篇 12）

"阳明温病，渴甚者，雪梨浆（以甜水梨大者一枚，薄切，新汲凉水内浸半日，时时频饮）沃之。"（中焦篇 34）

这都属于甘寒救液法。又五汁饮（鲜梨汁、鲜荸荠汁、鲜藕汁或甘蔗汁、鲜麦冬汁、鲜芦根汁，临时斟酌，和匀凉服，不甚喜凉者，重汤炖温服）甘润柔滑，生津滋液，对于胃阴大伤而口大渴舌光如镜面，老人、小儿或虚人不胜药力者，均能以此取效。

还须指出的是，中焦温热日久，虽多阳明胃阴虚证，治宜甘寒养阴法，如益胃汤等。但中焦湿温（尤其是湿偏重者）日久，则多太阴脾气虚证，治宜甘温除热法，如补中益气汤等。前者固为人所熟知，后者则常被人忽略。我对湿温病久（尤其是平素脾气虚者）而见身有微热不退、舌上白苔不化、神疲肢倦、少气懒言、沉困嗜卧等症的，每用甘温除热法的补中益气汤方获得良效。本证如果治不及时，往往由太阴脾气虚进一步发展到少阴心肾阳虚，而见身寒肢厥、蜷卧欲寐、脉沉微细等症，虽尚可用四逆汤等抢救，但患者的生命就岌岌可危了。因此，治疗中焦温热病证，必须时刻顾护胃阴；治疗中焦湿温病证，尤须时刻顾护脾气。

三、下焦虚热证治

下焦虚热证，病在少阴肾和厥阴肝。如：

"热邪深入，或在少阴，或在厥阴，均宜复脉。"（下焦篇8）

吴氏自注"此言复脉为热邪劫阴之总司也。盖少阴藏精，厥阴必待少阴精足而后能生，二经均可主以复脉者，乙癸同源也。"本条可以说是下焦虚热证治的提纲。《温病条辨》创立三焦辨证论治纲领，而以藏精的少阴肾和藏血的厥阴肝属之于下焦，认为温病发展到了晚期。由于阳邪伤阴已极，必致伤及阴血，而先后出现少阴肾和厥阴肝的阴虚阳亢风动证，即先见肾水不足，阴虚阳亢的加减复脉汤证；而后见水不涵木，肝风内动的大小定风珠证。并因厥阴阴虚风动之证是在少阴阴虚阳亢的病理基础上发生的，故其治法"均宜复脉"以滋水为主。因为加减复脉汤的滋水，既能潜其阳亢，又能定其风动（也正因此，大定风珠方就是在加减复脉汤方的基础上加味组成的）。

"风温、温热、温疫、温毒、冬温，邪在阳明久羁，或已下，或未下，身热面赤，口干舌燥，甚则齿黑唇裂，脉沉实者，仍可下之；脉虚大，手足心热甚于手足背者，加减复脉汤主之。"（下焦篇1）

加减复脉汤方

炙甘草六钱，干地黄六钱，生白芍六钱，麦冬五钱不去心，阿胶三钱，麻仁三钱。

水八杯，煮取八分三杯，分三次服。剧者加甘草至一两，地黄、白芍八钱，麦冬七钱，日三夜一服。

　　吴氏自注："温邪久羁中焦,阳明阳土,未有不克少阴癸水者,或已下而阴伤,或未下而阴竭。若实证居多,正气未至溃败,脉来沉实有力,尚可假手于一下,即《伤寒论》中急下以存津液之谓。若中无结粪,邪热少而虚热多,其人脉必虚,手足心主里,其热必甚于手足背之主表也。若再下其热,是竭其津而速之死也。故以复脉汤复其津液,阴复则阳留,庶可不至于死也。去参、桂、姜、枣之补阳,加白芍收三阴之阴,故云加减复脉汤。在仲景当日,治伤于寒者之结代,自有取于参、桂、姜、枣复脉中之阳;今治伤于温者之阳亢阴竭,不得再补其阳也。用古法而不拘用古方,医者之化裁也。"

　　因此,本条应与《伤寒论》少阴病三急下证(320)(321)(322)条和复脉汤(即炙甘草汤)证(182)条合参。吴氏加减复脉汤方由炙甘草、干地黄、生白芍、麦冬、阿胶、麻仁组成。并自加按:"地黄三种用法:鲜地黄未晒干者也,可入药煎煮用,可取汁用,其性甘凉,上中焦用以退热存津;干地黄者,乃生地晒干,已为丙火炼过,去其寒凉之性,本草称其甘平;熟地制以酒与砂仁,九蒸九晒而成,是又以丙火、丁火合炼之也,故其性甘温。奈何今人悉以干地黄为生地……而曰寒凉,指鹿为马,不可不辨。"柯韵伯谓:"旧传麻仁者误,当系枣仁。彼从心悸动三字中看出传写之误,不为无见。今治温热,有取于麻仁甘益气,润去燥,故仍从麻仁。"可供参考。

　　"温病误表,津液被劫,心中震震,舌强神昏,宜复脉法复其津液,舌上津回则生,汗自出,中无所主者,救逆汤主之。"(焦篇2)

救逆汤方

即于加减复脉汤内，去麻仁，加生龙骨四钱、生牡蛎八钱；煎如复脉法。脉虚大欲散者，加人参二钱。

吴氏自注："误表动阳，心气伤则心震，心液伤则舌謇，故宜复脉复其津液也。若伤之太甚，阴阳有脱离之象（按指"汗自出，中无所主"），复脉亦不胜任，则非救逆不可。"本条为少阴气液两伤而以阴伤为主之候，其"舌强神昏"而心震自汗"中无所主"，可见是属心之气液大虚，而非心包实邪内闭。虚实大异，必须细辨。大抵心之气液大虚者，多见神倦、郑声而热微、脉虚等症，治宜扶正固脱；心包实邪内闭者，多见神迷、谵语而壮热、脉实等症，治宜清邪开窍。

"汗下后，口燥咽干，神倦欲眠，舌赤苔老，与复脉汤。"（下焦篇7）

吴氏自注："口燥咽干，乃少阴之液无以上供，神昏欲眠，有少阴但欲寐之象，故与复脉。"本条如与上述（2）条合看，则其义益彰。

"温病误用升散，脉结代，甚则脉两至者，重与复脉，虽有他证，后治之。"（下焦篇6）

吴氏自注："此留人治病法也。即仲景里急，急当救里之义。"本条应与《伤寒论》（182）条"伤寒，脉结代，心动悸，炙甘草汤主"合参。

"温病耳聋，病系少阴，与柴胡汤者必死，六七日以后，宜复脉辈复其精。"（下焦篇3）

吴氏自注："温病最善伤精，三阴实当其冲。如阳明结则脾阴伤而不行……有急下以存津液一法。土实则水虚，浸假而累及少阴矣，耳聋不卧等证是也。水虚则木强，浸假而累及厥阴矣，目闭痉厥等证是也。此由上及下，由阳入阴之道路，学者不可不知。按温病耳聋，《灵》《素》称其必死，岂少阳耳聋，竟至于死耶？《经》谓：肾开窍于耳，脱精者耳聋。盖初则阳火上闭，阴精不得上承，清窍不通；继则阳亢阴竭，若再以小柴胡汤直升少阳，其势必至下竭上厥，不死何待……瑭于温病六七日以外，壮火少减，阴火内炽，耳聋者，悉以复阴得效。"

"劳倦内伤，复感温病，六七日以外不解者，宜复脉法。"（下焦篇4）

吴氏自注："此两感治法也。甘能益气，凡甘皆补，故宜复脉。服二三帖后，身不热而倦甚，仍加人参。"疾病虽有外感和内伤之分，但因外感容易造成内伤，内伤容易招致外感，二者是既有区别又有联系，既可分而又难分的。也正因此，外感病中常有内伤病在，不但不容治外而遗内，有时且应主治其内。本条即其例证之一。当然，内外两感证之所以宜主治其内，必因其内伤虚甚而邪少虚多之故。如其外感邪盛，而内伤正虚未甚，邪多虚少者，又当主治其外而兼顾其内，切不可但治其内，以致关门养盗。

本条主要是为内伤阴虚甚而复外感温邪为病者而设，若属内伤气虚甚而复外感温邪为病的，则不可用甘寒滋阴退热的加减复脉汤，而必须用甘温益气除热的补中益气汤。这都是临床常见而应全面掌握、未可偏执的。必须指出，在内伤气虚甚的温病中，无论是温热或湿温，都有采用补中益气汤方甘温除热的机会，不可忽略。这里还有必要指出的是，吴氏在上述（3）条自注中所谓"阴火内炽耳聋"之"阴火"，是指宜用甘寒清热的加减复脉汤主治的少阴阴虚阳亢之火而言。它和宜用甘温除热的补中益气汤主治的脾胃气虚之"阴火"，以及通脉四逆汤主治的肾阳虚之"阴火"是名同实异的。

"下后大便溏甚，周十二时三四行，脉仍数者，未可与复脉汤，一甲煎主之；服一二日，大便不溏者，可与一甲复脉汤。"（下焦篇9）

吴氏自注："下后法当数日不大便，今反溏而频数……有亡阴之虑。若以复脉滑润，是以存阴之品，反为泻阴之用。故以牡蛎一味，单用则力大，既能存阴，又涩大便，且清在里之余热，一物而三用之。"

一甲煎方

生牡蛎二两碾细。

水八杯，煮取三杯，分温三服。

一甲复脉汤方

即于加减复脉汤方内，去麻仁，加牡蛎一两。

"下焦温病，但大便溏者，即与一甲复脉汤。"（下焦篇10）

吴氏自注："温病深入下焦劫阴，必以救阴为急务。然救阴之药多滑润，但见大便溏，不必待日三四行，即以一甲复脉法，复阴之中，预防泄阴之弊。"

"热邪深入下焦，脉沉数，舌干齿黑，手指但觉蠕动，急防痉厥，二甲复脉汤主之。"（下焦篇13）

二甲复脉汤方

即于加减复脉汤内，加生牡蛎五钱，生鳖甲八钱。

吴氏自注："此示人以痉厥之渐也。温病七八日以后，热深不解，口中津液干涸，但觉手指掣动，即当防其痉厥，不必俟其已厥而后治也。故以复脉育阴，加入介属（生牡蛎、生鳖甲）潜阳，使阴阳交纽，庶厥可不作也。"

"下焦温病，热深厥甚，脉细促，心中憺憺大动，甚则心中痛者，三甲复脉汤主之。"（下焦篇14）

三甲复脉汤方

即于二甲复脉汤内，加生龟板一两。

吴氏自注："前二甲复脉，防痉厥之渐，即痉厥已作，亦可以二甲复脉止厥。兹又加龟板名三甲者，以心中大动，甚则痛而然也。心中动者，火以水为体，肝风鸱张，立刻有吸尽西江之势。肾水本虚，不能济肝而后发痉，即痉而水难猝补，心之本体欲失，故憺憺然而大动也。甚则痛者，阴维为病主心痛，此证热久伤阴，八脉而于肝肾，肝肾虚而累及阴维故心痛。非如寒气客于心胸之心痛，可用温通。故以镇肾气、补任脉、通阴维之龟板止心痛，合入肝搜邪之二甲，相济成功也。"

以上四条所述，一为下焦阴虚便溏（频数），用一甲煎或一甲复脉汤以益阴清热涩肠；一为下焦阴虚痉厥，用二甲或三甲复脉汤以育阴潜阳息风。

"既厥且哕（俗名呃忒），脉细而劲，小定风珠主之。"（下焦篇15）

吴氏自注："温邪久踞下焦，烁肝液为厥，扰冲脉为哕，脉阴阳俱减则细，肝木横强则劲。故以鸡子黄实土而定内风；龟板补任而镇冲脉；阿胶沉降补液而息肝风；淡菜生于咸水之中而能淡，外偶内奇，有坎卦之象……故又能潜真阳之上动；童便以浊液仍归浊道，用以为使也。"

小定风珠方

鸡子黄一枚生用，阿胶二钱，生龟板六钱，童便一杯，淡菜三钱。

水五杯，先煮龟板、淡菜，得二杯，去滓，入阿胶，上火烊化，纳鸡子黄，搅令相得，再冲童便，顿服之。

"热邪久羁，吸烁真阴，或因误表，或因妄攻，神倦瘛疭，脉气虚弱，舌绛苔少，时时欲脱者，大定风珠主之。"（下焦篇 16）

大定风珠方

生白芍六钱，阿胶三钱，生龟板四钱，干地黄六钱，麻仁二钱，五味子二钱，生牡蛎四钱，麦冬六钱连心，炙甘草四钱，鸡子黄二枚生，鳖甲四钱生。

水八杯，煮取三杯，去滓，再入鸡子黄，搅令相得，分三次服。喘者加人参，自汗者加龙骨、人参、小麦，悸者加茯神、人参、小麦。

吴氏自注："此邪气已去八九，真阴仅存一二之治也。观脉虚苔少可知。故以浓浊填阴塞隙，介属潜阳镇定。以鸡子黄一味，从足太阴，下安足三阴，上济手三阴，使上下交合，阴得安其位，斯阳可立根基，俾阴阳有眷属一家之义，庶可不致绝脱欤！"

以上大小定风珠方都属滋阴潜阳息风之法，只是效力有大小而已。本证肾水大亏，既不能上济心火而使心神不宁，更不能内涵肝木而使肝风鸱张，以致发生痉厥瘈疭等症。大小定风珠证应与二三甲复脉汤对照，虽都能治下焦温病邪少虚多的痉厥，但二甲复脉汤所主治的"手指但觉蠕动"是痉厥之渐，三甲复脉汤所主治的"热深厥甚"是痉厥已作，大定风珠所主治的痉厥瘈疭是肝风大动。

上述四方中有三方都是在加减复脉汤方的基础上，或加二甲（牡蛎、鳖甲），或加三甲（牡蛎、鳖甲、龟板），或加三甲和鸡子黄、五味子而成。其中大定风珠在复脉滋阴、三甲潜阳的基础上，加鸡子黄以实土定风而交通心肾；加五味子以酸收息风，故为下焦阴虚阳亢、肝风大动的良方。至于小定风珠则是以鸡子黄实土定风而交通心肾为主，并配合阿胶、龟板、淡菜、童便以滋阴潜阳降火。又从大定风珠证神倦、脉虚弱和方后喘、汗、心悸加人参等来看，足见在阴液大亏的同时，气亦虚甚，必须加入人参大补元气以固脱，始克有济。本证还应与上述救逆汤证"脉虚大欲散者加人参"合看，都属真阴亏损而气虚欲脱之候。

"痉厥神昏，舌短，烦躁，手少阴证未罢者，先与牛黄、紫雪辈，开窍搜邪；再与复脉汤存阴，三甲潜阳，临证细参，勿致倒乱。"（下焦篇18）

吴氏自注："痉厥神昏，舌短烦躁，统而言之为厥阴证。然有手经足经之分，在上焦以清邪为主，清邪之后，必继以存阴；在下焦以存阴为主，存阴之先，若邪尚有余，必先以搜邪。"

由此可见，条中所谓"手少阴证"，应改为"手厥阴证"，条注始相符合。下焦足厥阴肝阴虚风动的"痉厥"，同时现有热闭上焦手厥阴心包而内扰心神的"神昏，舌短烦躁"，并伴有壮热、目赤、舌绛苔黄、寸脉大等邪多虚少之症，治宜先与牛黄丸或紫雪丹等清邪开窍，必俟其邪少虚多，才可用三甲复脉汤等以滋阴潜阳息风。本条应与《温病条辨》上焦篇"邪入心包，舌謇肢厥，牛黄丸主之，紫雪丹亦主之"合参。

"少阴温病，真阴欲竭，壮火复炽，心中烦，不得卧者，黄连阿胶汤主之。"（下焦篇11）

黄连阿胶汤方

黄连四钱，黄芩一钱，阿胶三钱，白芍一钱，鸡子黄二枚。

水八杯，先煮三物，取三杯，去滓，纳胶烊尽，再纳鸡子黄，搅令相得，日三服。

吴氏自注："前复脉法为邪少虚多之治。其有阴既亏而实邪正盛，甘草即不合拍。心中烦，阳邪夹心阳独亢于上，心体之阴，无容留之地，故烦杂无奈。不得卧，阳亢不入于阴，阴虚不受阳纳，虽欲卧得乎！此证阴阳各自为道，不相交互，去死不远，故以黄芩从黄连，外泻壮火而内坚真阴；以芍药从阿胶，内护真阴而外捍亢阳。名黄连阿胶汤者，取一刚以御外侮，一柔以护内主之义也……鸡子黄镇定中焦，通彻上下，合阿胶能预息内风之震动也。"

本条应与《伤寒论》（303）条"少阴病，得之二三日以上，心中烦，不得卧，黄连阿胶汤主之"合看。黄连阿胶汤的泻火滋水，不仅对邪火炽盛于上而真阴亏损于下的心烦不得卧有效，而且对热厥的昏痉、痰涌、脉伏也有效。例如吴某，病壮热多痰，自服黑锡丹增剧，渐致神昏不语，痰鸣如雷，手足厥冷，自指至腕，蓝若靛染，目若吊睛，脉伏不见。王玉抱急用黄连阿胶汤灌服，仅得一半下咽，约过半时，蓝色退至手背，眼珠见三分之二，痰声略平。再剂痰若失，神识清，手足温，脉亦出，蓝色全退，略能转侧。但语言謇涩，舌焦枯刺指。即为烂煮猪肉与食，病者啖之喜甚，调理数日而安。

"夜热早凉，热退无汗，热自阴来者，青蒿鳖甲汤主之。"（下焦篇 12）

青蒿鳖甲汤方

青蒿二钱，鳖甲五钱，细生地四钱，知母二钱，丹皮三钱。

水五杯，煮取二杯，日再服。

吴氏自注："夜行阴分而热，日行阳分而凉，邪气深伏阴分可知；热退无汗，邪不出表而仍归阴分，更可知矣，故曰热自阴分而来，非上中焦之阳热也。邪气深伏阴分，混处气血之中，不能纯用养阴，又非壮火，更不得任用苦燥。故以鳖甲蠕动之物，入肝经至阴之分，既能养阴，又能入络搜邪；以青蒿芳香透络，从少阳领邪外出；细生地清阴络之热；丹皮泻血中之伏火；知母……佐鳖甲、青蒿而成搜剔之功焉。再此方有先入后出之妙，青蒿不能直入阴分，有鳖甲领之入也；鳖甲不能独出阳分，有青蒿领之出也。"

本证应与《伤寒论》小柴胡汤证对照研究。《伤寒论》少阳病往来寒热而热退有汗，病在阳分之半表半里，邪多（寒热错杂之邪）虚少（气虚），故宜用小柴胡汤在和解少阳半表半里寒热错杂之邪中兼扶元气。《温病条辨》下焦厥阴病，暮热早凉而热退无汗，病在阴分之里，邪多（温热之邪）虚少（阴虚），故宜青蒿鳖甲汤在清解厥阴阴分邪热中兼滋阴液。

"壮火尚盛者，不得用定风珠、复脉。邪少虚多者，不得用黄连阿胶汤。阴虚欲痉者，不得用青蒿鳖甲汤。"（下焦篇17）

吴氏自注："此诸方之禁也。前数方虽皆为存阴退热而设，其中有以补阴之品，为退热之用者；有一面补阴，一面搜邪者；有一面填阴，一面护阳者；各宜心领神会，不可混也。"

本条所谓"壮火尚盛"，是指温热火邪虽已深入下焦伤阴，但其邪火尚炽盛于上焦而言。因其邪多虚少，故当以清泻邪火为主，而以滋养阴液为佐，宜用黄连阿胶汤；若属虚多邪少的，当用滋阴潜阳息风的复脉、定风法。其所以邪少虚多不得用黄连阿胶汤者，是因其方以苦寒的黄连、黄芩清泻火邪为主，而苦能化燥更伤其阴之故。其所以邪多虚少不得用定风、复脉者，是因其方只能滋填正阴，而不能清泻邪火，且使邪热壅滞难解之故。其所以阴虚欲痉不得用青蒿鳖甲汤者，是因其方属养阴透邪法，只能主治邪热深入厥阴的邪多虚少之证；而阴虚欲痉则属虚多邪少之候，只宜用一甲复脉汤滋阴潜阳以防止其发痉，自不得用青蒿鳖甲汤入阴搜邪。

第五章　里寒虚实证治

凡因寒邪直中入里，或由表传里，或由阳转阴，或伏寒自发于里，正邪相争于内，而现但寒不热等症的，为里寒证。本证有虚实之分，治以温法，实证宜温而攻之；虚证宜温而补之。

第一节　里寒实证治

里寒实证是因寒邪在里而正气抗邪有力所致，治法宜温而攻之。

一、上焦寒实证治

里寒实于上焦，心肺阳气被阻，多见结胸胸痹心痛咳喘等症，治宜温通心肺阳气以攻其寒积。

《伤寒论》说："寒实结胸，无热证者，与三物小陷胸汤，白散亦可服。"（146）

结胸证有寒热之分，热实结胸的大小陷胸汤（丸）证已如上述。本条明确提出"寒实结胸，无热证"，显然不能用小陷胸汤以寒治寒，而应该用白散以温通之。从"白散亦可服"来看，可知其三物小陷胸汤亦必属于温通类药，惟因此方不详，又不可与小陷胸汤。后人乃将"陷胸汤"及"亦可服"六字删去，而改为"寒实结胸，无热证者，与三物小白散。"此方巴豆辛热峻下，功能驱逐内结的痰饮食积等寒实之邪；桔梗功能开提肺气以祛痰；贝母功能解散郁结以化痰。三物相配，具有温通宣化作用。从方测证，寒实结胸应有咳喘痰多、胸痛拒按、大便闭、舌苔白、脉弦紧等症，而其所谓"无热证者"，应是指无发热、口渴、舌苔黄、脉滑数等热证而言，并以此区别于热实结胸有热证者。

又《金匮要略》附方《外台》桔梗白散（桔梗、贝母各三分，巴豆一分去皮，熬研如脂。上三味为散，强人饮服半钱匕，羸者减之。病在膈上者，吐脓血；膈下者，泻出；若下多不止，饮冷水一杯则定）治肺痈咳而胸满，振寒脉数，咽干不渴，时出浊唾腥臭，久久吐脓如米粥者。沈明宗注："以桔梗开提肺气，贝母清热而化痰涩，巴霜峻猛热剂，急破其脓，驱脓下出。"由此可见，白散不仅适用于寒实结胸无热证者，而且适用于寒郁热实邪壅胸的肺痈。

"病如桂枝证，头不痛，项不强，寸脉微浮，胸中痞硬，气上冲咽喉，不得息者，此为胸有寒也，当吐之，宜瓜蒂散。"（《伤寒论》171）

"病人手足厥冷，脉乍紧者，邪结在胸中。心下满而烦，饥不能食者，病在胸中，当须吐之，宜瓜蒂散。"（《伤寒论》354）

瓜蒂散方

瓜蒂一分熬黄，赤小豆一分。

上二味，各别捣筛，为散已，合治之，取一钱匕，以香豉一合，用热汤七合，煮作稀糜，去滓，取汁和散，温顿服之。不吐者，少少加，得快吐乃止。诸亡血虚家，不可与瓜蒂散。

"少阴病，饮食入口即吐，心中温温欲吐，复不能吐，始得之，手足寒，脉弦迟者，此胸中实，不可下也，当吐之。若膈上有寒饮，干呕者，不可吐也，当温之，宜四逆汤。"（《伤寒论》324）

以上三条所述"胸中痞硬，气上冲咽喉不得息""心下满而烦，饥不能食""饮食入口即吐，心中温温欲吐，复不能吐"、手足厥寒、脉微浮或紧或弦迟等症，明言是因"胸有寒""胸中实""邪结在胸中"所致，这应是指痰饮、食积等寒实之邪而言。本证还应与《金匮要略》"宿食在上脘，当吐之，宜瓜蒂散"合参。《医宗金鉴》注其方说："瓜蒂味苦，赤小豆味酸，相须相益，能除胸胃实邪，为吐剂中第一品也。而佐香豉粥汁合服者，借谷气以保胃气也。服之不吐，少少加服，得快吐而即止者，恐伤胃中元气也。此方奏功之捷，胜于汗、下，所以三法鼎立。今人置而不用，可胜惜哉！"柯韵伯也说："瓜蒂色青，象东方甲木之化，得春升生发之机。故能提胃中之气，除胸中实邪，为吐剂中第一品药。然其性走而不守，与栀子之守而不走者异，故必得谷气以和之。赤小豆形色象心，甘酸可以保心气；香豉形色象肾，性本沉重，糜熟而使轻浮，能令肾家之精气交于心，胸中之浊气出于口。作为稀糜，调服二味，虽快吐而不伤神，奏功之捷，胜于汗、下矣。"本证手足厥冷，是因寒实胸中，困阻心阳不能外达四肢所致，故属寒厥实证，当用瓜蒂散吐去胸中寒实之邪，则心阳通达四肢而回温。《伤寒论》（354）和（324）条上半段即指此而言，但（324）条下半段则是指四逆汤所主治的寒厥虚证来说的。如《医宗金鉴》注："饮食入口即吐，且心中温温欲吐，复不能吐，恶心不已，非少阴寒虚吐也，乃胸中寒实吐也，故始得之，脉弦迟。弦者饮也，迟者寒也，而手足寒者，乃胸中阳气为寒饮所阻，不能通于四肢也。寒实在胸，当因而越之，故不可下也。若膈上有寒饮，但干呕有声而无物也，此为少阴寒虚之饮，非胸中寒实之饮，故不可吐，惟急温之，宜四逆汤。"由此可知，瓜蒂散所主治的寒厥实证，是因寒痰实于胸中而少阴阳气内阻所致，故其脉弦迟有力。四逆汤所主治的寒厥虚证，是因少阴阳气内馁而寒饮泛于胸中所致，其脉必沉而微细，是不言而喻的。

《医方集解·瓜蒂散》有："治卒中痰迷，涎潮壅盛，颠狂烦乱，人事昏沉，五痫痰壅，及火气上冲，喉不得息，食填太阴，欲吐不出……亦治诸黄、急黄。甜瓜蒂炒黄与赤小豆共为末，熟水或酸齑水调下，量人虚实服之。吐时须令闭目，紧束肚皮，吐不止者，葱白汤解之。良久不出者，含砂糖一块即吐……如头额两太阳痛者，令病人噙水一口，以此散一字吹入鼻中，出黄水，即愈……当吐而胃弱者，改用参芦。"本方除赤豆，名独圣散，治太阳中暍，身重痛而脉微弱（夏月伤冷水，水渍皮肤中，郁遏其外出之阳，反中入内，故身热重痛，以瓜蒂搐去胸中之水，则皮中之水自行）。本方除赤豆，加防风、藜芦，名三圣散。本方除赤豆，加郁金、韭汁、鹅翎探吐，亦名三圣散，治中风风痫，痰厥头痛。本方除赤豆，加全蝎五分，吐风痰。本方加淡豉，治伤寒烦闷。

此外，《成方切用》所载吐法的常用方还有：

稀涎散方

皂角四梃_{去皮弦炙}，白矾一两。

为末，温水调下五分，或加藜芦。

治中风暴仆，痰涎壅盛，气闭不通，先开其关，令微吐稀涎，续进他药。亦治喉痹不能进食。

张子和加藜芦、常山、甘草，名常山散，吐疟痰。本方加雄黄、藜芦，名如圣散，为末，搐鼻，治缠喉急痹，牙关紧闭。或用搐鼻如圣散（皂角、白矾、雄黄、藜芦为末，搐鼻）亦可。

萝卜子方

萝卜子捣碎，以温汤和搅，取淡汤，徐徐饮之，少顷，即当吐。即有吐不出者，亦从下行。一法以萝卜子为末，温一匙，良久吐涎沫愈。凡邪上焦，或痰或食，或气逆不通等症，皆可以此代之。

烧盐方

烧盐、热童便。三饮而三吐之。治干霍乱欲吐不得吐，欲泻不得泻，腹中大痛者。或单用烧盐，熟水调饮，以指探吐。治伤食痛连胸膈，痞闷不通，手足厥冷，尺脉全无。（食填太阴，抑遏肝胆之气，不得上升，两实相搏，故痛连胸膈；阳气不舒，故手足厥冷；下焦隔绝，故尺脉不至。咸润下而软坚，能破积聚，又能宣涌，使不化之食，从上而出，则塞者通矣，亦木郁达之也）又一法用盐少许，于热锅中炒红色，乃入清水，煮至将滚未滚之际，搅匀试其滋味，稍淡，乃可饮之。每用半碗，渐次增饮，自然发吐，以去病为度而止。

参芦散方

人参芦为末，水调服一二钱，或加竹沥和服，服后以物微探吐之，治虚弱人痰涎壅盛，此方虽吐而不致耗伤元气。

当归汤方

当归五钱，甘草头一钱，参芦一钱。

逆流水煎服。吐虚痰，体弱痰干而吐不出者，此方神效，虽吐而绝不伤气血。

"胸痹之病，喘息咳唾，胸背痛，短气，寸口脉沉而迟，关上小紧数，瓜蒌薤白白酒汤主之。"（《金匮要略》）

瓜蒌薤白白酒汤方

瓜蒌实一枚捣，薤白半升，白酒七升。

上三味，同煮，取二升，分温再服。

"胸痹，不得卧，心痛彻背者，瓜蒌薤白半夏汤主之。"（《金匮要略》）

瓜蒌薤白半夏汤方

瓜蒌实一枚捣，薤白三两，半夏半升，白酒一斗。

上四味，同煮，取四升，温服一升，日三服。

"胸痹，心中痞气，气结在胸，胸满，胁下逆抢心，枳实薤白桂枝汤主之。"（《金匮要略》）

枳实薤白桂枝汤方

枳实四枚，厚朴四两，薤白半斤，桂枝一两，瓜蒌实一枚捣。

上五味，以水五升，先煮枳实、厚朴，取三升，去滓，内诸药，煮数沸，分温三服。

"胸痹，胸中气塞，短气，茯苓杏仁甘草汤主之；橘枳姜汤亦主之。"（《金匮要略》）

茯苓杏仁甘草汤方

茯苓三两，杏仁五十个，甘草一两。

上三味，以水一斗，煮取五升，温服一升，日三服，不差，更服。

橘皮枳实生姜汤方

橘皮一斤，枳实三两，生姜半斤。

上三味，以水五升，煮取二升，分温再服。

"心中痞，诸逆心悬痛，桂枝生姜枳实汤主之。"（《金匮要略》）

桂枝生姜枳实汤方

桂枝、生姜各三两，枳实五枚。

上三味，以水六升，煮取三升，分温三服。

胸为心肺所居之地，痹乃闭塞不通之意，胸痹即心肺气机闭塞不通之候。由于心气闭塞，则血脉不通而疼痛；肺气闭塞，则呼吸不利而短气，故《金匮要略》把"胸痹心痛短气病脉证治"并为一篇加以论述。上引其篇胸痹寒实证治五条，以"胸痹之病，喘息咳唾，胸背痛，短气，寸口脉沉而迟，关上小紧数，瓜蒌蕹白白酒汤主之"为主。徐忠可注其条说："此段实注胸痹之证脉，后凡言胸痹，皆当以此概之，但微有参差不同，故特首揭以为胸痹之主证、主脉、主方耳。"一般来说，喘息、咳唾、短气病在肺，胸背痛（心痛彻背，背痛彻心）病在心。但心主血脉，肺为心之华盖而朝百脉，平时密切相关，病常互相影响，有时且可分而又难分，胸痹即其一例。又从其"寸口脉沉而迟，关上小紧数"（程林注："寸脉沉迟，关脉小紧，皆寒客上焦之脉。数字误。"）并结合本篇首条所谓胸痹之脉"阳微阴弦"来看，可知本证有虚实之辨。即胸痹寒实证是因痰饮痹阻于胸所致，其脉必沉迟弦紧有力；胸痹虚寒证是因胸中阳虚阴盛所致，其脉必沉迟微小无力（如本篇乌头赤石脂丸证和人参汤证等）。

而本条则是指胸痹寒实证，故用瓜蒌蕹白白酒汤以通阳宣痹。瓜蒌实一药今分之为二，即瓜蒌皮和瓜蒌仁，皮能开宣胸肺之气，仁能涤除垢腻之痰，本方以之为主，必须皮、仁并用，才能取效。蕹白能温中散结气，杜甫《蕹诗》云："衰年关膈冷，味暖并无忧。"可见其以辛温而散胸膈之结气也。白酒注家无解。《千金方》用白蔌浆一斗。《外台》亦引仲景《伤寒论》载本条云，瓜蒌蕹白白酒汤主之，而方中则用白蔌酒。程敬通云：蔌音再，酢浆也，知白酒即是酢浆。近有认为白酒即今之烧酒者，从本方用白酒七升甚至一斗，而烧酒其性甚烈来看，可知非是，而可能是指今之甜水酒之类。不过从本证胸阳痹阻，治宜通阳宣痹来看，又应以善于走窜温通的白烧酒为宜。因此，我在临床应用本方时，常以水煎汤成，冲入白烧酒几匙

（随患者平素酒量大小而酌定），每收良效。若胸痹心痛彻背而不得平卧者，是因胸中痰饮壅盛，肺气上而不下所致，则宜瓜蒌薤白半夏汤，即上方加半夏以化痰饮。如张路玉《医通》说："心痛彻背者，胸中痰垢积满，循脉而溢于背。背者胸之府，故于前药但加半夏，以祛痰积之痹逆也。"若胸痹心中痞气胸满、胁下气逆抢心者，是因气结在胸所致，则宜枳实薤白桂枝汤以瓜蒌、薤白、桂枝通阳宣痹，枳实、厚朴宽胸下气，以其气结在胸，故方名以枳实为首。至于桂枝生姜枳实汤所主治的"心中痞，诸逆心悬痛"，则与枳实薤白桂枝汤证基本相同，但其证较轻，故其方不用瓜蒌、薤白，而但与桂枝、生姜、枳实通阳气、破逆气，即可达到痛止痞开之目的。又橘枳姜汤所主治的"胸痹，胸中气塞，短气"，与桂枝生姜枳实汤证基本相同，但其证更轻，故其方不主以桂枝通阳，而主以橘皮顺气。如其"胸痹，胸中气塞，短气"是因水气所致，则宜用茯苓杏仁甘草汤以利水为主，水利则气顺，而胸痹自除。但方中甘草不宜用于"胸中气塞"之证，应从《外台》去甘草，加橘皮，较妥。

二、中焦寒实证治

里寒实于中焦，脾胃阳气被阻，多见腹满胀痛、不大便、苔白、脉沉弦紧等症，治宜温通脾胃阳气以攻其寒积。

《金匮要略·腹满寒疝宿食病》篇说：

"胁下偏痛，发热，其脉紧弦，此寒也，以温药下之，宜大黄附子汤。"

大黄附子汤方

大黄三两，附子三枚炮，细辛二两。

上三味，以水五升，煮取二升，分温三服。若强人，煮取二升半，分温三服；服后如人行四五里，进一服。

尤在泾注："胁下偏痛而脉紧弦，阴寒成聚，偏着一处，虽有发热，亦是阳气被郁所致。是以非温不能已其寒，非下不能去其结，故曰宜以温药下之。"又徐忠可认为大黄附子汤方中"附子、细辛与大黄合用，并行而不悖，此即《伤寒论》大黄附子泻心汤之法也。"因此，本条可与《伤寒论》（160）条"心下痞，而复恶寒汗出者，附子泻心汤主之"合参。应加说明的是，二方虽然都用大黄和附子为主药，但大黄附子汤用附子、细辛配合大黄，温药占了主导地位，故为温下中焦里寒实积的要方。而附子泻心汤用大黄、黄连、黄芩配合附子，凉药占了主导地位，则是在清泄邪热中兼温补其正阳，和大黄附子汤的温下法是似同实异的。

"其脉数而紧，乃弦，状如弓弦，按之不移；脉数弦者，当下其寒；脉紧大而迟者，必心下坚；脉大而紧者，阳中有阴，可下之。"

尤在泾注："脉数为阳，紧弦为阴，阴阳参见，是寒热交至也。然就寒疝言，则数反从弦，故其数为阴凝于阳之数，非阳气生热之数矣……故曰脉数弦者，当下其寒。紧而迟，大而紧亦然。大虽阳脉，不得为热，正以形其阴之实也，故曰阳中有阴，可下之。"由此可见，本条脉弦紧迟或数或大而"心下坚"，是属里寒实证，故当用温下法以攻其寒积。

三物备急丸方

大黄一两，干姜一两，巴豆一两_{去皮心，熬，外研如脂}。

上药，各须精新，先捣大黄、干姜为末，研巴豆内中，合治一千杵，用为散，蜜和丸亦佳，密器中储之，莫令歇。

主心腹诸卒暴百病，若中恶客忤，心腹胀满，卒痛如锥刺，气急口噤，停尸卒死者，以暖水若酒，服大豆许三四丸，或不下，捧头起，灌令下咽，须臾当差。如未差，更与三丸，当腹中鸣，即吐下，便差。若口噤，亦须折齿灌之。

本方见《千金》，司空裴秀为散用。亦可先和成汁，乃倾口中，令从齿间得入，至良验。《医方集解》载本方（巴豆霜、大黄、干姜等分，蜜丸，小豆大，每服二三丸）治食停肠胃，冷热不调，腹胀气急，痛满欲死，及中恶客忤，卒暴诸病。并为之解说："此手足阳明药也。大黄苦寒以下热结，巴霜辛热以下寒结，加干姜辛散以宣通之，三药峻厉，非急莫施，故曰备急。"但因本方药偏辛热，更适宜于里寒实积之证，较之上述大黄附子汤尤为峻厉。

又《备急千金要方》载有温脾汤三方，一方是：当归、干姜各三两，附子、人参、芒硝各二两，大黄五两，甘草二两。以水七升，煮取三升，分服，日三。治腹痛，脐下绞结，绕脐不止。二方是：大黄四两，人参、甘草、干姜各二两，附子一枚大者。以水八升，煮取二升半，分三服，临熟下大黄。治下久赤白连年不止，及霍乱脾胃冷实不消。三方是：大黄、桂心各三两，附子、干姜、人参各一两。以水七升，煮取二升半，分三服。以上三方都是大黄与附子、干姜同用，基本上与仲景大黄附子汤同属温下法。虽然第一方用芒硝之咸寒配大黄之苦寒，但因方中温热药占据了主导地位，故仍属温下法。又从三方都用人参来看，可见其虽以温下寒实之积为主，但因其证实中有虚，故其治应攻中兼补。

三、下焦寒实证治

里寒实于下焦，肝肾阳气被阻，多见少腹胀满疝痛小便不利等症，治宜温通肝肾阳气以祛散寒湿阴邪。

《温病条辨》说："暴感寒湿成疝，寒热往来，脉弦反数，舌白滑，或无苔不渴，当脐痛，或胁下痛，椒桂汤主之。"（下焦篇 52）

椒桂汤方

川椒六钱炒黑，桂枝六钱，良姜三钱，柴胡六钱，小茴香四钱，广皮三钱，吴茱萸四钱泡淡，青皮三钱。

急流水八碗，煮成三碗，温服一碗，覆被令微汗佳；不汗，服第二碗，接饮生姜汤促之；得汗，次早服第三碗，不必覆被再令汗。

吴氏自注："此小邪中里证也。疝，气结如山也。此肝脏本虚，或素有肝郁，或因暴怒，又猝感寒湿，秋月多得之。既有寒热之表证，又有脐痛之里证，表里俱急，不得不用两解。方以川椒、吴萸、小茴香直入肝脏之里，又芳香化浊流气；以柴胡从少阳领邪出表，病在肝治胆也；又以桂枝协济柴胡者，病在少阴，治在太阳也。《经》所谓病在脏，治其腑之义也。况又有寒热之表证乎！佐以青皮、广皮，从中达外，峻伐肝邪也；使以良姜，温下焦之里也；水用急流，驱浊阴使无留滞也。"

本条疝痛，不渴，舌苔白滑，脉弦，主要是因肝邪（寒湿）阻结下焦，肝肾阳气不通所致，故宜椒桂汤温通肝肾阳气，驱逐下焦寒湿。

"寒疝少腹或脐旁，下引睾丸，或掣胁，下掣腰，痛不可忍者，天台乌药散主之。"（下焦篇54）

天台乌药散方

乌药五钱，木香五钱，小茴香五钱炒黑，良姜五钱炒，青皮五钱，川楝子十枚，巴豆七十二粒，槟榔五钱。

先以巴豆微打破，加麸数合，炒川楝子，以巴豆黑透为度，去巴豆、麸子不用，但以川楝同前药为极细末，黄酒和服一钱。不能饮酒者，姜汤代之。重者日再服，痛不可忍者，日三服。

吴氏自注："此寒湿客于肝肾小肠而为病，故方用温通足厥阴手太阳之药也。乌药祛膀胱冷气，能消肿止痛；木香透络定痛；青皮行气伐肝；良姜温脏劫寒；茴香温关元，暖腰肾，又能透络定痛；槟榔至坚，直达肛门，散结气，使坚者溃，聚者散，引诸药逐浊气，由肛门而出；川楝导小肠湿热，由小便下行。炒以斩关夺门之巴豆，用气味而不用形质，使巴豆帅气药散无形之寒，随槟榔下出肛门；川楝得巴豆迅烈之气，逐有形之湿，从小便而去，俾有形无形之结邪，一齐解散而病根拔矣。"

从本条疝痛不可忍来看，可知其阴邪阻塞阳气不通，较之前条尤甚。而天台乌药散驱阴通阳的作用，较之椒桂汤更强，故为下焦里寒实证的要方。

《伤寒论》五苓散所主治腹胀满、小便不利的太阳膀胱蓄水证，亦可归之于下焦里寒实证的范畴。因为本证水蓄不行，只是阻滞了太阳膀胱气化，尚未损伤到少阴肾阳。而五苓散方则是以茯苓、猪苓、泽泻渗利水邪为主，其中白术和桂枝是用以通阳化气，并非用以温补阳气的缘故。联系到临床来说，凡寒湿水肿病证，前期由于寒湿困肾未久，肾阳未伤，则现寒湿水肿实证，多用五苓散通阳利水取效；后期由于寒湿久困，伤及肾阳，则现寒湿水肿虚证，多用真武汤温阳利水奏功。由此可见，五苓散证亦可属之于里寒实证。

第二节　里寒虚证治

里寒虚证是寒邪在里，正气抗邪无力，治法宜温而补之。

一、太阴虚寒证治

太阴虚寒以理中汤证为主，这里主要就《伤寒论》有关条文加以讨论。

"太阴之为病，腹满而吐，食不下，自利益甚，时腹自痛。若下之，必胸下结硬。"（273）

本条为太阴病脾脏里寒虚证的证候提纲。平素脾脏阳虚而生有内湿之人，伤寒传经或直中其脏，寒与湿合，内扰胃肠，壅于中则腹满时痛，逆于上则吐而食不下，趋于下则自下利。本条"自利益甚"应移在"若下之"句后（或将"益甚"二字移接"若下之"三字下），文理始顺。这就是说，医见"腹满而吐，食不下"之症，误认太阴脾虚为阳明胃实而下之，故其"自利益甚"。这里又应与下文（277）条"自利不渴者，属太阴"合看，从可知太阴病本自下利，如果误下，必致"自利益甚"。至于"必胸下结硬"，又可与（168）条"心下痞硬"合参，因为它们都属误下损伤脾阳，以致寒湿浊阴之邪凝结胃脘所致。

"自利不渴者，属太阴，以其脏有寒故也。当温之，宜服四逆辈。"（277）

"霍乱，头痛发热，身疼痛，热多欲饮水者，五苓散主之；寒多不用水者，理中丸主之。"（385）

"大病差后，喜唾，久不了了，胸上有寒，当以丸药温之，宜理中丸。"（395）

理中丸（汤）方

人参、干姜、甘草炙、白术各三两。

上四味，捣筛，蜜和为丸，如鸡子黄许大，以沸汤数合，和一丸，研碎，温服之，日三四，夜二服。腹中未热，益至三四丸，然不及汤。汤法，以四物依两数切，用水八升，煮取三升，去滓，温服一升，日三服。若脐上筑者，肾气动也，去术加桂四两。吐多者，去术加生姜三两。下多者，还用术。悸者，加茯苓二两。渴欲得水者，加术，足前成四两半。腹中痛者，加人参，足前成四两半。寒者，加干姜，足前成四两半。腹满者，去术加附子一枚。服汤后，如食顷，饮热粥一升许，微自温，勿发揭衣被。

　　太阴病的主证是腹满时痛、吐利不渴、食不下（如 273 和 277 条）、脉迟（如 200 条）弱（如 280 条）。太阴病的主方，后世注家一致认为是理中汤。但此方不见于太阴病篇，而见于霍乱病及差后劳复病篇。因此，必须把它们结合起来，才能使其方证相符。（277）条"自利不渴者，属太阴，以其脏有寒也。当温之"明确地指出了太阴脾脏虚寒的病机及其主证和治法。至其所谓"宜服四逆辈"，则应结合（164）条"医以理中与之……理中者，理中焦"和（385）条霍乱"寒多不用水者，理中丸主之"来考虑，从古本《伤寒杂病论》改为"宜服理中、四逆辈"，并以理中汤为主。此方用干姜温脾以祛寒，白术燥脾以化湿，人参和炙甘草补中益气，故能主治太阴脾脏里寒虚证，而成为太阴病的主方。

　　关于《伤寒论》中的霍乱病问题，首先必须明确的是，本论霍乱病是属阴寒证。从其十条证治来看，约可分为四法：①霍乱吐利而"寒多不用水者"，宜用理中汤法；②霍乱吐利而"热多欲饮水者"，宜用五苓散法；③霍乱吐利而肢厥脉微者，宜用四逆汤法；④霍乱吐利止而身痛不休者，宜用桂枝汤法。这四法，不仅理中、四逆、桂枝三法属温法，即五苓亦属利水剂中温法，可见其是属阴寒证无疑（但后世论霍乱病则有阴阳寒热之别，并以湿为主因。从阴化寒的则为寒湿的阴寒霍乱，治宜温化寒湿，多用姜附剂；从阳化热的则为湿热的阳热霍乱，治宜清解湿热，多用芩连剂）。从其（385）条所谓霍乱吐利而"寒多不用水"来看，其与太阴病篇（273）（277）条所谓腹满时痛、吐利不渴、食不下基本相同的。所不同的主要是腹痛的有无，即一则有腹痛，一则无腹痛。一般来说，腹痛为太阴、阳明共有之证，当按寒热虚实辨证论治。腹痛属寒的，多伴有苔白脉迟；腹痛属热的，多伴有苔黄脉数；腹痛属虚的，时痛时止而喜按，其脉必无力；腹痛属实的，痛而拒按，邪不去则痛不除，其脉必有力。而其属热属实的腹痛，多为阳明病；属寒属虚的腹痛，多为太阴病。腹痛主要是因邪气阻滞于胃肠，正气为了驱逐邪气而与之相搏，气机欲通不通而发生的。故腹痛不仅表明邪气阻滞于胃肠，而且显示正气尚能与邪气相搏。病在阳明属热属实的腹痛，由于正气抗邪力量较强，邪正相争剧烈，所以腹痛不止；病在太阴属寒属虚的腹痛，由于正气抗邪力量较弱，所以腹痛时作时止，甚至邪胜正负，正气无力与邪气抗争，则无腹痛。从霍乱病篇不载腹痛来看，可见是因寒湿犯中，太阴脾阳虚极，无力与邪抗争所致。这种太阴脾脏虚寒的重证，常因病并少阴，而见肢厥脉微等危候，后人多在理中汤中加入附子，冶理中、四逆于一炉，以两温脾肾。

至于（385）条的"霍乱，头痛发热，身疼痛"，既说"热多欲饮水者，五苓散主之"，又说"寒多不用水者，理中丸主之"，则是因为霍乱吐利初起，多见表里同病之证，即既有太阴里寒证，又有太阳表寒证。这就必需根据其病情的缓急而定治法，里证急于表证的，应先用理中汤以温化太阴里寒，亦有里寒解除而表寒随解的；若里证除而表证不解，如（386）条所谓霍乱"吐利止而身痛不休者"，则继用桂枝汤调和荣卫以解表；若太阳表证显著而太阴里证并不太急重的，则可用五苓散以双解其表里，即既用桂枝以发散表之寒邪，又用术、苓、猪、泽以燥利里之湿邪。吴鞠通按："霍乱一证，长夏最多，本于阳虚寒湿凝聚……胃阳不伤不吐，脾阳不伤不泻，邪正不争不痛，营卫不乖不寒热。以不饮水之故，知其为寒多，主以理中汤，温中散寒。人参甘草胃之守药，白术甘草脾之守药，干姜能通能守，上下两泄者，故脾胃两守之，且守中有通，通中有守，以守药作通用，以通药作守用。若热欲饮水之症，饮不解渴，而吐泻不止，则主以五苓。邪热须从小便去，膀胱为小肠之下游。小肠，火腑也，五苓通前阴，所以守后阴也。太阳不开，则阳明不合，开太阳正所以守阳明也。此二汤皆有一举两得之妙。吐利则脾胃之阳虚；汗出则太阳之阳亦虚；发热者，浮阳在外也；恶寒者，实寒在中也；四肢拘急，脾阳不荣四末；手足厥冷，中土湿而厥阴肝木来乘病者，四逆汤善救逆，故名四逆汤。人参甘草守中阳，干姜附子通中阳，人参附子护外阳，干姜甘草护中阳，中外之阳复回，则群阴退避，而厥回矣。吐利止而身痛不休者，中阳复而表阳不和也，故以桂枝汤温经络而微和之。"

至于（395）条"胸上有寒"，是说大病差后脾胃虚寒。"喜唾，久不了了"，是说口中时吐痰水，但因病情轻缓，故只须理中丸以温化脾胃虚寒。

"伤寒……得之便厥，咽中干，烦躁，吐逆者，作甘草干姜汤与之，以复其阳。"（29）

甘草干姜汤方

甘草四两炙，干姜二两炮。

上二味，以水三升，煮取一升五合，去滓，分温再服。

甘草干姜汤所主治的肢厥、咽干、烦躁吐逆，是因太阴脾脏阳虚内寒所致。方中干姜下成无己本有"炮"字（《金匮要略》亦然）。陈古愚说："此方为甘草为主，取大甘以化姜桂之辛热，干姜为佐，妙在炮黑变辛为苦，合甘草又能守中以复阳也。论中干姜俱生，而惟此一方用炮，须当切记。"《金匮要略》有："肺痿，吐涎沫而不咳者，其人不渴，必遗尿、小便数。所以然者，以上虚不能制下故也。此为肺中冷，必眩，多涎唾，甘草干姜汤以温之。"日人丹波元简说："按此即伤寒得之便厥者，以复其阳之甘草干姜汤，取理中之半而回其阳，此证虽云肺中冷，其源未曾不由胃阳虚乏，故主以此方。盖与大病差后，喜唾者，主以理中丸意略同。"肺痿虽多属虚热证，但也有虚寒证，这是因为热则气烁，固可不用而痿；冷则气沮，亦可不用而痿之故。本条肺痿虚寒证之所以宜温以甘草干姜汤者，是因脾为肺之母，而虚则补其母，温补脾土，即所以温补肺金。若因肺中虚冷，气不摄血，以致咳痰带血点稀色淡者，则只能温摄，而切戒凉止，故可用本方。但干姜必须炮黑，不可生用。必须指出，本方甘草分量倍于干姜，而且干姜是炮黑用。干姜炮黑则变辛温为苦温，和加倍分量的甘草相配合，甘胜于温，既能温以回阳，又能甘守津还，故为肺痿虚寒证的良方。但本方干姜也可生用，如吴遵程说："甘草干姜汤即四逆汤去附子也，辛甘合用，专复脾中阳气，其夹食夹阴……腹痛便滑，外内合邪，难于发散，或寒药伤胃，合用理中不便参术者，并宜服之，真胃虚夹寒之圣剂也。"由此可见，本方用于脾胃虚寒宜理中而不便参术者，干姜可生用。

"发汗后,腹胀满者,厚朴生姜甘草半夏人参汤主之。"(66)

厚朴生姜甘草半夏人参汤方

厚朴半斤炙,去皮,生姜半斤切,半夏半升洗,甘草二两炙,人参一两。

上五味,以水一升,煮取三升,去滓,温服一升,日三服。

腹胀满为太阴、阳明共有之症。阳明病的腹胀满属里热实证,宜下以承气汤;太阴病的腹胀满属里寒虚证,宜温以理中汤。本条腹胀满,从其温以朴姜草夏参汤来看,自应属之于太阴病范畴。但本方所主治的太阴病腹胀满(不减)是属邪(寒湿)多虚少之候,故其方重用厚朴配生姜、半夏以温中燥湿行气导滞为主,稍用人参和炙甘草以补中益气为佐。这和理中汤所主治的太阴病腹胀满(时减),证偏于虚,方偏于补者相比较,又有所不同。

太阴病既可兼涉太阳,也可兼涉阳明;既可传入阳明,也可传入少阴。这里就其有关条文略加讨论。

"太阴病,脉浮者,可发汗,宜桂枝汤。"(276)

太阴病初起,现有太阳病脉浮等表证的,可用桂枝汤主治。由于桂枝汤方既能扶助卫阳以解散在表之风寒,又能补益中气以调理脾胃之升降,故为太阴病兼太阳而太阴里证尚轻的良方。

"太阳病,外证未除而数下之,遂协热而利。利下不止,心下痞硬,表里不解者,桂枝人参汤主之。"(168)

桂枝人参汤方

桂枝四两去皮,甘草四两炙,白术三两,人参三两,干姜三两。

上五味,以水九升,先煮四味,取五升,内桂更煮,取三升,去滓，温服一升，日再，夜一服。

本条为太阳病多次误用承气汤寒下，损伤脾阳以致病传太阴而见下利不止、心下痞硬（应与273条"若下之，必胸下结硬"合看）之里证。但因太阳表证未除，故"协热（指发热表证）而利"。又因其"表里不解"的里证重于表证，所以桂枝人参汤（即理中汤加桂枝）用理中汤温太阴之里为主，加桂枝解太阳之表为佐。

"本太阳病，医反下之，因而腹满时痛者，属太阴也，桂枝加芍药汤主之。大实痛者，桂枝加大黄汤主之。"（279）

桂枝加芍药汤方

桂枝三两去皮，芍药六两，甘草二两炙，大枣十二枚擘，生姜三两切。

上五味，以水七升，煮取三升，去滓，温分三服。本云桂枝汤，今加芍药。

桂枝加大黄汤方

桂枝三两去皮，大黄二两，芍药六两，生姜三两切，甘草二两炙，大枣十二枚擘。

上六味，以水七升，煮取三升，去滓，温服一升，日三服。

（279）条为太阳病转属太阴的证治。桂枝加芍药汤所主治的太阴病腹满时痛，应与（273）条太阴病腹满时痛对照，彼属太阴阳虚证，宜理中汤以温阳；此属太阴阴阳两虚（阳虚为主）证，宜用桂枝加芍药汤以温阳为主，而兼滋阴。更应与（102）条小建中汤所主治的"腹中急痛"而"阳脉涩，阴脉弦"者合参，从小建中汤即桂枝加芍药汤再加饴糖可见，桂枝加芍药汤方虽无建中之名，但有建中之实，只是未用饴糖，其力较弱而已。桂枝加大黄汤所主治的腹大实痛，是属太阴脾虚兼阳明胃实之候，故用桂枝加芍药以治太阴脾虚，加大黄以治阳明胃实。但有的注家则认为本证是太阳病并阳明的表虚里实证，故用桂枝汤以治太阳表虚，加大黄以治阳明里实。亦可供参考。

"太阴为病，脉弱，其人续自便利，设当行大黄芍药者，宜减之，以其人胃气弱，易动故也。"（280）

张隐庵注："此因上文加芍药、大黄而申言胃气弱者宜减也。太阴为病，脉弱，其人续自便利，乃太阴阴湿为病，土气内虚，不得阳明中见之化，设客邪内实，而当行大黄芍药者，亦宜减之。减者，少其分两也，以其人胃气虚弱而易动故也。治太阴者，尤当以胃气为本矣。"

"太阴中风，四肢烦疼，阳微阴涩而长者，为欲愈。"（274）

柯韵伯注："风为阳邪，四肢为诸阳之本。脾主四肢，阳气衰少则两阳相搏，故烦疼。脉涩与长，不是并见，涩本病脉，涩而转长，病始愈耳。风脉本浮，今而微，知风邪当去。涩则少血少气，今而长则气治，故愈。四肢烦疼是中风未愈前证；微涩而长是中风将愈之脉，宜作两截看。"

"太阴病，欲解时，从亥至丑上。"（275）

陈修园注："太阴为阴中之至阴，阴极于亥，阳生于子，至丑而阳气已增，阴得生阳之气而解也。"

"伤寒脉浮而缓，手足自温者，系在太阴。太阴当发身黄，若小便自利者，不能发黄。至七八日，虽暴烦，下利日十余行，

必自止，以脾家实，腐秽当去故也。"（278）

"伤寒，脉浮而缓，手足自温者，是为系在太阴。太阴者，身当发黄，若小便自利者，不能发黄。至七八日，大便硬者，为阳明病也。"（192）

这两条的上半段完全相同（太阴、阳明发黄问题上已详述，此处从略），所不同的只是下半段。即太阴病的两种不同转归：一种是太阴病阴证回阳，正胜邪退的则病愈，如（278）条所谓太阴病"至七八日，虽暴烦，下利日十余行，必自止，以脾家实，腐秽当去故也"是其例。另一种是太阴病由阴转阳，燥化成实的则为阳明病，如（192）条所谓太阴病"至七八日，大便硬者，为阳明病也"是其例。

"伤寒，其脉微涩者，本是霍乱，今是伤寒，却四五日，至阴经上，转入阴必利，本呕下利者，不可治也。欲似大便而反矢气，仍不利者，此属阳明也，便必硬，十三日愈，所以然者，经尽故也。下利后，当便硬，硬则能食者愈，今反不能食，到后经中，颇能食，复过一经能食，过之一日，当愈。不愈者，不属阳明也。"（383）

伤寒中的霍乱，是一种危重的病证。本条指出"伤寒，其脉微涩者，本是霍乱"。"其脉微涩"是属阴邪极盛而正阳虚甚之候，"至阴经上，转入阴必利"，当是指伤寒邪至太阴经上的"自利"而言。"欲似大便而反矢气，仍不利者，此属阳明也，便必硬"，则是指伤寒邪至阳明经上的大便硬而言。"下利后，当便硬"，则是指"自利"的太阴病转为"大便硬"的阳明病而言。可见大便的"硬"或"利"是观察阳明病和太阴病阴阳变化的重要标志之一。从中可以看出阳明与太阴相表里的密切关系，其病在一定条件下是可以互相转化的。又从霍乱吐利多见肢厥脉微的四逆汤证来看，可见《伤寒论》中的霍乱，虽然主要病在太阴，但常并入少阴，而成为太阴少阴同病的阴寒重证。

《温病条辨》中焦篇说："自利腹满，小便清长，脉濡而小，病在太阴，法当温脏，勿事通腑，加减附子理中汤主之。"（94）

加减附子理中汤方

白术三钱，附子二钱，干姜二钱，茯苓三钱，厚朴二钱。

水五杯，煮取二杯，分二次温服。

吴氏自注："此偏于湿，合脏阴无热之证，故以附子理中汤，去甘守之人参、甘草，加通运之茯苓、厚朴。"

汪廷珍按："理中不独湿困太阴宜用，每见夏日伤冷水瓜果，立时发痢者，止有寒湿，并无热证，小儿尤多此证，小便亦或短赤，不可拘泥，宜用理中，甚则加附子。瓜果积，加丁香、草果；下利滞涩者，加当归；其有误用克伐者，则人参又当倍用矣；上焦有暑湿或呕者，反佐姜、连少许。"

"自利不渴者属太阴，甚则哕（俗名呃忒）。冲气逆，急救土败，附子粳米汤主之。"（95）

附子粳米汤方

人参三钱，附子二钱，炙甘草二钱，粳米一合，干姜二钱。

水五杯，煮取二杯，渣再煮一杯，分三次温服。

吴氏自注："此条较上条更危，上条阴湿与脏阴相合，而脏之真阳未败。此则脏阳败而邪阴与脏阴毫无忌惮，故上条犹系通补，此则纯用守补矣。扶阳抑阴之大法如此。"

上述吴氏所谓太阴病脏阳未败宜用加减附子理中汤"通补"和脏阳已败宜用附子粳米汤"守补"的"扶阳抑阴之大法"，是深有临床指导意义的。

二、少阴虚寒证治

少阴虚寒以四逆汤证为主。这里主要就《伤寒论》有关条文加以讨论。

"少阴之为病，脉微细，但欲寐也。"（281）

本条为少阴病心肾里寒虚证的脉症提纲。平素心肾阳气不足之人，伤寒传经或直中其脏，阴盛阳衰，其阳气不足以通达血脉则"脉微细"；其阳气不足以充养头脑则"但欲寐"。"脉微细"应结合起来看，是因微而细，即阳气衰微，不足以鼓动血行，充盈脉管，以致脉中血少而现细象。不应分割开来看，认为微是阳气虚，细是阴血虚，乃阴阳气血俱虚所致。"但欲寐"并非真正的熟睡，而是由于阴盛阳虚，以致精神衰疲不振，其状似睡非睡，似醒非醒。它既不同于邪退正安的熟睡，也不同于热盛神昏的昏睡。我们不但不能按照张路玉所说的"少阴属水主静，即使热邪传至其经，在先之脉虽浮大，此时亦必变为沉细，在先之证虽烦热不宁，此时亦必变为昏沉嗜卧"去理解。而应从程郊倩"少阴病六七日前，多与人以不觉，但起病喜厚衣近火，善瞌睡，凡后面亡阳发躁诸剧证便伏于此处矣，最要提防"的注解中提高警惕。

"少阴病，欲吐不吐，心烦但欲寐，五六日自利而渴者，

属少阴也，虚故引水自救。若小便色白者，少阴病形悉具。小便白者，以下焦虚有寒，不能制水，故令色白也。"（282）

本条是紧承上条少阴病里寒虚证提纲而作进一步的辨证。程郊倩说："人身阴阳中分，下半身属阴，上半身属阳，阴盛于下则阳扰上……下寒甚则闭藏撤矣，故下利；上热甚则津液亡矣，故渴。虚故引水自救，非徒释渴字，指出一虚字来，明其别于三阳证之实邪作渴也。然则此证也，自利为本病，溺白正以征其寒，故不但烦与渴以寒断，即从烦渴而悉及少阴之热证，非戴阳即格阳，无不可以寒断，而从温治。烦症不尽属少阴，故指出但欲寐来；渴证不尽属少阴，故指出小便白来，结以下焦虚有寒，教人上病在下也。"少阴病烦渴，虽多见于热化证中，如（303）条黄连阿胶汤所主治的"心中烦，不得卧"和（319）条猪苓汤所主治的"咳而呕渴，心烦不得眠"等，但有时在寒化证中也可见到，如本条。程氏指出本条烦与渴以寒断而从温治，深合文旨。因为本条少阴病烦渴与但欲寐、小便白同时出现，并明文归结为"下焦虚有寒"之故。这和上述两条少阴病热化证的烦渴、不得眠是似同实异的。因而可知本条少阴病的但欲寐、小便白是真寒，而其烦渴是假热。程氏把烦渴联系到戴阳、格阳来注释，更有必要。因为在少阴病寒化证中本来就存在着阴寒内盛而阳气衰沉，以及阴寒内盛而阳气浮越两种主要病机。至于本条所谓"自利而渴者，属少阴也"，有的注家把它同（277）条"自利不渴者，属太阴"对比，认为"自利不渴者"属太阴寒利，"自利而渴者"属少阴热利，前者尚是，后者则非。因为本条明文指出小便色白，下焦虚有寒，显属寒利；

若属热利，则其利必暴注下迫而尿色黄赤有灼热感，必不同于本条寒利之"澄澈清冷"。其所谓口渴引水自救，是因在先之自利夺去了体内之水，故引体外之水以自救。但因少阴阴盛阳衰，体内环境寒冷，而水之气为寒，故其渴必喜热饮且难多饮，甚至"索水到前，复置不饮"（见喻嘉言《寓意草》治徐国桢少阴阴盛格阳验案）。这和阳明阳盛阴虚的大渴喜冷饮且能多饮（如173条"欲饮水数升"）者相比是大不相同的。这里还需指出的是，少阴病里寒虚证多从太阴病里寒虚证传来，即使是伤寒直中的少阴里寒虚证也多包含着太阴虚寒在内。这是因为少阴肾（心）火能生脾（胃）土，二者有极其密切的母子关系，常常子病及母或母病及子之故；而这也是少阴病里寒虚证中常常见到太阴虚寒吐利的理由所在；也就是少阴病里寒虚证主方四逆汤温补少阴阳气中包含着温补太阴阳气在内的理由所在。

"病人脉阴阳俱紧，反汗出者，亡阳也，此属少阴，法当咽痛，而复吐利。"（283）

尤在泾注："阴阳俱紧，太阳伤寒之脉也。法当无汗而反汗出者，表虚亡阳，其病不属太阳而属少阴矣。少阴之脉，上膈循喉咙，少阴之脏，为胃之关，为二阴之司，寒邪直入，经脏俱受，故当咽痛而复吐利也。此为寒伤太阳，阳虚不任，因遂转入少阴之证。盖太阳者，少阴之表，犹唇齿也，唇亡则齿寒，阳亡则阴及，故曰少阴之邪，从太阳飞渡者多也。"

少阴病咽痛，仲景制有甘草汤（甘草二两。以水三升，煮取一升半，去滓，温服七合，日二服）、桔梗汤（桔梗一两，甘草二两。以水三升，煮取一升，去滓，分温再服）、半夏散及汤（半夏洗、桂枝去皮、甘草炙等分。各别捣筛已，合治之，白饮和，服方寸匕，日三服。若不能散服者，以水一升，煎七沸，内散两方寸匕，更煮三沸，下火令小冷，少少咽之。半夏有毒，不当散服）和猪肤汤（猪肤一斤。以水一斗，煮取五升，去滓，加白蜜一升，白粉五合，熬香，和令相得，温分六服）四方。柯琴为之解说："少阴之脉循喉咙，挟舌本，故有咽痛症。若因于他证而咽痛者，不必治其咽，如脉阴阳俱紧，反汗出而吐利者，此亡阳也，但回其阳，则吐利止而咽痛自除。如下利而胸满心烦者，是下焦虚而上焦热也，升水降火，上下和调而咽痛自止。若无他证而但咽痛者，又有寒热之别，见于二三日，则阴火上冲，可与甘草汤甘凉泻火以缓其热；不差者，配以桔梗兼辛以散之，所谓奇之不去而偶之也……若其阴证似阳，恶寒而欲吐者，非甘桔所能疗，当用半夏之辛温散其上逆之邪，桂枝之甘温散其阴寒之气，缓以甘草之甘平，和以白饮之谷味，或为散，或为汤，随病之意也。"至其所制苦酒汤方（半夏十四枚，鸡子一枚去黄。苦酒适量入于鸡子壳中，将半夏入于苦酒中，以鸡子壳置刀环中，安火上，令三沸，去半夏，下鸡子清，搅匀，少少含咽之）治"少阴病，咽中伤生疮，不能语言，声不出者"。注家对此见解不一，有主寒者，如李东垣说："大抵少阴多咽伤咽痛之证，古方用醋煮鸡子主咽喉失音，取其酸收，固所宜之，半夏辛燥，何以用之？盖少阴多寒证，取其辛能发散，一发一敛，遂有理咽之功也。"有主热者，如王晋三说："苦酒汤治少阴水亏不能上济君火而咽生疮声不出者。疮者疳也，半夏之辛滑，佐以鸡子清之甘润，有利窍通声之功，无燥津涸液之虑。然半夏之功能，全赖苦酒摄入阴分劫涩敛疮，即阴火沸腾，亦可因苦酒而降矣，故以名其汤。"

"少阴病，脉细沉数，病为在里，不可发汗。"（285）

少阴病有寒化和热化之辨，寒化者，多见脉沉微细而蹉卧欲寐；热化者，多见脉沉细数而心烦不寐。但无论寒化或热化，病为在里，都不可从表发汗。本条"脉细沉数"如属虚寒，必按之无力，并多伴蹉卧欲寐、舌淡苔白等症。如薛慎庵说："人知数为热，不知沉细中见数为寒甚。真阴寒证，脉常有一息七八至者，尽概此一数字中，但按之无力而散耳，宜深察也。"如其脉细沉数有力，并伴有心烦不寐、苔黄舌绛等症的，则不得以寒证论。

"少阴病，下利，脉微涩，呕而汗出，必数更衣；反少者，当温其上，灸之。"（325）

本条呕利、汗出而脉微涩，显属少阴虚寒，法当温补。其下利"必数更衣"，即方中行所注"勤努责而多空坐也"。又舒驰远说："此证阳虚气坠，阴弱津衰，故数更衣而出恭反少也。曾医一妇人，腹中急痛，恶寒厥逆，呕而下利，脉多微涩，予以四逆汤投之无效，其夫曰：昨夜依然作泄无度，然多空坐，榨胀异常，大可奇者，前阴榨出一物大如柚子……予即商之仲远，仲远踌躇曰：是证不可温其下以逼迫其阴，当用灸法温其上以升其阳，而病自愈。予然其言，而依其法，用生姜一片贴头顶百会穴，灸艾火三壮，其物即收，仍服四逆汤加芪术一剂而愈。"

"少阴病，脉紧，至七八日，自下利，脉暴微，手足反温，脉紧反去者，为欲解也，虽烦，下利必自愈。"（287）

"少阴病，下利，若利自止，恶寒而蜷卧，手足温者，可治。"（288）

"少阴病，恶寒而蜷，时自烦，欲去衣被者可治。"（289）

"少阴中风，脉阳微阴浮者，为欲愈。"（290）

"少阴病，吐利，手足不逆冷，反发热者，不死。脉不至者，灸少阴七壮。"（292）

"少阴病，但厥无汗，而强发之，必动其血，未知从何道出，或从口鼻，或从目出者，是名下厥上竭，为难治。"（294）

"少阴病，恶寒，身蜷而利，手足逆冷者，不治。"（295）

"少阴病，吐利，躁烦四逆者，死。"（296）

"少阴病，下利止而头眩，时时自冒者，死。"（297）

"少阴病，四逆，恶寒而身蜷，脉不至，不烦而躁者，死。"（298）

"少阴病六七日，息高者，死。"（299）

"少阴病，脉微细沉，但欲卧，汗出不烦，自欲吐，至五六日，自利，复烦躁，不得卧寐者，死。"（300）

以上十二条都是论述少阴病预后的。《伤寒论》少阴病预后良否，以有无阳气为断。即有阳者生，无阳者死。

先从有关预后良的条文来看：

（287）条钱天来注："脉紧见于太阳则发热恶寒而为寒邪在表，见于少阴则无热恶寒而为寒邪在里，至七八日……虽至下利，而以绞索之紧忽变而为轻细软弱之微脉……则紧峭化而为宽缓矣。乃寒邪弛解之兆也。曰手足反温，则知脉紧下利之时手足已寒，若寒邪不解，则手足不当温，脉紧不当去，因脉本不微而忽见暴微，故手足得温脉紧得去，是以谓之反也，反温反去，寒气已弛，故为欲解也，虽其人心烦，然烦属阳，而为暖气已回，故阴寒之利必自愈也。"尤在泾指出："虽烦下利必自止者，邪气转从下出，与太阴之腐秽当去而下利者同意，设邪气尽，则烦与利亦必自止耳。"

（288）条少阴病下利，本应手足厥冷，如其利自止而手足温，虽有恶寒蜷卧，亦属阴证回阳，所以说"可治"。

（289）条少阴病无热恶寒而蜷卧，是属阳气衰微所致，本应厚衣被而不温，今乃时自烦而欲去衣被者，为阳气渐复，故曰"可治"。

（290）条少阴病脉阳微阴浮而其症减退的，为病机由阴出阳，所以说"为欲愈"。

（292）条少阴病吐利，本应无热恶寒而肢厥，今手足不冷而反发热，为有阳气，所以说"不死"。《医门法律》指出："《内经》曰：下利发热者死，此论其常也。仲景曰：下利手足逆冷发热者不死，此论其暴也。盖暴病有阳则生，无阳则死。故虚寒下利，手足不逆冷反发热者，或其人脏中真阳未离，或得温补药后其阳随返，皆是美征，此但可收拾其阳，协和其阴。若虑其发热，反如常法行清解之药，鲜有不杀人者矣。"至其所谓"脉不至者"，陶节庵认为是"伤寒直中阴经，真寒证甚重而无脉，或吐泻脱然而无脉。将好酒、姜汁各半盏与病人服之，其脉来者可治。尤当问病人，若平素原无正取脉，须用复手取之，脉必见也，此反关脉，诊法与正取法同；若平素正取有脉，后因病诊之无脉者，亦当复手取之，取之而脉出者，阴阳错乱也，宜合阴阳；如复取正取俱无脉者，必死矣。"但柯韵伯、庞安常等则认为是"脉不至足"，而"灸少阴"，即两足内踝骨上二寸动脉陷中的少阴之原的太溪穴，并说药力尚缓，惟急灸其原以温其脏，犹可挽其危。

这五条都属少阴病由阴出阳而预后良者。但当与少阴阴盛格阳证区别开来，因为少阴阴盛格阳也有发热、心烦、脉浮等症，易与少阴阴证回阳的发热、心烦、脉浮相混淆的缘故。大致前者脉浮大而按之虚空，身热而肢厥，或面赤而足冷，躁扰不安，意欲裸体而不裸，意欲饮冷而不饮；后者脉浮而虚软和缓，身热肢温，烦而不躁，无裸体饮冷等病情，二者似同实异。

再从有关预后不良的条文来看：

（294）条张令韶注："此论少阴生阳衰于下，而真阴竭于上也。少阴病但厥无汗者，阳气微也。夫汗虽血液，皆由阳气之熏蒸宣发而出也。今少阴生阳衰微，不能蒸发，故无汗。强发之，不能作汗，反动其经隧之血，从空窍而出也。然未知从何道之窍而出，少阴之脉循喉咙，挟舌本，系目系，故或从口鼻或从目出。阳气厥于下而阴血竭于上，少阴阴阳气血俱伤，故为难治。"陆渊雷更进一步说："少阴病汗出肤冷者，为亡阳急证，但厥无汗者，阳亡而津不继，血燥无以作汗也，其势虽较缓，其病为尤重。少阴本无汗法，篇中麻附二汤，皆兼太阳者，非纯少阴也。今于阴阳两竭之证强发其汗，必激动血行而出血。"两说应以后者更为合理，因为如果没有阴虚血燥，而但有阳虚血寒，是不大可能由于强汗而动血的。

（295）条恶寒蜷卧下利而手足逆冷，是为纯阴无阳，故云不治。但舒驰远说："此证尚未至汗出息高，犹为可治，急投四逆汤加人参，或者不死。"亦可供参考。

（296）条"少阴病，吐利，躁烦四逆者，死"和（309）条"少阴病，吐利，手足逆冷，烦躁欲死者，吴茱萸汤主之"证同而一死一生，乍看似费解，细玩仍可辨。如程郊倩说："由吐利躁烦，阴阳离脱而扰乱可知，加之四逆，胃阳绝矣，不死何待。使早知温中而暖土也，宁有此乎！此与吴茱萸汤证，只从躁逆先后上辨。一则阴中尚有阳神，一则阳尽惟存阴魄耳。"必须指出，（309）条的吴茱萸汤证是因少阴寒并厥阴而成，由于水中木郁已极而少阴阳虚未甚，其脉多沉而弦细，故可用吴茱萸汤取效。（296）条是因少阴阴寒已极而真阳竭绝所致，其脉必沉而微细，故主死。

（297）条少阴病，如属阳回利止，必神情清爽，是为向愈。若利无可利而止，并现头眩时时自冒者，则是阴竭于下而阳脱于上，故主死。如舒驰远说："下利止而阳回者，自必精神爽慧，饮食有味，手足温和，病真愈也，所谓阳回利止则生；若利虽止，依然食不下，烦躁不安，四肢厥冷，其阳未回，下利何由自止，势必阴精竭绝，真死证也，故曰阴尽利止则死。"

（298）条"少阴病，脉不至，不烦而躁"，纯阴无阳可知主死。故陈修园说："此言少阴有阴无阳者死也。少阴病，阳气不行于四肢故四逆，阳气不布于周身故恶寒而身蜷，阳气不通于经脉故脉不至，且不见心烦，而惟见躁扰者，纯阴无阳之中，忽呈阴证似阳，为火将绝而暴张之状，主死。"

（299）条少阴病至六七日而现"息高"的，是属元阳虚脱之候，多兼有冷汗如珠、脉微细如丝等症，但如急投四逆加人参汤，或可不死。

（300）条少阴病，由于失治，以致阴阳离决，而成死证。倘能在"脉微细沉，但欲卧，汗出不烦，自欲吐"的阴盛于内而阳亡于外之时，急投四逆加人参汤，必可转危为安。无奈坐失机宜，延至五六日，阴从下脱而自利，以致阴阳离决而作"烦躁不得卧寐"的最后挣扎，不死何待。

这七条都属少阴病阴阳竭绝而预后不良者。柯韵伯之所以认为"少阴病是生死关"，就是因为少阴心肾为生命的根本所在，病至少阴，危及生命根本的缘故。

"少阴病，欲解时，从子至寅上。"（291）

少阴禀先天之水火，阴中有阳（坎水中潜龙火）。天气至亥时为阴极，阴极则阳生，故天之阳生于子时，而人之少阴应之。所以程郊倩说："肾之生阳在子。"方中行也说："子者，少阴生旺之地也。"从子至寅，一阳渐生，少阴病到此时，可因其经气的旺盛而病解。

"少阴病，脉沉者，急温之，宜四逆汤。"（323）

四逆汤方

甘草二两炙，干姜一两半，附子一枚生用，去皮，破八片。

上三味，以水三升，煮取一升二合，去滓，分温再服。强人可大附子一枚，干姜三两。

"少阴病，饮食入口则吐，心中温温欲吐，复不能吐，始得之，手足寒，脉弦迟者，此胸中实，不可下也，当吐之；若膈上有寒饮，干呕者，不可吐也，当温之，宜四逆汤。"（324）

"伤寒，医下之，续得下利清谷不止，身疼痛者，急当救里；后身疼痛，清便自调者，急当救表。救里，宜四逆汤；救表，宜桂枝汤。"（93）

"病发热，头痛，脉反沉，若不差，身体疼痛，当救其里，宜四逆汤。"（94）

"脉浮而迟，表热里寒，下利清谷者，四逆汤主之。"（228）

"大汗出，热不去，内拘急，四肢疼，又下利，厥逆而恶寒者，四逆汤主之。"（352）

"大汗，若大下利而厥冷者，四逆汤主之。"（353）

"下利，腹胀满，身体疼痛者，先温其里，乃攻其表，温里宜四逆汤；攻表宜桂枝汤。"（371）

"呕而脉弱，小便复利，身有微热，见厥者难治，四逆汤主之。"（376）

"吐利汗出，发热恶寒，四肢拘急，手足厥冷者，四逆汤主之。"（387）

"既吐且利，小便复利而大汗出，下利清谷，内寒外热，脉微欲绝者，四逆汤主之。"（388）

这十一条少阴病四逆汤证，有因伤寒直中少阴，起病即现其里虚寒证而无表证者，如（323）、（324）和（353）条是。从（323）条宜四逆汤急温之来体会，其少阴病脉沉，必包括脉微细、但欲寐等症在内。否则，是决不可但据脉沉而投以四逆汤的。（324）条少阴病始得之的"膈上有寒饮"的虚实辨证论治，其所以当温以四逆汤之理，上已详述，不再重复。

（353）条陈亮斯说："汗而云大，则阳气亡于表；下利云大，则阳气亡于里矣。如是而又厥冷，何以不列于死证条中？玩本文不言五六日、六七日，而云大汗大下，乃阴寒骤中之证。凡骤中者，邪气虽盛而正气初伤，急急用温，正气犹能自复，未可即称死证，不比病久而忽大汗大下，阴阳脱而死也。"有因太阳伤寒病并少阴，表证未已，而里证复起，或伤寒两感于太阳和少阴，起病即表里两证合见者，如（93）、（94）和（371）条是。（93）条太阳伤寒，身疼痛本应汗解，而医反下之，以致"续得下利清谷不止"。这是一种水还水谷还谷的澄澈清冷的下利，乃脾肾尤其是肾阳衰微所致，为病入少阴的重症之一。虽然表证仍在，但因里急于表，故宜先用四逆汤急救其里。必待阳回利止后，才可用桂枝汤以解其表。（94）和（371）条则属伤寒两感于太阳和少阴（太阴）的表里俱寒的合病；亦因里急于表，故亦宜四逆汤先温其里。

至于（228）、（352）、（376）、（387）和（388）条的表（外）热里（内）寒证约可分之为二：一为表里同病所致，如（387）、（388）和（352）条是。（387）条霍乱，吐利、汗出、手足厥冷而拘急是里寒证，发热恶寒是表热证，即表里同病的表（外）热里（内）寒证，由于里证急于表证，故宜用四逆汤急救其里。（388）条霍乱，外有发热恶寒的表证，内有吐利、汗出肢厥、脉微的里证，所以说"内寒外热"。这和阴盛格阳的内寒外热不同，故只须用四逆汤急温其里，而不必用通脉四逆汤峻温回阳。但张路玉则说："设四逆不足以杀其势，其用通脉四逆，具见言外矣。"（352）条也应属表里同病的表热里寒证。因为从"大汗出，热不去"来玩味，可知前此必有发热无汗等表证存在，后由表传里，虽由无汗而大汗出，但表仍未解，故热仍不去；同时恶寒、四肢疼尚在，只是由于下利厥逆的里虚寒证急于表证，故宜用四逆汤以救其里。如徐灵胎说："此条诸证皆属阴寒，固为易辨。惟'热不去'三字，则安知非表邪未尽，即恶寒亦安知非太阳未罢之恶寒，惟下利厥逆则所谓急当救里，不论其有表无表，而扶阳不可缓矣。"

一为阴盛格阳所致，如（228）和（376）条是。（376）条厥逆、脉弱、小便利为阴寒内盛，身有微热而呕为阳气外越，是属阴盛格阳之候。如尤在泾说："脉弱便利而厥为内虚且寒之候，则呕非火邪，乃是阴气之上逆；热非寒邪，乃是阳气之外越矣。故以四逆汤救阳驱阴为主。然阴方上冲而阳且外越，其离决之势，有未可即为顺接者，故曰难治。"程郊倩也说："身微热而见厥，则甚寒逼微阳而欲越，故为难治。"惟本条既属阴盛格阳证，则当采用通脉四逆汤为更妥。（228）条的"表热里寒"，虽然不少注家认为是表里同病证，但从本条列于阳明病篇，而少阴阴盛格阳的身热、面赤、烦渴脉浮虚大的外热证，颇与阳明气热外蒸的身热、面赤、烦渴、脉浮洪大之证相类似来看，则应以属之于阴盛格阳证更有临床指导意义。

钱天来说："四逆汤者，所以治四肢厥逆而名之也。《素问·阳明脉解》篇云：四肢者，诸阳之本也，阳盛则四肢实，即阴阳应象大论之清阳实四肢也。《灵枢·终始》篇云：阳受

气于四末，阴受气于五脏。盖以谷入于胃，气之清者为营，行
于脉中，浊者降于下焦，为命门真阳之所蒸腾，其气直达皮肤，
而为卫气，先充满于四末，然后还而温肌肉，密腠理，行于阴阳，
各二十五度，故四肢为诸阳之本。此以真阳虚衰，阴邪肆逆，
阳气不充于四肢，阴阳不相顺接，故手足厥冷……仲景急以温
经复阳为治，故立四逆汤，其以甘草为君者，以甘草甘和而性缓，
可缓阴气之上逆；干姜温中，可以救胃阳而温脾土。即所谓四
肢皆禀气于胃，而不得至经，必因于脾，乃得禀焉，此所以脾
主四肢也。附子辛热，直走下焦，大补命门之真阳，故能治下
焦逆上之寒逆，助清阳之升发，而腾达于四肢，则阳回气暖，
而四肢无厥逆之患矣，是以名之曰四逆汤也。"又柯韵伯："按
理中、四逆二方，在白术、附子之别，白术为中宫培土益气之品，
附子为坎宫扶阳生气之剂。故理中只理中州脾胃之虚寒，四逆
能佐理三焦阴阳之厥逆也。后人加附子于理中，名曰附子理中
汤，不知理中不须附子，而附子之功不专在理中矣。盖脾为后天，
肾为先天，少阴之火所以生太阴之土，脾为五脏之母，少阴更
太阴之母，与四逆之为剂重于理中也。不知其义者，谓生附配
干姜补中有发，附子得生姜而能发散，附子非干姜则不热，得
甘草而性缓，是只知从药性上论寒热攻补，而不知于病机上分
上下浅深也，所以不入仲景之门也哉！"四逆汤乃应以温壮肾
阳的附子为主药；而以干姜温中健脾和炙甘草补中益气为佐药；
炙甘草具有温补作用，既能补中益气，还能补心安神（如炙甘
草汤方），且能缓急解毒。四逆汤中的生附子有大毒，但与炙
甘草同用，并经过久煮则无毒。

"恶寒脉微而复利，利止，亡血也，四逆加人参汤主之。"
（384）

四逆加人参汤方

甘草二两炙，附子一枚生，去皮，破八片，干姜一两半，人参一两。

上四味，以水三升，煮取一升二合，去滓，分温再服。

本条无热恶寒脉微是亡阳证，其下利以至利无可利而利止是亡血证，病属阴阳气血两伤而以阳气受伤尤甚，故宜用四逆加人参汤以急救阳气为主。人参具有益气以生血的作用，其性阳中有阴，刚中有柔。四逆汤中加了人参，乃变纯阳刚燥之剂，而为刚中有柔之方，故适用于少阴阴阳气血两伤而以阳气受伤尤甚的危重病证。

"发汗，若下之，病仍不解，烦躁者，茯苓四逆汤主之。"
（69）

茯苓四逆汤方

茯苓四两，人参一两，附子一枚生用，去皮，破八片，甘草二两炙，干姜一两半。

上五味，以水五升，煮取三升，去滓，温服七合，日二服。

本条证属太阳病传少阴所致。如柯韵伯说："此条亦为太阳坏病转属少阴也。汗而复下，阳气衰亡，则转属少阴矣。此阳证变阴，阴证似阳，世医多不能辨。用凉药以治烦躁，鲜有不速其毙者，由不知太阳以少阴为里，少阴为太阳之根源也。"但本条所述证候不全，当深入领会。如《医宗金鉴》说："大青龙汤证不汗出之烦躁，乃未经汗下之烦躁，属实；此条病不解之烦躁，乃汗下后之烦躁，属虚。然脉之浮紧、沉微，自当别之。"《伤寒点睛》说:"证中必有厥逆句,故名之茯苓四逆汤。"《类聚方广义》说:"茯苓四逆汤治四逆加人参汤证而心下悸,小便不利,身眴动,烦躁者。"这样认识就比较全面了。

"少阴病,下利清谷,里寒外热,手足厥逆,脉微欲绝,身反不恶寒,其人面色赤,或腹痛,或干呕,或咽痛,或利止脉不出者,通脉四逆汤主之。"(317)

通脉四逆汤方

甘草二两炙,附子大者一枚生用,去皮,破八片,干姜三两(强人可四两)。

上三味,以水三升,煮取一升二合,去滓,分温再服。其脉即出者愈。面色赤者,加葱九茎。腹中痛者,去葱,加芍药二两。呕者,加生姜二两。咽痛者,去芍药,加桔梗一两。利止脉不出者,去桔梗,加人参二两。病皆与方相应者,乃服之。

"下利清谷,里寒外热,汗出而厥者,通脉四逆汤主之。"(369)

"吐已下断,汗出而厥,四肢拘急不解,脉微欲绝者,通脉四逆加猪胆汤主之。"(389)

通脉四逆加猪胆汁汤方

甘草二两炙,干姜三两(强人可四两),附子大者一枚生,去皮,破八片。猪胆汁半合。

上四味,用水三升,煮取一升二合,去滓,内猪胆汁,分温再服,其脉即来。

(317)和(369)条所谓"里寒外热",都是指少阴阴盛于内（下）而格（戴）阳于外（上）而言。其人身热不恶寒，是少阴阴盛于内，格阳于外之候；其人面色赤，是少阴阴盛于下，戴阳于上之候。由于少阴肾阳为人身诸阳之本，少阴阴盛而致格阳、戴阳，则人身诸阳因其根本动摇，失所凭依，亦必随之上飞外越，所以出现通身发热。其中又以心和胃两方面的表现较为显著，如心之虚阳浮越则烦躁，甚至神昏谵语发狂；胃之虚阳浮越则面赤、干呕、咽痛、口渴等。本证身热面赤等外热证，颇与阳明病里热证近似，虽然在同时出现如（317）条下利清谷、手足厥逆、脉微欲绝等里寒证时不难鉴别，但在外热现象显著，而里寒现象隐微时则易被忽略。例如（11）条所谓"病人身大热，反欲得衣者，热在皮肤，寒在骨髓也。"这就须辨证精细及时，发现其隐微的"反欲得近衣"，才不致为其显著的"身大热"所迷惑。至于格阳证是否汗出的问题，有些人认为少阴阴盛格阳证是无汗的，也正因为无汗，外越之浮阳尚在，故犹可救；若大汗一出，则浮阳散去，就无可挽回了。但从（369）条"里寒外热"的格阳证而汗出，和一般亡阳虚脱必大汗出并可用参附龙牡汤等方挽救来看，可见格阳证汗出，只能认为是由格阳发展到脱阳的更加严重的危候，而不能认为是必死之证。

主治少阴格阳证的通脉四逆汤与四逆汤同中有异。陈修园认为："四逆汤以生附配干姜，取其开辟群阴，迎阳归舍，交接十二经，为斩旗夺关之猛将；而以甘草为主者，从容筹划，所以尽其将将之能，此峻剂中之缓剂也。若倍加干姜，则为通脉四逆汤，以此时生气已离，亡在顷刻，若以柔缓之甘草为君，岂能疾呼散阳而使返耶？故倍用干姜，而仍不减甘草者，恐涣散之余，能当干姜之猛，还借甘草以收全功也。"陈氏只看到通脉四逆汤在四逆汤基础上倍干姜为三两，而忽略生附子是用大者一枚破八片，炙甘草也有作三两者，因而他的分析尚欠细致。两方在《伤寒论》药味排列尽同，只是量有大小，力有强弱而已。又柯氏认为通脉四逆汤中应有人参和葱白，颇有见地，不可忽略。

（389）条通脉四逆加猪胆汤方之所以加猪胆主要有两说：一说是反佐法，如成无己："吐已下断，津液内竭则不当汗出。汗出者不当厥，今汗出而厥，四肢拘急不解，脉微欲绝者，阳气大虚，阴气独胜也。若纯与阳药，恐阴为格拒，或呕或躁，不得复入也；与通脉四逆汤加猪胆汁，胆苦入心而通脉，胆寒补肝而和阴，引置阳药不被格拒。"本证虽属阳亡而阴亦受损，但究以阳虚为甚，必须以救阳为急务，且阳生阴自长，救阳即所以救阴，其理甚明。何况猪胆苦寒，并非滋养阴液之品，也只能取其反佐以通格拒，而不能赖以滋阴柔筋。因此，一般认为格阳证因呕而不受药者，宜用通脉四逆加猪胆汤治之。

"少阴病，下利，白通汤主之。"（314）

"少阴病，下利，脉微者，与白通汤；利不止，厥逆无脉，干呕烦者，白通加猪胆汁汤主之。服汤，脉暴出者死，微续者生。"（315）

白通汤方

葱白四茎，干姜一两，附子一枚生，去皮，破八片。

上三味，以水三升，煮取一升，去滓，分温再服。

白通加猪胆汁汤方

葱白四茎，干姜一两，附子一枚生，去皮，破八片，人尿五合，猪胆汁一合。

上五味，以水三升，煮取一升，去滓，内猪胆、人尿，和令相得，分温再服。若无胆，亦可用。

这两条应合看，由于少阴阴盛于内而格（戴）阳于外（上），故既现有肢厥、脉微、下利，又现有干呕、心烦（还可有面赤、足冷）等症。正由于本证是因阴盛格阳，阴阳相离所致，故白通汤既用附、姜以峻温回阳，又用葱白以交通阴阳，使之由离而合，才能转危为安。王太仆说："热与寒背，寒与热违，微小之热为寒所折，微小之冷为热所消，大寒大热必能与违性者争，与异气者格，是以圣人反其佐以同其气，令声应气求也。"这就是《内经》"甚者从之"的治疗原则。故成无己指出："《内经》曰：若调寒热之逆，冷热必行，则热物冷服，下嗌之后，冷体既消，热性便发，由是病气随愈，呕哕皆除，情且不违，而致大益。此和人尿、猪胆汁咸苦寒物于白通汤热剂中，要其气相从，则可以去格拒之寒也。"至于"服汤，脉暴出者死，微续则生"，则是由于暴出无根而微续有本之故。如尤在泾说："脉暴出者，无根之阳暴发无遗，故死；脉微续者，被抑之阳来复有渐，故生。"又本证厥逆无脉的，当在白通汤中加入人参为妥。又从（315）条所述少阴病的脉象由微而无，又由无而暴出或微续来看，显然先是由于少阴阴盛阳衰而"脉微"，继则由于阳为阴寒所闭阻而"无脉"，后来由于服了温通阳气的白通汤而出现"暴出"或"微续"两种相反的情况。所谓"微续"是由无脉而继续出现微弱脉，乃真阳渐复之象，所以说"微续者生"；所谓"暴出"当是由无脉而忽然洪大，即后世所比喻的"回光返照""灯黑复明"之象，亦即大病临死前的挣扎，所以说"脉暴出者死"。但（315）条因"厥逆无脉"而"服汤，脉暴出者死"和（317）条因"利止脉不出"而服汤"其脉即出者愈"是似同实异的。因为"脉即出"并不等于"脉暴出"；"脉暴出"与"脉微续"是相对的，而"脉即出"则可"微"可"暴"，脉即微出者生，脉即暴出者死。（317）条通脉四逆汤方后所谓服后"其脉即出者愈"，当是脉微续出，而非脉暴出。实未可与（315）条所谓"服汤，脉暴出者死"混言不辨。

"下之后，复发汗，昼日烦躁不得眠，夜而安静，不呕不渴，无表证，脉沉微，身无大热者，干姜附子汤主之。"（61）

干姜附子汤方

干姜一两，附子一枚生用，去皮，破八片。

上二味，以水三升，煮取一升，去滓，顿服。

从本条脉沉微而身热烦躁来看，可见是属少阴阴盛于内而格阳于外之证。故宜附子、干姜峻温回阳。附子生用，则力更猛，不如甘草，其力更专，一次顿服，使药力集中，则收效更捷。至于烦躁之所以昼作夜止，是因昼属阳，夜属阴，烦躁为阴阳相争之象。本证由于少阴阴寒太盛，体内衰微的阳气必得体外昼间的阳气相助，才能有力与阴争，故烦躁昼作；若在体外夜间阴盛时，则体内衰微的阳气必无力与阴争，故烦躁夜止。如尤在泾说："昼日虚阳欲复而与邪争，则烦躁不得眠；夜而阴旺阳虚不能与邪争，则反安静也。"

"少阴病，二三日不已，至四五日，腹痛，小便不利，四肢沉重疼痛，自下利者，此为有水气，其人或咳，或小便利，或下利，或呕者，真武汤主之。"（316）

"太阳病发汗，汗出不解，其人仍发热，心下悸，头眩，身𥆧动，振振欲擗地者，真武汤主之。"（84）

真武汤方

茯苓、芍药、生姜切各三两，白术二两，附子一枚炮，去皮，破八片。

上五味，以水八升，煮取三升，去滓，温服七合，日三服。

（316）条明言"此为有水气"，自属少阴水气为病。由于肾为水脏，肾阳衰微，不能制水，以致水气泛滥于内外上下，盛于体表则四肢沉重疼痛，逆于肺胃则咳呕，阻于脾土则腹痛，趋于肠间则下利，滞于膀胱则小便不利。因其病根在肾，故真武汤方以附子补火制水为主，并配白术、生姜、茯苓以培土利水为佐，至于所配白芍，既能利水，又能止痛。（84）条是因太阳病传少阴，少阴火衰水盛，以致出现悸眩𥆧振等症。其所以"仍发热"者，是太阳之表未解，并非少阴之阳外越。但因病机主要在少阴之里，故宜用真武汤温阳利水。

这里还有必要提出讨论的是少阴涉及厥阴的病机问题。一般对温病少阴阴（水）虚阳（火）亢，水不涵木，引起厥阴风木内动，由少阴温病的加减复脉汤证发展成为厥阴温病的大定风珠证，是毫不怀疑的。但对伤寒少阴阴（水）盛阳（火）衰，水助木邪，引起厥阴风木内动，则极少谈到。其实如上所述的少阴病真武汤证，由于火衰水盛所致的悸眩𥆧（并可与88条"筋惕肉瞤"合看)振(并可与 67 条"身为振振摇"参看)等症，如果但从少阴火衰水盛去解释是难以令人满意的。因为这些症状都具有动摇的特点，而火衰水盛则应主静而不应主动的缘故，因而只有从少阴火衰水盛，水助木邪，引起厥阴风木内动去解释。也就是说，真武汤所主治的悸眩瞤振，是因少阴火衰水盛，引起厥阴风动所致，故宜温阳利水以息风。因此，必须明确，厥阴肝风内动有阴阳之别，肝之阳风内动的虚热证，治宜滋阴以息风；肝之阴风内动的虚寒证，治宜温阳以息风。

"少阴病，得之一二日，口中和，其背恶寒者，当灸之，附子汤主之。"（304）

"少阴病，身体痛，手足寒，骨节痛，脉沉者，附子汤主之。"（305）

附子汤方

附子二枚炮, 去皮, 破八片, 茯苓三两, 人参二两, 白术四两, 芍药三两。

上五味，以水八升，煮取三升，去滓，温服一升，日三服。

（304）条以"背恶寒"为其主症之一，由于背为太阳和督脉共主之地，故背寒有表里之分，表则太阳，里则少阴（肾阳贯于督脉）。但少阴病的背恶寒，必须具有"脉微细，但欲寐"等临床特征，否则就不一定是少阴病。（305）条少阴病，身体骨节疼痛而脉沉（微细），可与（179）条太阳病，风湿身体骨节疼痛而脉浮（虚涩）对照。李缵文指出："此方扶正达邪，为寒湿风湿身痛仙丹。"我认为风寒湿痹病在太阳而表虚者，宜用桂枝汤加附子、白术（即太阳病风湿三方的合方）；如其病已内陷少阴或风寒湿邪直中少阴而里虚者，则宜用附子汤。

这里须附及："发汗，病不解，反恶寒者，虚故也，芍药甘草附子汤（芍药、甘草_炙各三两，附子一枚炮，_{去皮，破八片}。以水五升，煮取一升五合，去滓，分温三服）主之。"从芍药甘草附子汤方即附子汤方去参、术、苓，加甘草，并主治汗后恶寒的虚证来看，本方是以温补阳气为主，并非阴阳双补之剂。

"少阴病，下利便脓血者，桃花汤主之。"（306）

"少阴病，二三日至四五日，腹痛，小便不利，下利不止，便脓血者，桃花汤主之。"（307）

桃花汤方

赤石脂一斤_{一半全用，一半筛末}，干姜一两，粳米一升。

上三味，以水七升，煮米令熟，去滓，温服七合，内赤石脂末，方寸匕，日三服。若一服愈，余勿服。

（306）和（307）条的少阴病，都以下利便脓血为主症，是由太阴病传少阴，中气失守，下元不固，气不摄血所致，故宜桃花汤以温补固涩之。本证还可与（164）条赤石脂禹余粮汤所主治的"下利不止"和（90）条禹余粮丸（古本《伤寒杂病论》：禹余粮四两，人参三两，附子二枚，五味子三合，茯苓三两，干姜三两。蜜为丸如梧子大，每服二十丸）所主治的"恍惚心乱，小便已阴疼"合参。

"少阴病，始得之，反发热，脉沉者，麻黄细辛附子汤主之。"（301）

"少阴病，得之二三日，麻黄附子甘草汤微发汗。以二三日无里证，故发微汗也。"（302）

麻黄细辛附子汤方

麻黄二两去节，细辛二两，附子一枚炮，去皮，破八片。

上三味，以水一斗，先煮麻黄，减二升，去上沫，内诸药，煮取三升，去滓，温服一升，日三服。

麻黄附子甘草汤方

麻黄二两去节，甘草二两炙，附子一枚炮，去皮，破八片。

上三味，以水七升，先煮麻黄一两沸，去上沫，内诸药，煮取三升，去滓，温服一升，日三服。

这两条应与太阳病篇（94）条"病发热，头痛，脉反沉，若不差，身体疼痛，当救其里，宜四逆汤"和（93）条"伤寒，医下之，续得下利清谷不止，身疼痛者，急当救里；后身疼痛，清便自调者，急当救表。救里，宜四逆汤；救表，宜桂枝汤"合并讨论。这就是说，太阳与少阴表里同病而现表实里虚证的，治宜温里发表以双解之，如（301）（302）条是其例。如其表里同病而现表里俱虚证（里急于表）的，治宜先温其里，而后解其表，如（93）（94）条是其例。前已详述，此处从略。但应指出的是，《金匮要略》列此二方于水气病篇，并明言"水之为病，其脉沉小，属少阴……宜麻黄附子汤（即《伤寒论》麻黄附子甘草汤方）""气分，心下坚，大如盘……水饮所作，桂枝去芍药加麻黄细辛附子汤主之"，可见二方亦能主治水肿。

这里谈谈水肿从六经按太阳和少阴辨证论治的问题。

由于肾为水脏，总司人身水液，故水肿病多在肾，而常从肾治疗。但因肺主通调水道，脾主运化水谷，故水肿病又多与肺、脾有关，而应同时治其肺、脾，有时甚至要以治肺、脾为主，才能达到消肿的目的。这就是一般对水肿病机常把上、中、下三焦的肺、脾、肾相提并论的理由所在。我对水肿病喜用六经辨证论治，并着重于太阳和少阴，这是因为太阳膀胱为水腑而肾为水脏之故。根据"实则太阳，虚则少阴"的理论，水肿初起的实证多关太阳，而日久由实转虚的虚证则多关少阴；若水肿而见虚实错杂证的，则多双关太阳和少阴。以寒湿水肿为例，病在太阳的，宜用甘草麻黄汤或五苓散等以发汗利水；病在少阴的，宜用真武汤等以温阳利水；病在太阳和少阴的，宜用麻黄细辛附子汤或麻黄附子汤等以发表温里。这里必须指出，在太阳和少阴的水肿病机中是包含着上、中、下三焦的肺、脾、肾在内的。如病在太阳多涉及太阴肺（太阳主皮肤，肺合皮毛，同主表）和脾（太阳为寒水之经，而脾土为制水之脏），故甘草麻黄汤用麻黄为主，既是开太阳以利水，又是开肺气以行水；而其佐药甘草既能保肺，又能和中。五苓散既用茯苓、猪苓、泽泻利膀胱之水以消肿，又用白术培中焦之土以制水；而其桂枝既能入太阳以化气行水，又能入脾胃以温运中气。病在少阴肾的也多涉及肺和脾（它们都具有母子关系），如麻黄附子汤既用附子温肾（也能温脾）为主，又用麻黄宣肺与甘草和脾为佐。真武汤既用附子以温肾（也能温脾）为主，又用白术、生姜、茯苓以健脾行水为佐。但水肿病在少阴肾的，常因少阴肾水上凌心火，以致心神不宁而见心悸，故真武汤中用茯苓，既是取其利水，也是取其安神。或因少阴肾水妄动，以致厥阴肝木不宁，如《伤寒论》真武汤证的"头眩身𢙀动，振振欲擗地"，就是肾阳衰微，水气妄动，肝失温养而风木不宁的具体反应。故真武汤中用白芍，既是取其利水，也是取其敛肝。由此可见，水肿从六经按太阳和少阴辨证论治，既能全面概括，更能突出重点。

这里还须提出的是：

《温病条辨》下焦篇说："湿久不治，伏足少阴，舌白身痛，足跗浮肿，鹿附汤主之。"（43）

鹿附汤方

鹿茸五钱，附子三钱，草果一钱，菟丝子三钱，茯苓五钱。

水五杯，煮取二杯，日再服，渣再煮一杯服。

吴氏自注："湿伏少阴，故以鹿茸补督脉之阳。督脉根于少阴……督脉总督诸阳，此阳一升，则诸阳听令。附子补肾中真阳，通行十二经，佐之以菟丝，凭空行气而升发少阴，则身痛可休。独以一味草果，温太阴独胜之寒以醒脾阳，则地气上蒸天气之白苔可除，且草果，子也，凡子皆达下焦。以茯苓淡渗，佐附子开膀胱，小便得利，而跗肿可愈矣。"本方对肾病足跗浮肿久久不消者，颇有效验。

"湿久，脾阳消乏，肾阳亦惫者，安肾汤主之。"（44）

安肾汤方

鹿茸三钱，胡芦巴三钱，补骨脂三钱，韭子一钱，大茴香二钱，附子二钱，茅术二钱，茯苓三钱，菟丝子三钱。

水八杯，煮取三杯，分三次服。大便溏者，加赤石脂；久病恶汤者，可用二十份作丸。

吴氏自注："凡肾阳惫者，必补督脉。故以鹿茸为君，附子、韭子等补肾中真阳，但以苓、术二味，渗湿而补脾阳，釜底增薪法也。"

三、厥阴虚寒证治

厥阴虚寒以乌梅丸证为主。这里就《伤寒论》有关条文加以讨论。

"伤寒，脉微而厥，至七八日，肤冷，其人躁，无暂安时者，此为脏厥，非蛔厥也。蛔厥者，其人当吐蛔。今病者静，而复时烦者，此为脏寒，蛔上入其膈，故烦，须臾复止，得食而呕，又烦者，蛔闻食臭出，其人常自吐蛔。蛔厥者，乌梅丸主之。又主久利。"（338）

乌梅丸方

乌梅三百枚，细辛六两，干姜十两，黄连十六两，附子六两炮，去皮，当归四两，蜀椒四两出汗，桂枝六两去皮，人参六两，黄柏六两。

上十味，异捣筛，合治之，以苦酒渍乌梅一宿，去核，蒸之五斗米下，饭熟，捣成泥，和药令相得，内臼中，与蜜杵二千下，丸如梧桐子大，先食饮，服十丸，日三服，稍加至二十丸。禁生冷、滑物、臭食等。

《医宗金鉴》注："伤寒脉微而厥……至七八日不去，手足厥冷而更通身肤冷，躁无暂安之时者，此为厥阴阳虚阴盛之脏厥，非阴阳错杂之蛔厥也。若蛔厥者，其人当吐蛔，今病者静而复时烦，不似脏厥之躁无暂安时，知蛔上膈之上也，故其烦须臾复止也。得食而吐，又烦者，是蛔闻食臭而出，故又烦也。

得食蛔动而呕，蛔因呕吐而出，故曰其人当吐蛔也。"伤寒脉微而厥，应属之于少阴阳虚阴盛，本当用四逆汤以急温之。由于延误失治，以致病并厥阴，而见通身肤冷，躁无暂安时之证，其躁无暂安时是病入厥阴的确证，这应与《素问·刺热》篇所谓"肝热病者，小便先黄，腹痛，多卧身热，热争则狂言及惊，胁满痛，手足躁，不得安卧"对照。即肝热的"手足躁，不得安卧"，必身热，小便色黄；肝寒的"躁无暂安时"，必肢厥肤冷，小便色白（因其病由少阴传来，包含肾寒在内）。本证还可与（296）条"少阴病，吐利，躁烦四逆者，死"合参，从其"躁烦四逆"轻于本证"肤冷""躁无暂安时"来体会，仲景对本证不出方治，实意在言外。但从（309）条"少阴病，吐利，手足逆冷，烦躁欲死者，吴茱萸汤主之"来看，又未尝不可勉用四逆合吴茱萸以冀万一。至于蛔厥主以乌梅丸，一般多从上热下寒作解，其实病机主要在于脏寒，而其方主要是温脏安蛔。故《金镜内台方议》说："蛔厥者，乃多死也。其人阳气虚微，正元衰败，则饮食之物不化，反化而为蛔虫也。蛔为阴虫，故知阳微而阴胜，阴胜则四肢多厥也……故用乌梅为君，其味酸能胜蛔，以川椒、细辛为臣，辛以杀虫，以干姜、桂枝、附子为佐，以胜寒气，而温其中，以黄连、黄柏之苦以安蛔，以人参、当归之甘而补缓其中，各为使。"又《千金方》"治冷痢久下"的乌梅丸，即本方，亦可见其是以阳虚脏寒为主。

"厥阴之为病，消渴，气上撞心，心中疼热，饥而不欲食，食则吐蛔，下之利不止。"（326）

本条多从上热下寒均等作解，其实病机主要在于脏寒。如程林说："厥阴者，两阴交尽，阴之极也，极则逆，逆固厥，其病多自下而上。所以厥阴受寒，则雷龙之火逆而上奔，撞心而动心火，心火受触，则上焦俱扰，是以消渴而心烦疼，胃虚而不能食也，食则吐蛔，则胃中自冷可知，以此句结前症，见为厥阴自病之寒，非传热也。"钱天来也说："邪入厥阴，则阴邪自下迫阳于上，故气上撞心，心中疼热，而消渴也……阴中之阳，受迫而在上，故消渴而胃觉饥，然终是阴邪，所以不欲食，客热尚不杀谷，况阴邪乎？"由此可见，本条是以厥阴脏寒为主，其上热并非伤寒传经之热邪，而是雷龙之阴火上迫。故乌梅丸方中辛热药占主导地位，而其所佐苦寒药只是取其制蛔而已。须知本证是忌用苦寒泻胃土的，所以钱氏又指出："若不知，而以苦寒误下之，则胃阳败绝，真阳下脱，故利不止也。"

"厥阴中风，脉微浮，为欲愈；不浮，为未愈。"（327）

本条"厥阴中风，脉微浮，为欲愈"，是因病机由阴出阳之故。如尤在泾说："此厥阴经自受风邪之证。脉微为邪气少，浮为病在经，经病而邪少，故为欲愈。或始先脉不微浮，继乃转而为浮者，为自阴出阳之候，亦为欲愈，所谓阴病得阳脉者生是也。然必兼有发热微汗等证候，仲景不言者，以脉该证也。若不浮，则邪着阴中，漫无出路，其愈正未可期，故曰不浮为未愈。"

"厥阴病，渴欲饮水者，少少与之，愈。"（329）

厥阴病阴证回阳，诸症悉平，而但渴欲饮水的，为欲愈之征。

"厥阴病，欲解时，从丑至卯上。"（328）

从丑至卯为天气阴尽阳生之时，而厥阴为阴尽阳生之脏。所以厥阴病到此时，可因其经气得天气之助而旺盛，于是正胜邪退而病解。

"手足厥寒，脉细欲绝者，当归四逆汤主之；若其人内有久寒者，宜当归四逆加吴茱萸生姜汤主之。"（351）

当归四逆汤方

当归三两，桂枝三两去皮，芍药三两，细辛三两，甘草二两炙，通草二两，大枣二十五枚擘，一法十二枚。

上七味，以水八升，煮取三升，去滓，温服一升，日三服。

当归四逆加吴茱萸生姜汤方

当归三两，芍药三两，甘草二两炙，通草二两，大枣二十五枚擘，桂枝三两去皮，细辛三两，生姜半斤切，吴茱萸二升。

上九味，以水六升，清酒六升和，煮取五升，去滓，温分五服。

多数注家认为，（351）条的手足厥冷、脉细欲绝是厥阴伤寒之表证，而当归四逆汤为厥阴伤寒之表药。如陆九芝说："手足厥寒，脉细欲绝者，为厥阴之表证，当归四逆汤为厥阴之表药。"柯韵伯也在当归四逆汤方下明确指出"此厥阴伤寒发散表邪之剂也"。但手足厥冷而脉细欲绝，极似少阴阳虚证，必须细辨。大致少阴病手足厥冷多脉微欲绝，且有踡卧欲寐、下利清谷等里寒证；厥阴病手足厥冷多脉细欲绝，而无踡卧欲寐、下利清谷等里寒证，以此为别。如尤在泾说："手足厥寒，脉微欲绝者，阳之虚也，宜四逆辈。脉细欲绝者，血虚不能温于四末，并不能荣于脉中也。夫脉为血之府，而阳为阴之先，故欲续其脉必益其血，欲益其血必温其经。方用当归、芍药之润以滋之，甘草、大枣之甘以养之，桂枝、细辛之温以行之，而尤藉通草之入经通脉，以续其绝而止其厥。"唐容川也认为："此因脉细，知其寒在血分，不在气分，故不用姜附，而但用桂辛以温血也。"由此可见，当归四逆汤所主治的厥证，虽然也属寒厥范畴，但和四逆汤所主治的厥证相比，又有一在气分一在血分的不同，不可混淆。又陆渊雷认为，当归四逆汤"实为肌表活血之剂，血被外寒凝束，令手足厥冷，脉细欲绝，初非阳虚所致，东医以本方治冻疮，大得效验，可以见其活血之功焉"。本证若兼"内有久寒"者，必须加入吴茱萸和生姜以祛其寒。但其所谓"内有久寒"，并未明言何证。陈修园认为"久寒即寒疝癥瘕之属"。柯韵伯认为是"冷结膀胱而少腹满痛"。《肘后》治心痛方以吴茱萸、生姜为主药。这都可供参考。

"干呕，吐涎沫，头痛者，吴茱萸汤主之。"（377）

吴茱萸汤方

吴茱萸一升洗，人参三两，生姜六两切，大枣十二枚擘。

上四味，以水七升，煮取二升，去滓，温服七合，日三服。

张路玉说："凡用吴茱萸汤有三证，一为阳明食谷欲呕，一为少阴吐利手足厥冷烦躁欲死，此则干呕吐唾沫头痛。经络证候各殊而治则一者，总之下焦浊阴之气上乘于胸中清阳之界。"本条干呕吐涎沫、头痛，是因厥阴肝寒，阴风上冲所致。一般来说，三阴经病无头痛，惟厥阴经病有头痛，因为足厥阴肝经与督脉会于巅顶之故。但厥阴头痛有阴阳之辨，头痛喜按有紧束感，喜热恶冷，手足厥逆，口吐涎沫，脉沉弦细而迟的，为肝阳不足。阴风上冲，后世名曰厥阴头痛，治宜吴茱萸汤以扶阳抑阴。若头痛胀满拒按，甚至不可近手，喜冷恶热，且眩晕抽掣，畏见阳光，脉弦大而芤或弦细而数的，为肝阴不足。阳风上冲，后世名曰厥阳头痛，治宜大定风珠以育阴潜阳。本条头痛自属于前者，其干呕吐涎沫，正是因为肝风上逆鼓动寒饮所致，无风不成涎，吐涎尤应注意。

在厥阴病寒厥辨证中，必须把它同太、少二阴的寒厥区别开来。厥阴病的寒厥必须具有昏痉的特征，已如上述。太阴病的寒厥，必须具有脾脏虚寒的特征，如吐利、不渴、食不下、腹满时痛等，宜用理中汤温补脾脏阳气以祛寒（有人根据太阴病篇278条"伤寒脉浮而缓，手足自温者，系在太阴"和通篇不载手足厥冷，从而认为太阴病无肢厥之证。其实278条太阴伤寒脉浮缓是因病偏于表而里虚未甚，故"手足自温"。若太阴伤寒脉沉迟而病偏于里，则其脾阳虚甚，不能充达四肢，必致手足厥冷。例如29条甘草干姜汤所主治的厥而吐逆，就应属之于太阴病寒厥的范围。又从277条太阴脏寒的"自利不渴"而治宜温以"四逆辈"并联系到临床实际来体会，在太阴脾脏虚寒证中是应该有手足厥冷的）；少阴病的寒厥，必须具有少阴心肾虚寒的特征，如脉沉微细、蜷卧欲寐、小便清白等，宜用四逆汤温补心肾阳气以祛寒。当然也应承认，三阴寒厥虽各有其特征而不容混淆，但又常相联系，只是有所侧重而已。尤其是伤寒病至厥阴的寒厥，多从少阴而来，往往是厥、少同病，这就是厥阴病篇寒厥条文多主四逆汤（如352、353、369、376条等）的理由所在。这里还须指出的是，阴盛格（戴）阳的手足厥冷而身热面赤，实属少阴阴盛阳衰已极，微阳不能内守，而向上向外飞越所致，一般不得以厥阴病论（伴有昏痉等症者除外）。因此，厥阴病篇（369）条的"里寒外热"而厥和（365）条的"其面戴阳"而厥，应与少阴病篇（317）条的阴盛格（戴）阳证治主文合并讨论。

跋

　　《寒温统一论》写成，我在继承祖国医学上的一个主要的心愿得偿。这虽然是一件值得欣慰的事，但随着一波刚平的寒温统一而来的内外统一的一波复起，又不禁使我心情难以平静。促使我的思想由寒温统一向内外统一发展的主要原因是，临床常见的内伤热病，如气郁发热的丹栀逍遥散证、食滞发热的保和丸证、痰积发热的清气化痰丸证、血瘀发热的血府逐瘀汤证，以及阴虚发热的六味地黄汤证、血虚发热的当归补血汤证、气虚发热的补中益气汤证、阳虚发热的通脉四逆汤证等，虽然和外感热病有区别，但又有联系，也应该把它们统一起来，使之相得益彰。而这更应是我们对医圣张仲景所著的《伤寒杂病论》把外感内伤合而论之的学术思想的继承和发展。我将为此继续努力，争取早日在寒温统一的基础上进一步实现内外统一的愿望。